CB043916

INRAD

Casos Clínicos

INRAD
Casos Clínicos

volume 3

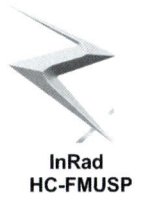

**InRad
HC-FMUSP**

Editor da Série

Giovanni Guido Cerri
**Professor Titular do Departamento de Radiologia da
Faculdade de Medicina da Universidade de São Paulo (FMUSP)
Diretor do Instituto de Radiologia (InRad) do
Hospital das Clínicas da Faculdade de Medicina da Universidade de São Paulo (HC – FMUSP)**

Editores

Cláudia da Costa Leite
**Chefe do Setor de Neuroimagem do Departamento de Radiologia do Hospital das Clínicas da
Faculdade de Medicina da Universidade de São Paulo (HC – FMUSP)**

Daniella Ferraro Fernandes Costa
**Médica-Preceptora do Departamento de Radiologia do Hospital das Clínicas da
Faculdade de Medicina da Universidade de São Paulo (HC – FMUSP)**

Eloísa Maria Mello Santiago Gebrim
**Chefe do Setor de Imagem de Cabeça e Pescoço do Departamento de Radiologia do
Hospital das Clínicas da Faculdade de Medicina da Universidade de São Paulo (HC – FMUSP)**

Gabriela Grinberg Dias
**Médica-Preceptora do Departamento de Radiologia do Hospital das Clínicas da
Faculdade de Medicina da Universidade de São Paulo (HC – FMUSP)**

Leandro Tavares Lucato
**Médico do Setor de Neuroimagem do Departamento de Radiologia do Hospital das Clínicas da
Faculdade de Medicina da Universidade de São Paulo (HC – FMUSP)**

Luciano Fernandes Chala
**Médico do Setor de Imagem da Mama do Departamento de Radiologia do Hospital das Clínicas da
Faculdade de Medicina da Universidade de São Paulo (HC – FMUSP)**

Luiz Antonio Nunes de Oliveira
**Chefe do Serviço de Diagnóstico por Imagem do Instituto da Criança do
Hospital das Clínicas da Faculdade de Medicina da Universidade de São Paulo (HC – FMUSP)**

Manoel de Souza Rocha
**Chefe do Setor de Medicina Interna do Departamento de Radiologia do Hospital das Clínicas da
Faculdade de Medicina da Universidade de São Paulo (HC – FMUSP)**

Marcelo Bordalo Rodrigues
**Médico-Assistente do Instituto de Radiologia (InRad) do Hospital das Clínicas da
Faculdade de Medicina da Universidade de São Paulo (HC – FMUSP)**

Marcelo Buarque de Gusmão Funari
**Chefe do Setor de Imagem do Tórax do Departamento de Radiologia do Hospital das Clínicas da
Faculdade de Medicina da Universidade de São Paulo (HC – FMUSP)**

Maria Cristina Chammas
**Chefe do Setor de Ultrassonografia do Departamento de Radiologia do Hospital das Clínicas da
Faculdade de Medicina da Universidade de São Paulo (HC – FMUSP)**

Nestor de Barros
**Chefe do Setor de Imagem da Mama do Departamento de Radiologia do Hospital das Clínicas da
Faculdade de Medicina da Universidade de São Paulo (HC – FMUSP)**

Osmar de Cássio Saito
**Médico-Supervisor do Setor de Ultrassonografia do Instituto de Radiologia (InRad) do Hospital das Clínicas da
Faculdade de Medicina da Universidade de São Paulo (HC – FMUSP)**

Renato A. Sernik
**Médico-Radiologista do Instituto de Radiologia (InRad) do Hospital das Clínicas da
Faculdade de Medicina da Universidade de São Paulo (HC – FMUSP)**

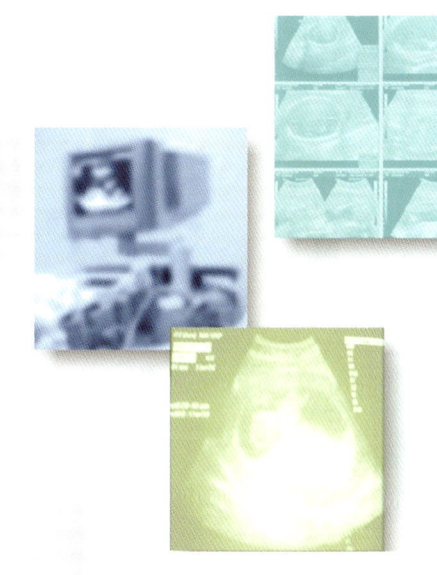

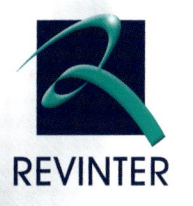

REVINTER

INRAD – Casos Clínicos
Volume 3
Copyright © 2010 by Livraria e Editora Revinter Ltda.

ISBN 978-85-372-0297-5

Contato com os autores:
precepa@yahoo.com.br

CIP-BRASIL. CATALOGAÇÃO-NA-FONTE
SINDICATO NACIONAL DOS EDITORES DE LIVROS, RJ

I45

INRAD : casos clínicos, volume 3 / editor da série Giovanni Guido Cerri ; editores Claudia da
Costa Leite... [et al.]. - Rio de Janeiro : Revinter, 2010.
    il.

    Inclui índice
    ISBN 978-85-372-0297-5

    1. Radiologia médica - Estudo de casos. I. Cerri, Giovanni Guido. II. Leite, Claudia da Cos-
ta.

09-5111.   CDD: 616.0757
                        CDU: 616-073.5

A precisão das indicações, as reações adversas e as relações de dosagem para as drogas citadas nesta
obra podem sofrer alterações.
Solicitamos que o leitor reveja a farmacologia dos medicamentos aqui mencionados.
A responsabilidade civil e criminal, perante terceiros e perante a Editora Revinter, sobre o conteúdo total
desta obra, incluindo as ilustrações e autorizações/créditos correspondentes, é do(s) autor(es) da mesma.

Livraria e Editora REVINTER Ltda.
Rua do Matoso, 170 – Tijuca
20270-135 – Rio de Janeiro – RJ
Tel.: (21) 2563-9700 – Fax: (21) 2563-9701
livraria@revinter.com.br – www.revinter.com.b

Frente ao sucesso dos dois primeiros volumes da série, lançamos agora o terceiro volume da série INRAD – *Casos Clínicos,* com o intuito de dar continuidade ao trabalho de divulgar o conhecimento e auxiliar na formação de profissionais da área.

Mais uma vez, mantivemos o formato da apresentação de casos clínicos das diferentes áreas de atuação do Diagnóstico por Imagem, ilustrados por imagens e seguidos de uma discussão a respeito da relevância dos achados e das alterações em questão.

Os casos, todos provenientes do Hospital das Clínicas da FMUSP, foram cuidadosamente selecionados pelos chefes do departamento.

Os residentes de Radiologia do Instituto tiveram papel fundamental na elaboração das apresentações e discussões, sob auxílio e supervisão diretos dos nossos assistentes e preceptores. Agradecemos a todos os envolvidos pela dedicação neste trabalho.

Agradecemos à Editora Revinter, mais uma vez, pela colaboração e por tornar possível mais uma publicação.

Mesmo após a publicação de dois volumes da série INRAD – *Casos Clínicos,* notamos a infinidade de casos ilustrativos com os quais nos deparamos todos os dias em nosso serviço e que gostaríamos de compartilhar com nossos colegas.

A nossa maior dificuldade na elaboração deste terceiro volume foi selecionar quais seriam os casos que trariam maior contribuição para a formação e atualização radiológica.

Por este motivo, neste volume ampliamos o número de casos para 39, escolhidos dentre as diversas especialidades, mantendo o modelo dos volumes anteriores, com imagens-chave na primeira parte para a estimulação do raciocínio e uma segunda parte com explicação detalhada dos achados e breve discussão sobre o diagnóstico.

Procuramos incluir casos raros ou com achados radiológicos típicos em que a participação do radiologista pode ser determinante para a sua conduta.

A participação de toda equipe do Departamento de Radiologia do HC – FMUSP foi essencial para a produção deste livro, com especial colaboração dos residentes na elaboração dos casos e dos chefes dos grupos na supervisão e revisão minuciosa do material.

Estamos muito felizes com o sucesso e a continuidade deste projeto do INRAD e esperamos que todos fiquem satisfeitos e aproveitem o resultado.

Os Editores

EDITOR DA SÉRIE

Giovanni Guido Cerri
Professor Titular do Departamento de Radiologia da
Faculdade de Medicina da Universidade de São Paulo (FMUSP)
Diretor do Instituto de Radiologia (InRad) do Hospital das Clínicas da
Faculdade de Medicina da Universidade de São Paulo (HC – FMUSP)

EDITORES

Cláudia da Costa Leite
Chefe do Setor de Neuroimagem do Departamento de
Radiologia do Hospital das Clínicas da Faculdade de
Medicina da Universidade de São Paulo (HC – FMUSP)

Daniella Ferraro Fernandes Costa
Médica-Preceptora do Departamento de Radiologia do
Hospital das Clínicas da Faculdade de Medicina da
Universidade de São Paulo (HC – FMUSP)

Eloísa Maria Mello Santiago Gebrim
Chefe do Setor de Imagem de Cabeça e Pescoço do
Departamento de Radiologia do Hospital das Clínicas da
Faculdade de Medicina da Universidade de São Paulo
(HC – FMUSP)

Gabriela Grinberg Dias
Médica-Preceptora do Departamento de Radiologia do
Hospital das Clínicas da Faculdade de Medicina da
Universidade de São Paulo (HC – FMUSP)

Leandro Tavares Lucato
Médico do Setor de Neuroimagem do Departamento de
Radiologia do Hospital das Clínicas da Faculdade de
Medicina da Universidade de São Paulo (HC – FMUSP)

Luciano Fernandes Chala
Médico do Setor de Imagem de Mama do
Departamento de Radiologia do Hospital das Clínicas da
Faculdade de Medicina da Universidade de São Paulo
(HC – FMUSP)

Luiz Antonio Nunes de Oliveira
Chefe do Serviço de Diagnóstico por Imagem do
Instituto da Criança do Hospital das Clínicas da
Faculdade de Medicina da Universidade de São Paulo
(HC – FMUSP)

Manoel de Souza Rocha
Chefe do Setor de Medicina Interna do
Departamento de Radiologia do Hospital das Clínicas da
Faculdade de Medicina da Universidade de São Paulo
(HC – FMUSP)

Marcelo Bordalo Rodrigues
Médico-Assistente do Instituto de Radiologia (InRad) do
Hospital das Clínicas da Faculdade de Medicina da
Universidade de São Paulo (HC – FMUSP)

Marcelo Buarque de Gusmão Funari
Chefe do Setor de Imagem do Tórax do Departamento de
Radiologia do Hospital das Clínicas da Faculdade de
Medicina da Universidade de São Paulo (HC – FMUSP)

Maria Cristina Chammas
Chefe do Setor de Ultrassonografia do Departamento de
Radiologia do Hospital das Clínicas da Faculdade de
Medicina da Universidade de São Paulo (HC – FMUSP)

Nestor de Barros
Chefe do Setor de Imagem de Mama do Departamento de
Radiologia do Hospital das Clínicas da Faculdade de
Medicina da Universidade de São Paulo (HC – FMUSP)

Osmar de Cássio Saito
Médico-Supervisor do Setor de Ultrassonografia do
Instituto de Radiologia (InRad) do Hospital das
Clínicas da Faculdade de Medicina da Universidade de
São Paulo (HC – FMUSP)

Renato A. Sernik
Médico-Radiologista do Instituto de Radiologia
(InRad) do Hospital das Clínicas da Faculdade de
Medicina da Universidade de São Paulo (HC – FMUSP)

COLABORADORES

Alexandre Castilho Valim
Médico-Residente do InRad do Hospital das Clínicas da FMUSP

André Maltez Amaral
Médico-Residente do InRad do Hospital das Clínicas da FMUSP

Antonio Rahal Junior
Médico-Residente do InRad do Hospital das Clínicas da FMUSP

Aparecido Nakano Martins
Médico-Residente do InRad do Hospital das Clínicas da FMUSP

Ceci Obara Kurimori
Médico-Residente do InRad do Hospital das Clínicas da FMUSP

Conrado Eduardo Foelker
Médico-Residente do InRad do Hospital das Clínicas da FMUSP

Daniel Alvarenga
Médico-Residente do InRad do Hospital das Clínicas da FMUSP

Débora Cristina de Azevedo
Médica-Residente do InRad do Hospital das Clínicas da FMUSP

Eduardo Noda Kihara Filho
Médico-Residente do InRad do Hospital das Clínicas da FMUSP

Fabio Augusto Cardillo Vieira
Médico-Residente do InRad do Hospital das Clínicas da FMUSP

Fabrício Stewan Feltrin
Médico-Residente do InRad do Hospital das Clínicas da FMUSP

Fernando Ide Yamauchi
Médico-Residente do InRad do Hospital das Clínicas da FMUSP

Gustavo Borges da Silva Teles
Médico-Residente do InRad do Hospital das Clínicas da FMUSP

Hamilton Shoji
Médico-Residente do InRad do Hospital das Clínicas da FMUSP

Hugo Pereira Costa
Médico-Residente do InRad do Hospital das Clínicas da FMUSP

Leandro Hideki Otani
Médico-Residente do InRad do Hospital das Clínicas da FMUSP

Lívia Martins Tavares Scianni Morais
Médica-Residente do InRad do Hospital das Clínicas da FMUSP

Luciana Cristina Pasquini Raiza
Médica-Residente do InRad do Hospital das Clínicas da FMUSP

Mariana Dalaqua Leal
Médica-Residente do InRad do Hospital das Clínicas da FMUSP

Matheus Godoy de Freitas
Médico-Residente do InRad do Hospital das Clínicas da FMUSP

Mônica Hernandez
Médica-Residente do InRad do Hospital das Clínicas da FMUSP

Patrícia Akissue de Camargo Teixeira
Médica-Residente do InRad do Hospital das Clínicas da FMUSP

Paulo Savóia Dias da Silva
Médico-Residente do InRad do Hospital das Clínicas da FMUSP

Sabrina de Oliveira Bernal
Médica-Residente do InRad do Hospital das Clínicas da FMUSP

NEURORRADIOLOGIA

CABEÇA E PESCOÇO

ABDOME

ULTRASSONOGRAFIA

INRAD

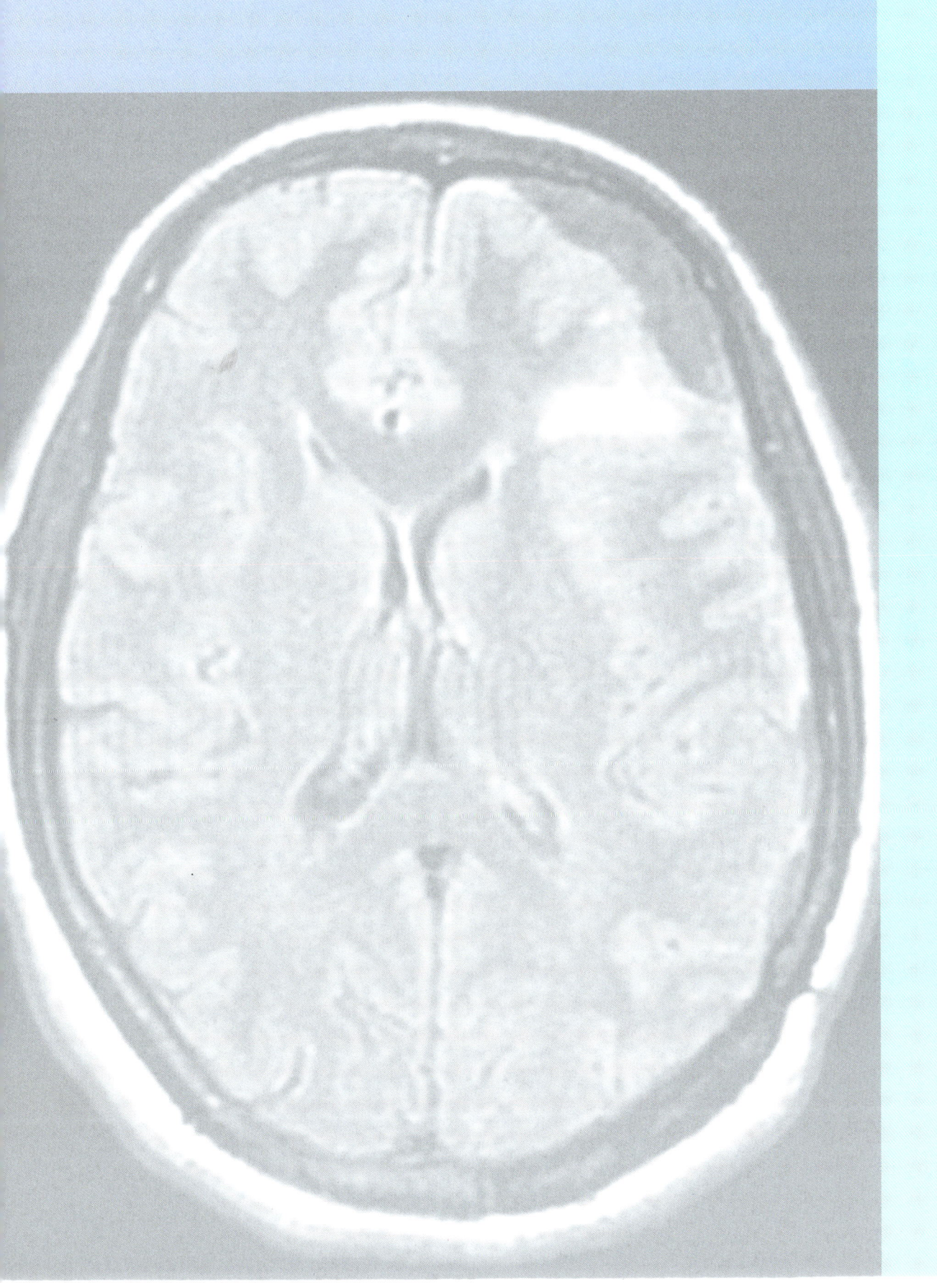

Neurorradiologia

QUADRO CLÍNICO

Paciente, sexo feminino, 48 anos, com quadro de cefaleia crônica progressiva há 2 anos e déficit do III nervo craniano à esquerda. Solicitada ressonância magnética de crânio.

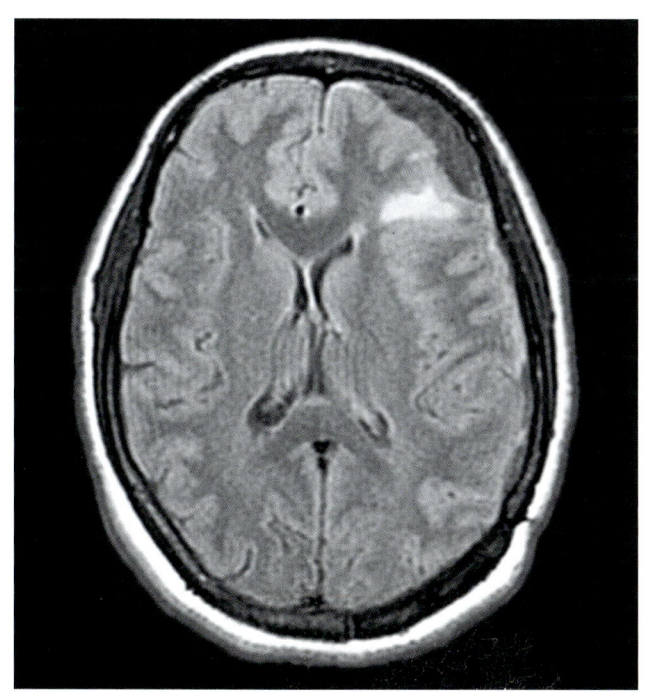

Fig. 1-1. RM – imagem axial FLAIR.

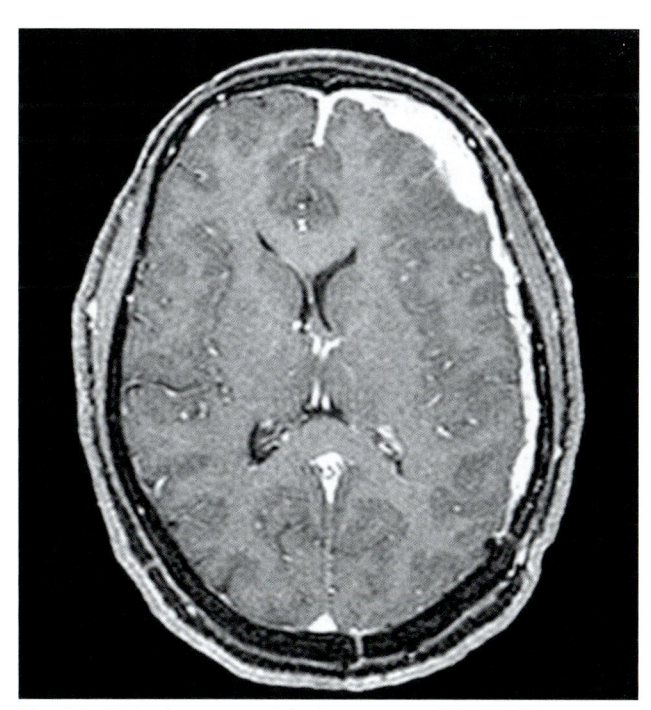

Fig. 1-2. RM – imagem axial pós-contraste (3D FSPGR).

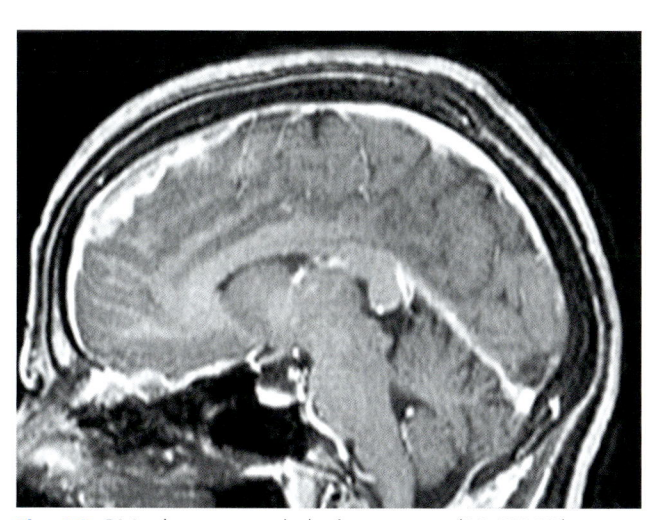

Fig. 1-3. RM – imagem sagital pós-contraste (3D FSPGR).

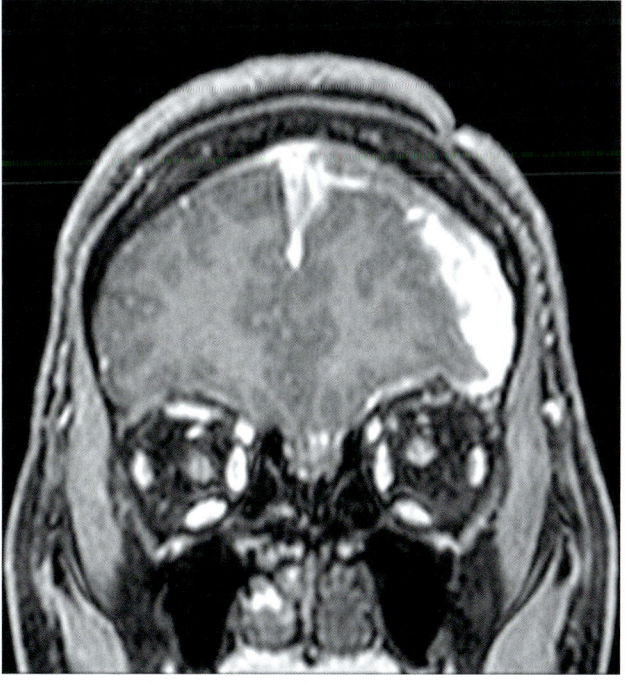

Fig. 1-4. RM – imagem coronal pós-contraste (3D FSPGR).

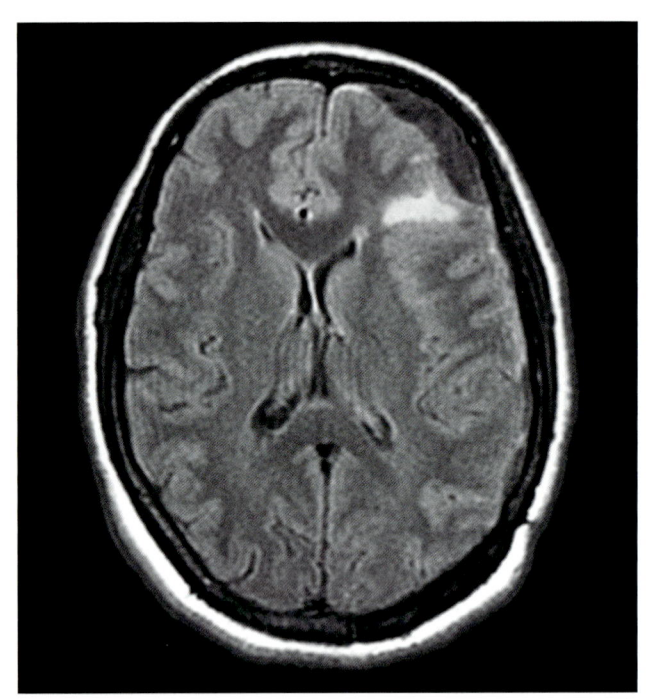

Fig. 1-1. RM – imagem axial (FLAIR) mostra imagem extra-axial com hipossinal associada a hipersinal corticossubcortical frontal esquerdo.

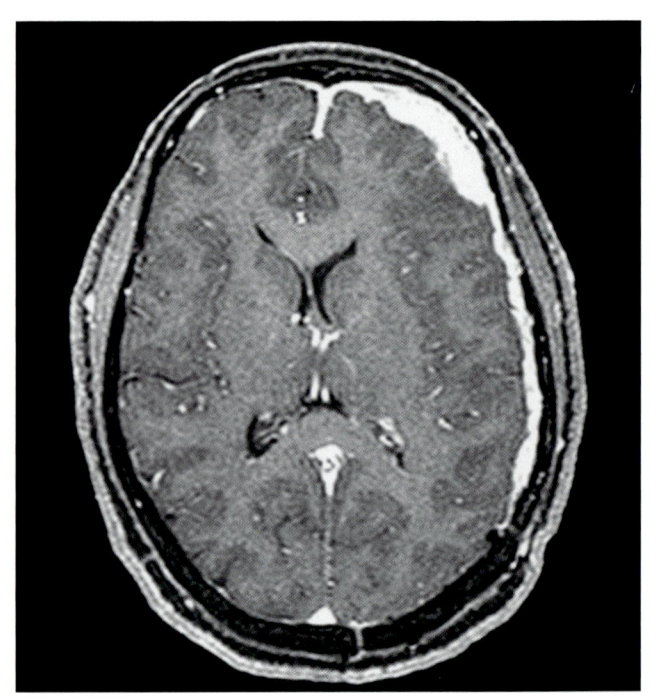

Fig. 1-2. RM – imagem axial (3D FSPGR) pós-contraste evidencia acentuado e extenso espessamento meníngeo irregular à esquerda.

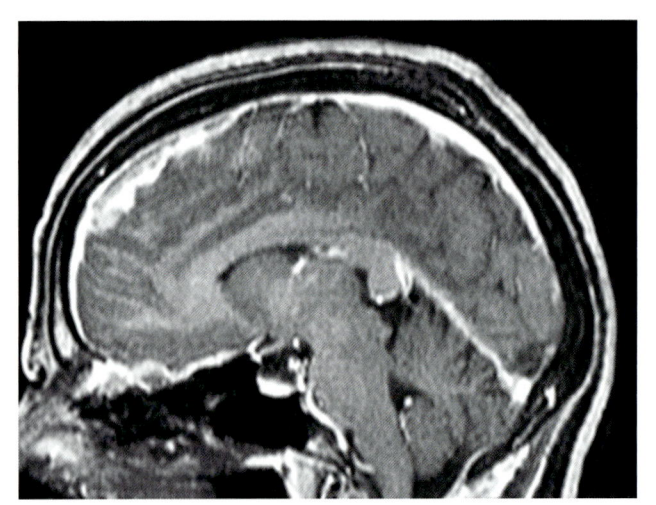

Fig. 1-3. RM – imagem sagital (3D FSPGR) pós-contraste evidencia o realce meníngeo frontal.

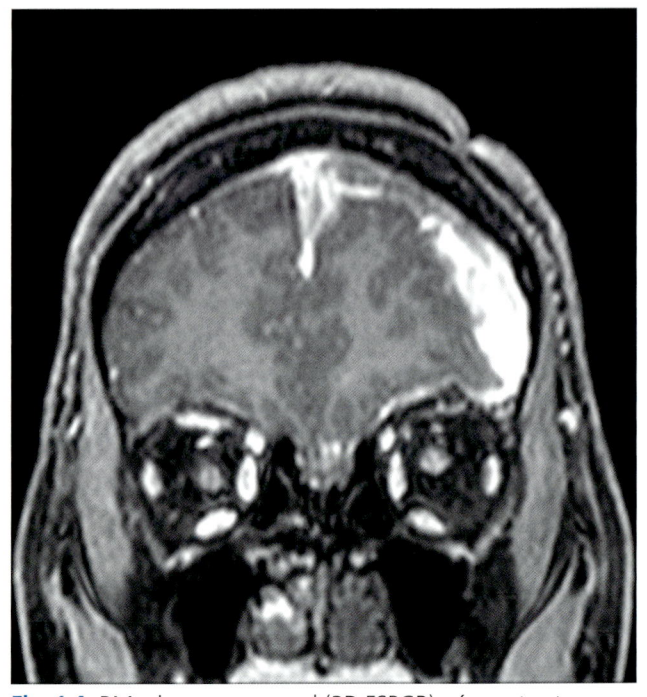

Fig. 1-4. RM – imagem coronal (3D FSPGR) pós-contraste mostrando a extensão frontal e parassagital do realce meníngeo.

DIAGNÓSTICO
Amiloidoma do SNC.

DEFINIÇÃO DA DOENÇA
O amiloidoma é uma forma de acometimento focal da deposição amiloide. Há diversos meios de envolvimento do sistema nervoso central pela deposição de proteína amiloide, sendo a angiopatia amiloide cerebral e as placas senis relacionadas com doença de Alzheimer as mais comuns. Já a deposição focal (amiloidoma) é mais rara, sendo o canal espinal, a sela túrcica e a órbita os sítios preferenciais.

DISCUSSÃO
Amiloide é uma proteína insolúvel, anormal, que pode ser depositada no espaço extracelular. Suas principais propriedades são a resistência à digestão pelas proteases e insolubilidade, promovendo seu acúmulo.

A deposição amiloide pode ocorrer num contexto sistêmico ou localizado (amiloidoma), podendo ser classificada em: (A) primária: sem doença coexistente (discrasia/mieloma múltiplo); (B) secundária: associada a doenças crônicas infecciosas; (C) familiar; (D) focal (*tumorlike*); (E) amiloidose associada ao envelhecimento ou hemodiálise.

O quadro clínico pode se manifestar por tontura, cefaleia e/ou sinais motores focais, não havendo predileção por sexo.

Não há sinais radiológicos patognomônicos que apontem um diagnóstico final de amiloidoma, ressaltando-se que inexiste um grande número de casos relatados na literatura. Ademais, não foram encontradas referências para casos específicos de acometimento meníngeo extenso (como o caso aqui relatado). Dentre os principais achados descritos para as formas mais comuns de amiloidoma intracerebral, destacam-se: acometimento da substância branca, com mínimo efeito de massa; predomínio supratentorial; na tomografia computadorizada: lesão hiperatenuante (sem contraste)/realce (pós-contraste); na ressonância magnética: os achados são variáveis.

DIAGNÓSTICO DIFERENCIAL
Os principais diagnósticos diferenciais são: meningioma em placa, linfoma, metástase, plasmocitoma e infecções fúngicas.

LEITURAS RECOMENDADAS
Gandhi D, Wee R, Goyal M. CT and MR imaging of intracerebral amyloidoma: case report and review of the literature. *AJNR* 2003 Mar.;24:519-522.

Liepnieks M, Yazaki, Benson MD *et al.* Amyloidoma of a spinal root. *J Neurology* 2003;61:834-836.

Yu E, de Tilly LN. Amyloidoma of Meckel's cave: a rare cause of trigeminal neuralgia. *AJR* 2004;182:1605-606.

QUADRO CLÍNICO

Paciente, 45 anos, sexo masculino e natural de São Paulo, previamente hígido, apresenta cefaleia holocraniana com piora progressiva há 7 meses e hemiparesia esquerda há 1 semana.

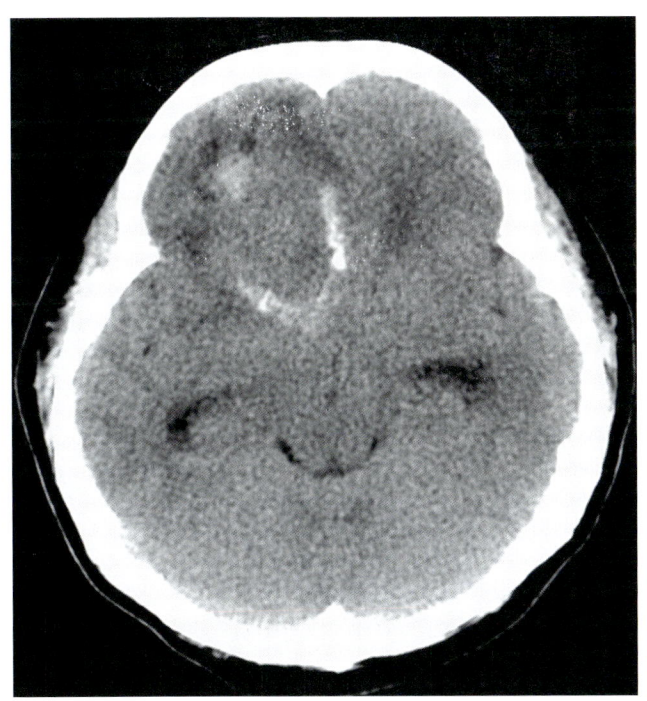

Fig. 2-1. TC – imagem axial, sem contraste endovenoso.

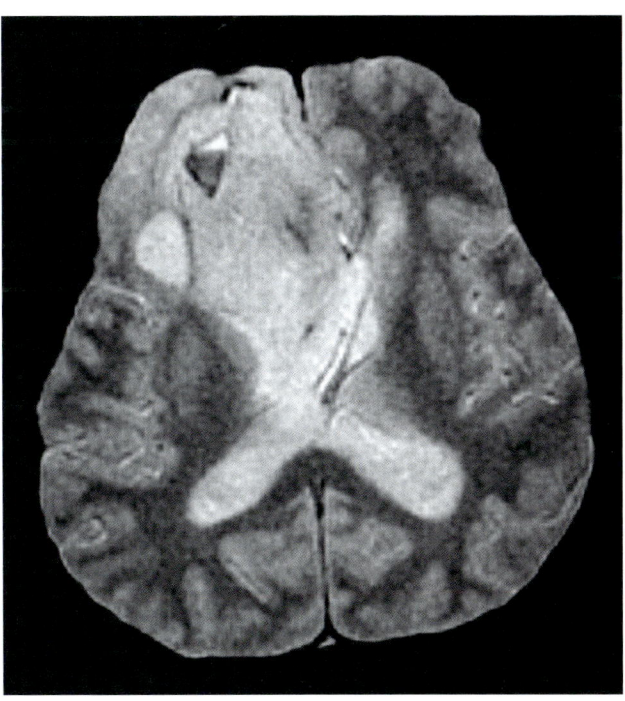

Fig. 2-2. RM – imagem axial ponderada em T2*.

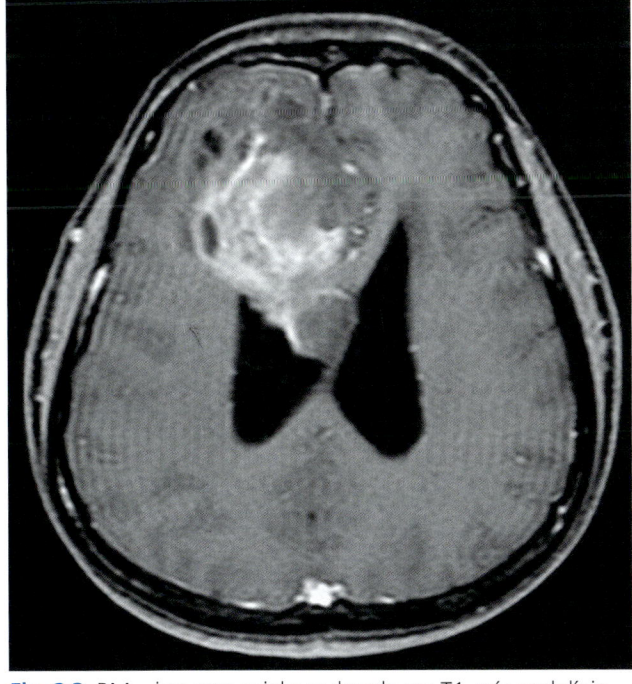

Fig. 2-3. RM – imagem axial ponderada em T1, pós-gadolínio.

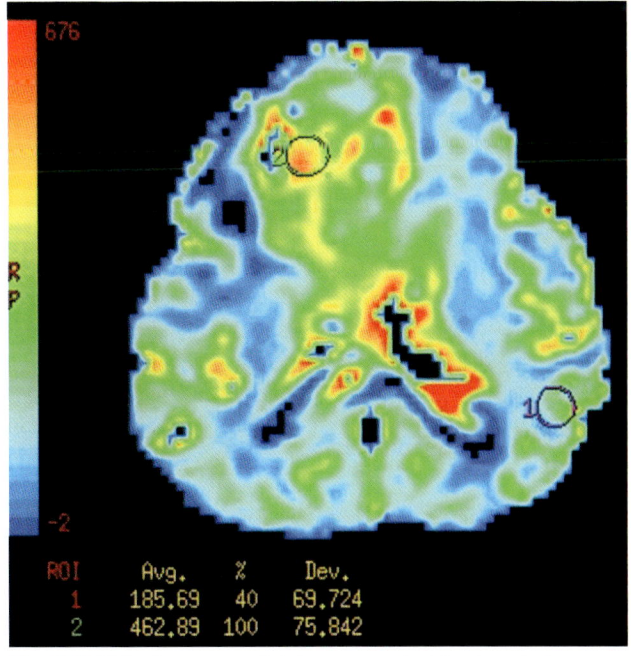

Fig. 2-4. RM – imagem axial do mapa colorido do estudo perfusional.

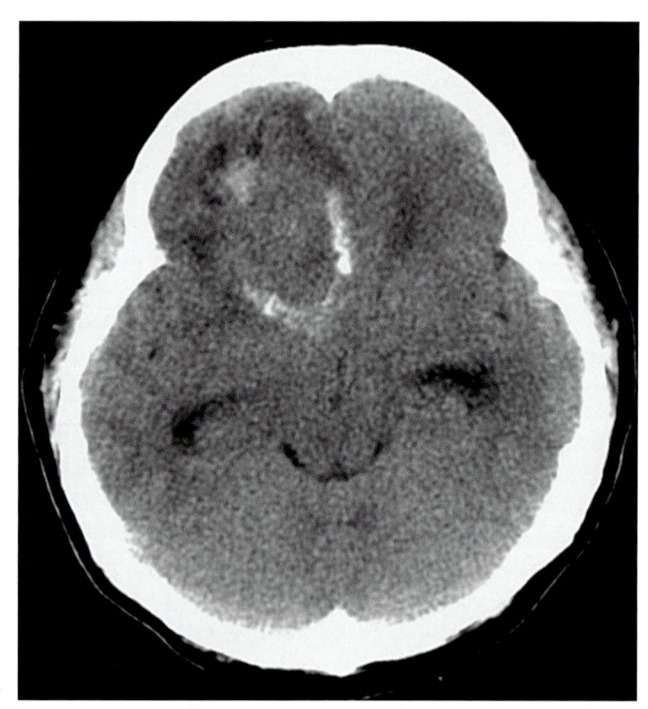

Fig. 2-1. Lesão infiltrativa isoatenuante heterogênea, com focos hiper e hipoatenuantes de permeio e calcificações, localizada no lobo frontal direito.

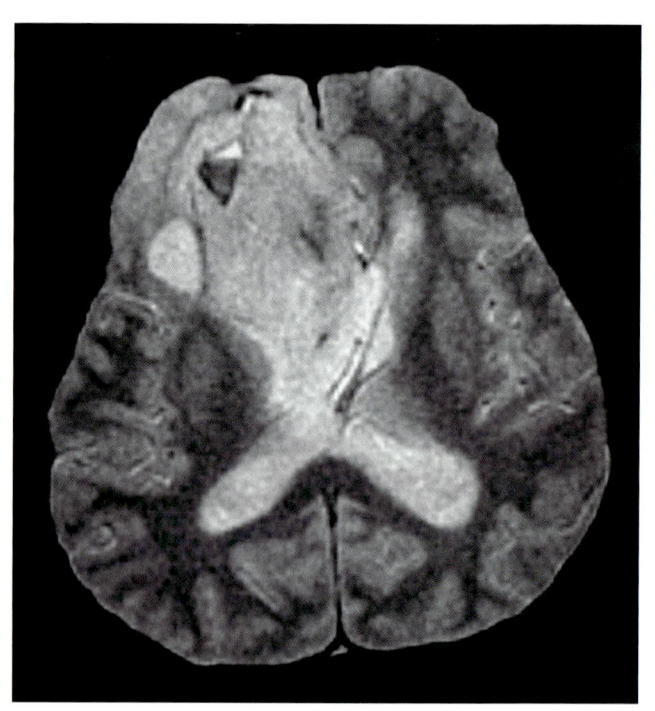

Fig. 2-2. Imagem axial ponderada em T2* mostra a lesão com hipersinal apresentando áreas de císticas, focos de hipossinal (calcificações), bem como área subcortical com hipossinal e nível superior de hipersinal (foco hemorrágico).

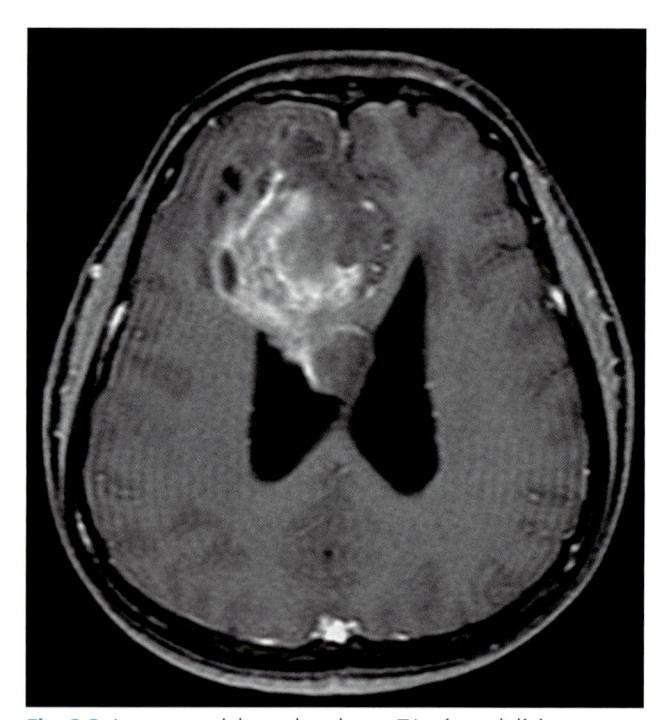

Fig. 2-3. Imagem axial ponderada em T1 pós-gadolínio demonstra realce heterogêneo e serpiginoso da lesão.

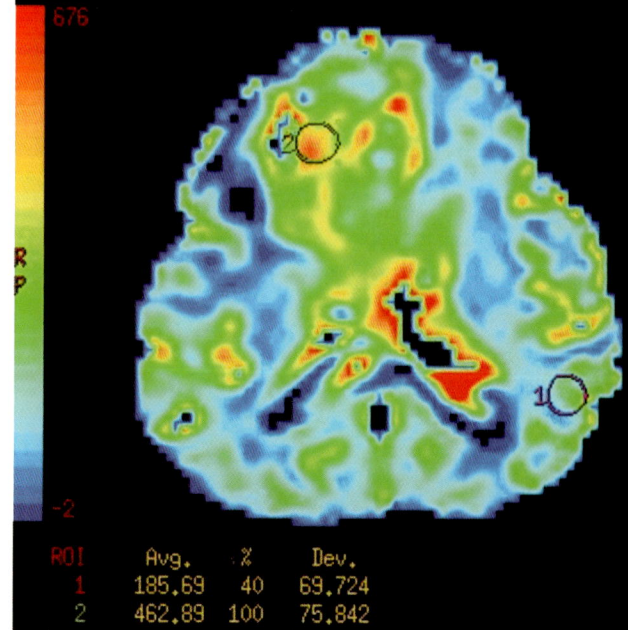

Fig. 2-4. Imagem axial do estudo perfusional mostra áreas na lesão com aumento do volume sanguíneo cerebral superior em 2 vezes em comparação com o parênquima normal.

DIAGNÓSTICO
Oligodendroglioma.

DEFINIÇÃO DA DOENÇA
O oligodendroglioma é um tumor neuroepitelial do grupo dos gliomas, com origem a partir dos oligodendrócitos.

DISCUSSÃO
Os tumores oligodendrogliais correpondem a 4 a 7% de todos os gliomas, constituindo a terceira neoplasia glial mais frequente. Acometem, preferencialmente, indivíduos do sexo masculino entre a 5ª e a 6ª décadas de vida, sendo mais frequente nos lobos frontais.

Podem ser classificados como tendo baixo ou alto grau de anaplasia, ou, ainda, como tumores oligoastrocitários mistos.

A presença de calcificação é uma característica marcante, podendo ser detectada até mesmo na radiografia convencional. A TC mostra uma lesão hipo ou isoatenuante centrada na substância branca com envolvimento cortical e calcificações frequentes, além de ocasionalmente erodir a calvária. Na RM, a lesão pode ser heterogênea, com predomínio de iso ou hipossinal em T1 e hipersinal em T2. As calcificações podem ser caracterizadas como áreas de hipersinal em T1 ou de acentuado hipossinal em T2 e T2*. Focos de hemorragia ou cistos intratumorais podem ocorrer e o realce de contraste pelos meios é variável tanto na TC como na RM. Nas sequências de perfusão, os oligodendrogliomas podem apresentar áreas com aumento da perfusão sem traduzir maior grau de anaplasia, como é descrito para os astrocitomas.

A sobrevida dos oligodendrogliomas é estimada em 11 anos para os tumores de baixo grau, e de 3,5 anos para os de alto grau.

DIAGNÓSTICO DIFERENCIAL
Os principais diagnósticos diferenciais são os outros gliomas, em especial o glioblastoma multiforme e o astrocitoma anaplásico, que representam 45 a 50% e 20 a 25%, respectivamente, dos tumores gliais. Em geral são mais agressivos e determinam menor sobrevida aos pacientes.

LEITURAS RECOMENDADAS
Koeller K, Rushing EJ. From the archives of the AFIP oligodendroglioma and its variants: radiologic-pathologic correlation. *RadioGraphics* 2005;25:1669-688.

Koeller KK, Henry JM. From the archives of the AFIP superficial gliomas: radiologic-pathologic correlation. *RadioGraphics* 2001;21:1533-556.

Reis Filho JS, Montemór Netto MR, Dellé LAB *et al.* Oligodendroglioma: estudo anatomopatológico e clínico. *Arq Neuropsiquiatr* 1999;57(2-A):249-254.

Shin JH, Lee HK, Khang SK. Neuronal tumors of the central nervous system: radiologic findings and pathologic correlation *RadioGraphics* 2002;22:1177-189.

QUADRO CLÍNICO

Paciente do sexo feminino, 34 anos. Tinha diagnóstico de esclerose múltipla há cerca de 10 anos, sem tratamento. No último mês evoluiu com piora do quadro clínico (déficits motores diversos) e passou a apresentar desorientação, sendo trazida à neurologia deste hospital para avaliação.

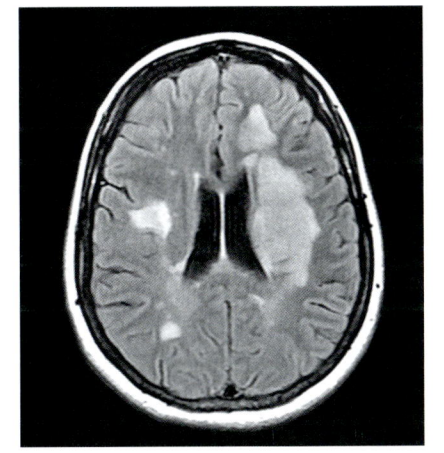

Fig. 3-1. RM – imagem axial FLAIR.

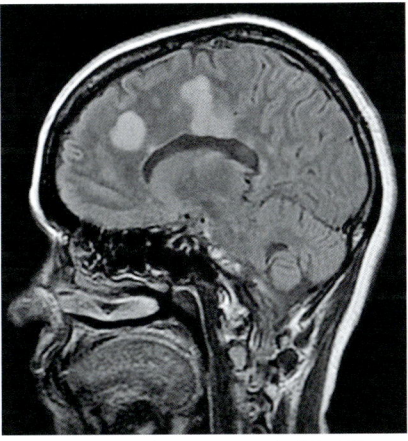

Fig. 3-2. RM – imagem sagital FLAIR.

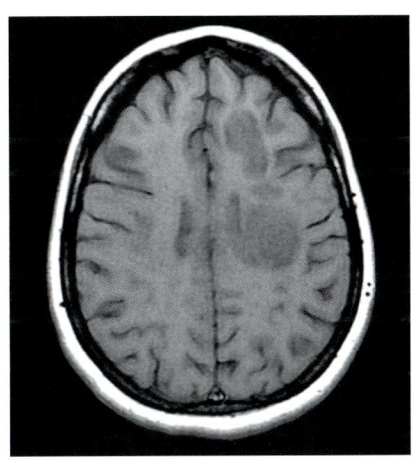

Fig. 3-3. RM – imagem axial ponderada em T1.

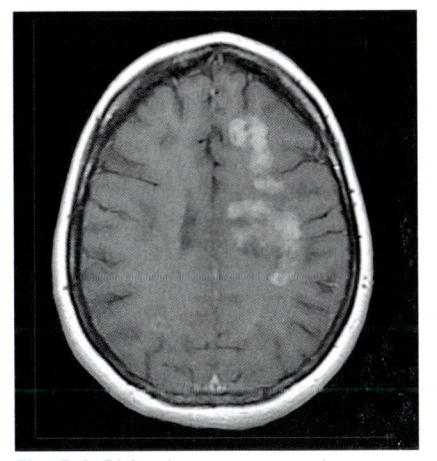

Fig. 3-4. RM – imagem coronal ponderada em T1 pós-contraste.

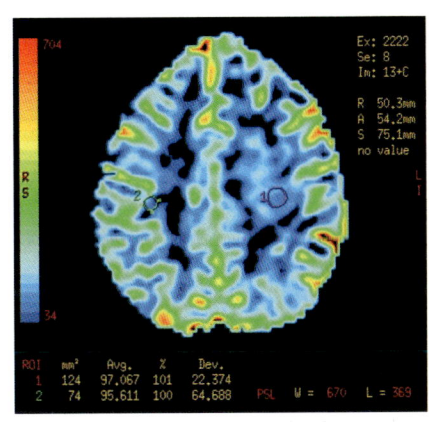

Fig. 3-5. RM – mapa de pertusão.

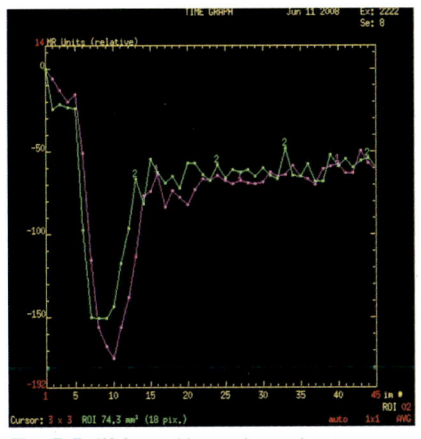

Fig. 3-6. RM – gráficos de pertusão.

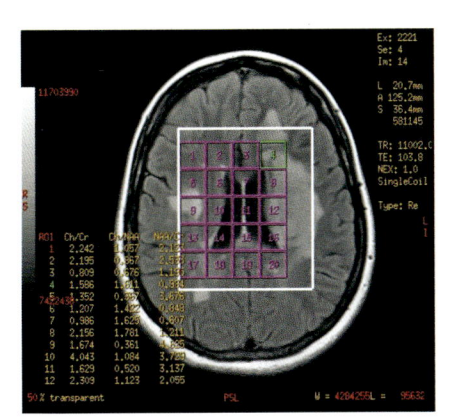

Fig. 3-7. RM – espectroscopia multivoxel (TE = 135 ms).

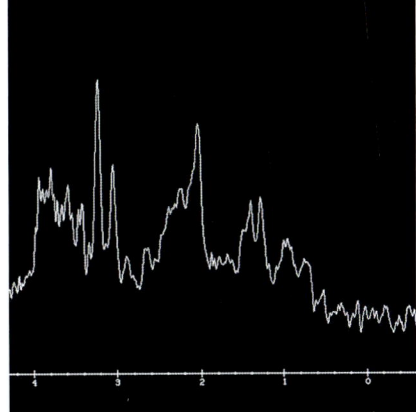

Fig. 3-8. RM – espectroscopia com voxel na maior lesão à esquerda.

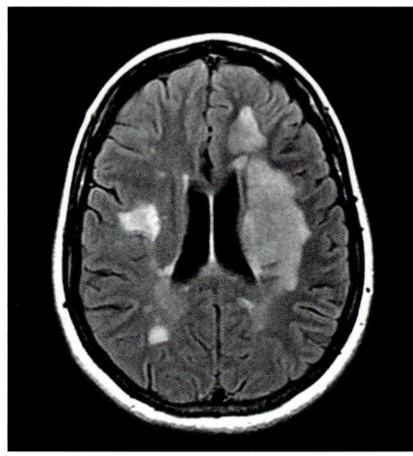

Fig. 3-1. RM axial FLAIR. Áreas confluentes de hipersinal na substância branca subcortical e periventricular, bilaterais, a maior à esquerda.

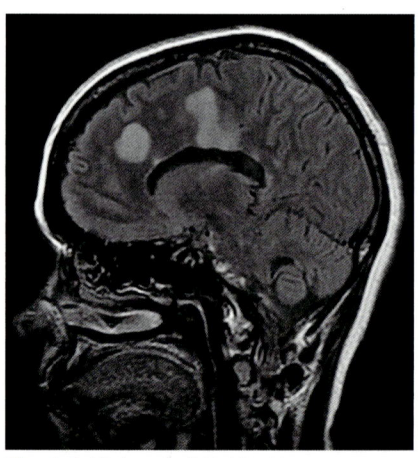

Fig. 3-2. RM sagital FLAIR. Novamente as áreas de hipersinal na substância branca, supracitadas. Há ainda alguns focos de hipersinal periventriculares, perpendiculares à superfície ependimária e envolvimento do corpo caloso.

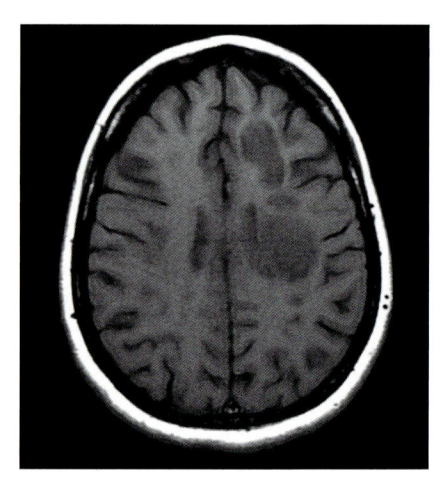

Fig. 3-3. RM axial ponderada em T1. As áreas de alteração de sinal da substância branca apresentam hipossinal em T1.

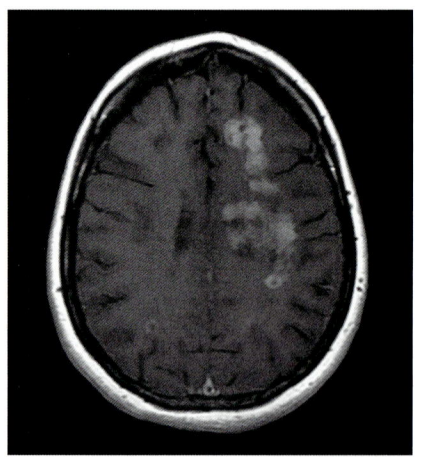

Fig. 3-4. RM axial ponderada em T1 pós-contraste. As lesões de substância branca apresentam realce heterogêneo.

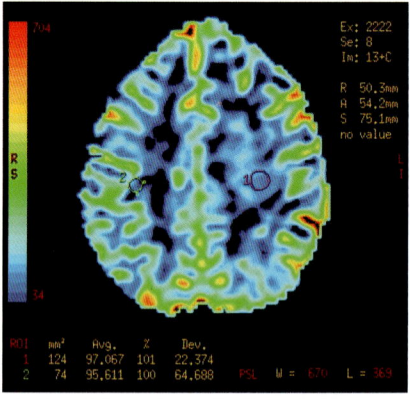

Fig. 3-5. Mapa de perfusão. Não se observa aumento de fluxo sanguíneo nas lesões da substância branca.

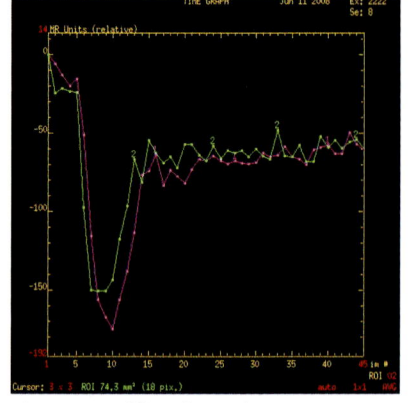

Fig. 3-6. Gráfico da perfusão. Não se caracteriza alteração significativa da perfusão na lesão esquerda, com relação a outra área de substância branca de aspecto normal.

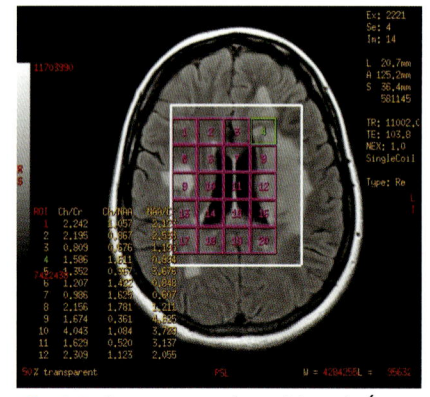

Fig. 3-7. Espectroscopia multivoxel. Área selecionada.

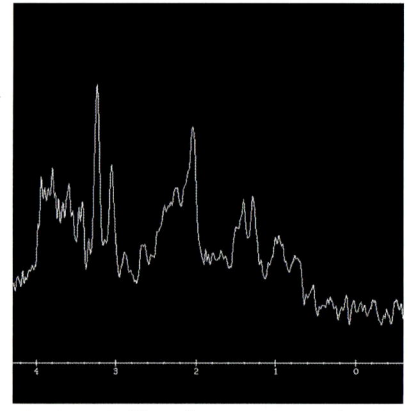

Fig. 3-8. Gráfico da espectroscopia. Nota-se queda no pico de n-acetil aspartato (NAA) e aumento no pico de colina. Há, ainda, um pico de lactato.

DIAGNÓSTICO
Esclerose múltipla, forma pseudotumoral.

DEFINIÇÃO DA DOENÇA
A Esclerose Múltipla (EM), descrita por Charcot em 1868, é a doença desmielinizante do sistema nervoso central mais comum (depois da desmielinização vascular relacionada ao envelhecimento). Sua etiologia não é conhecida, sendo questionada por alguns autores uma base autoimune em indivíduos geneticamente susceptíveis.

ASPECTOS ANATOMOPATOLÓGICOS
À microscopia observa-se destruição da mielina e de oligodendrócitos (seus produtores). Nas lesões histologicamente ativas, nota-se moderada infiltração macrofágica e, pelo menos, leves alterações inflamatórias perivasculares. Nas inativas, há inflamação perivascular e infiltração macrofágica mínimas ou ausentes e astrogliose bem estabelecida.

ASPECTOS CLÍNICOS E LABORATORIAIS
É uma moléstia de espectro clínico variável, apresentando, em seu quadro mais clássico, um curso prolongado com múltiplas recidivas e remissões.

É mais frequente em caucasianos e em regiões de clima temperado (até 5 vezes mais). Apresenta incidência de 0,5 a 1,0/1.000 nos Estados Unidos. Ocorre, principalmente, na 2ª ou na 3ª décadas de vida e tem predileção pelo sexo feminino (2:1), que aumenta na infância (5:1).

De acordo com o curso clínico da doença, pode ser classificada como uma das seguintes formas evolutivas: remitente recorrente, progressiva primária e progressiva secundária. A remitente recorrente (mais comum) ocorre em surtos com intervalos de melhora clínica. A progressiva secundária costuma ser uma fase mais tardia da remitente recorrente, quando já não há grande melhora após um surto da doença. A forma progressiva primária é semelhante à secundária, porém, se instala desde o início da doença.

ACHADOS DE IMAGEM
À RM, a EM costuma-se apresentar com múltiplas lesões da substância branca, bem delimitadas, ovais, periventriculares, perpendiculares à superfície ependimária (seguindo espaços perivenulares → "dedos de Dawson"). Lesões infratentoriais são vistas com menor frequência. Também pode ocorrer acometimento das vias ópticas e da medula espinal. Tais lesões apresentam hipo ou isossinal em T1, e hipersinal em T2/FLAIR, com realce variável pós-contraste (ausente, indistinto, anular ou nodular). Algumas formas de sensibilizar a detecção de realce são: maiores doses (até 3 vezes), maior retardo na aquisição das imagens, transferência de magnetização ou aparelhos com alto campo magnético.

À espectroscopia de prótons observa-se aumento do pico de colina (denotando destruição de membrana e inflamação) e queda no pico de N-acetilaspartato (denotando perda neuronal/axonal). Pode haver, ainda, pico de mioinositol (gliose) ou de lactato (por respiração anaeróbia).

Eventualmente, as lesões da EM podem mimetizar tumores (formas pseudotumorais). Em alguns destes casos o diagnóstico diferencial pode ser muito difícil. Alguns achados que falam a favor da EM são: efeito de massa e edema menores que o esperado para uma lesão tumoral daquele porte, outras lesões sugestivas de EM (principalmente interface caloso-septal; medula espinal) e não detecção de hipervascularização da lesão à perfusão.

DIAGNÓSTICO DIFERENCIAL
Doença de Lyme, vasculite, encefalomielite disseminada aguda (ADEM) e síndrome Susac.

LEITURAS RECOMENDADAS
Law M, Saindane AM, Ge Y *et al.* Microvascular abnormality in relapsing-remmiting multiple sclerosis: perfusion MR imaging in normal appearing white matter. *Radiology* 2004;231:645-52.

Leite CC. *Neurorradiologia – Diagnóstico por imagem das alterações encefálicas.* Rio de Janeiro: Guanabara Koogan, 2008.

McDonald WI, Compston A, Edan G *et al.* Recommended diagnostic criteria for multiple sclerosis: guidelines from the international panel on the diagnosis of multiple sclerosis. *Ann Neurol* 2001;50:121-27.

QUADRO CLÍNICO

Paciente de 30 anos, sexo masculino. Apresenta cefaleia e hemiparesia direita há aproximadamente 1 mês. AP: AIDS há 3 anos.

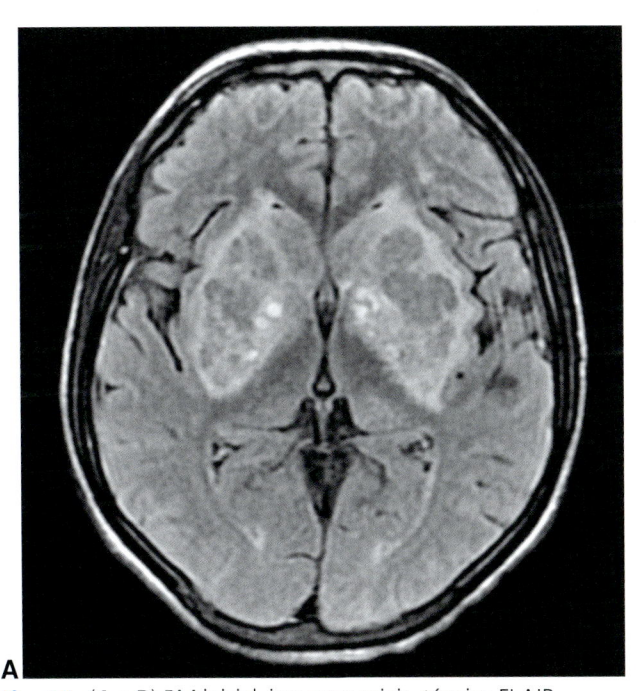
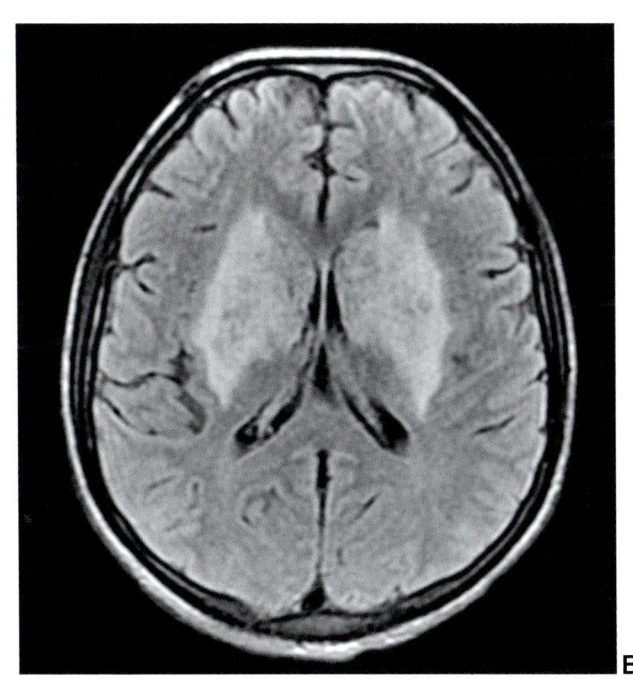

Fig. 4-1. (**A** e **B**) RM inicial, imagens axiais, técnica FLAIR.

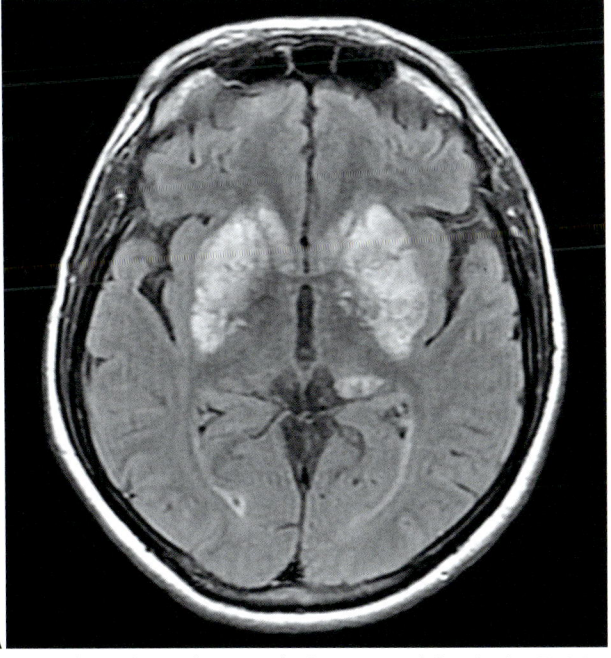
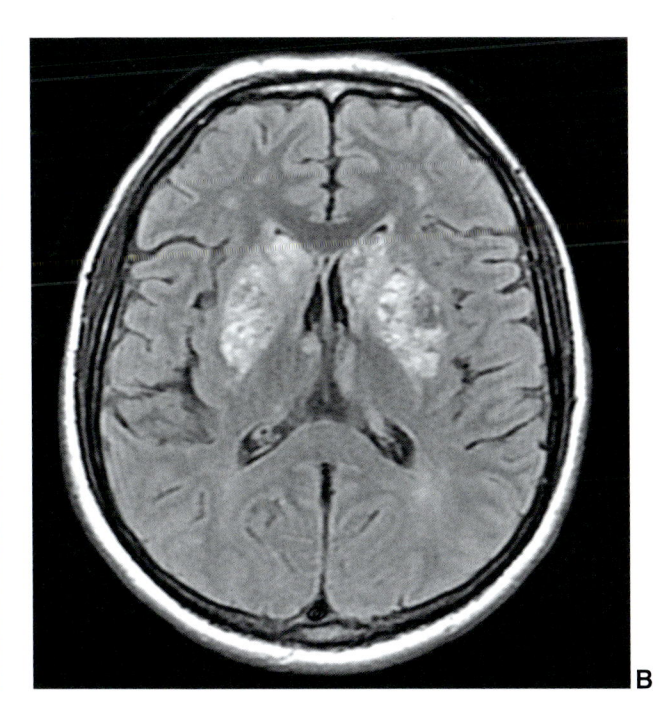
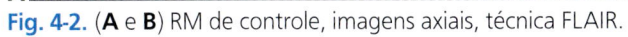

Fig. 4-2. (**A** e **B**) RM de controle, imagens axiais, técnica FLAIR.

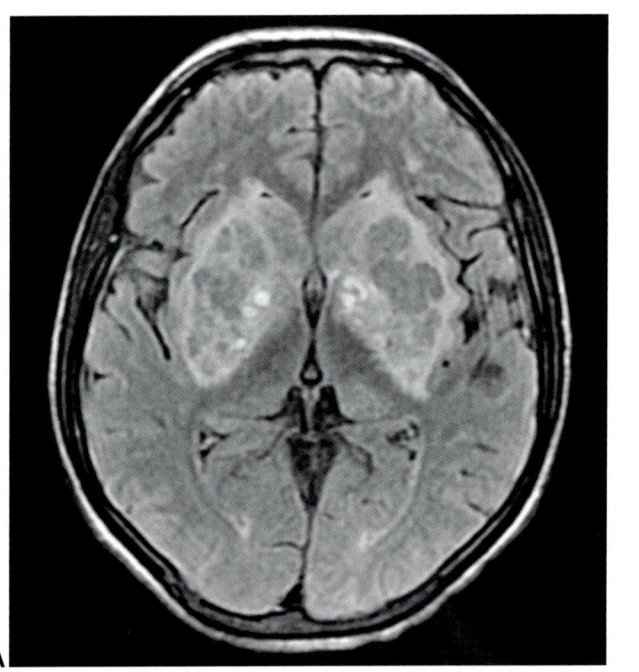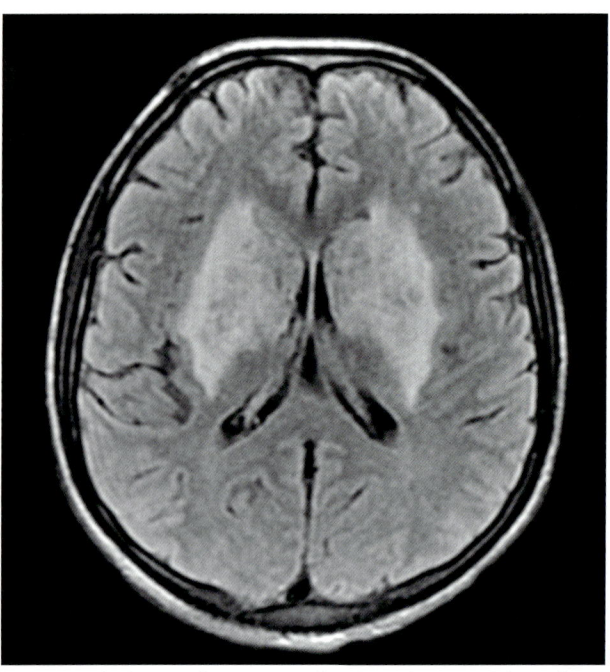

A   B

Fig. 4-1. (A e B) RM inicial, imagens axiais, técnica FLAIR. Múltiplas lesões ovaladas confluentes predominando nos núcleos da base bilateralmente, algumas com hipossinal e outras com hipersinal nesta sequência. Há algum edema vasogênico perilesional. Não há impregnação após a injeção de gadolínio (imagem não mostrada).

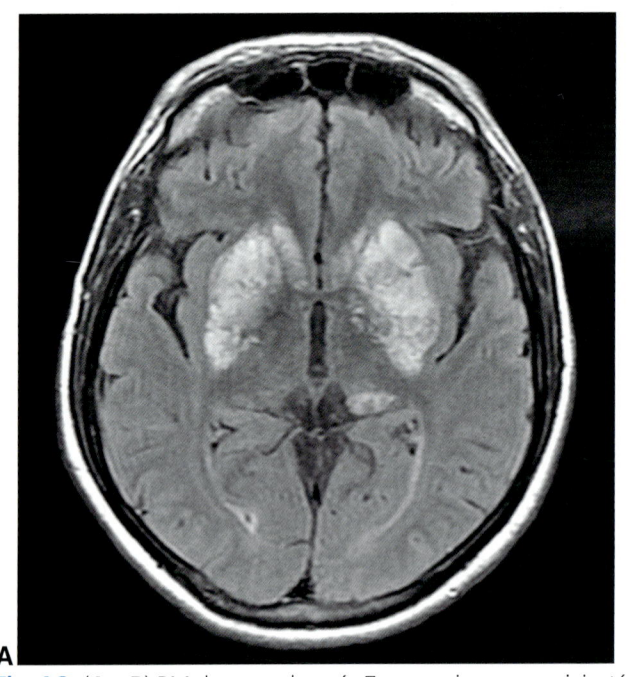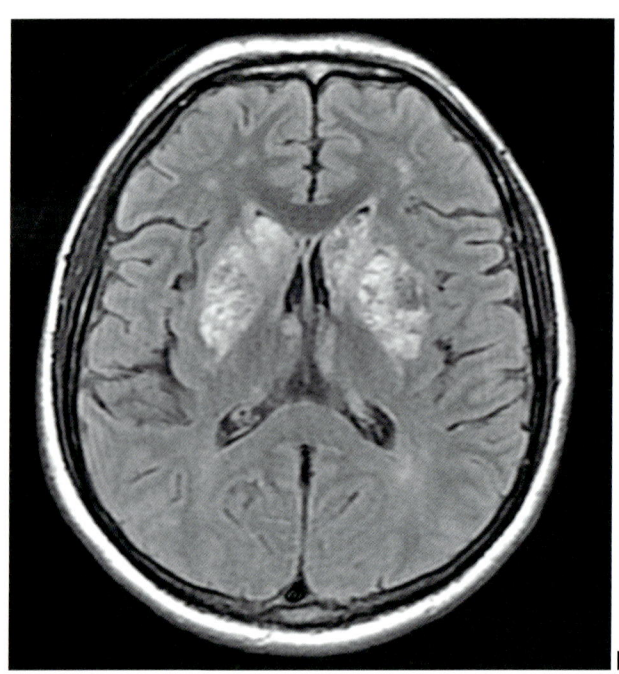

A   B

Fig. 4-2. (A e B) RM de controle após 7 meses, imagens axiais, técnica FLAIR. A análise comparativa com o exame anterior revelou diminuição do edema perilesional, das lesões propriamente ditas, e redução da compressão sobre os ventrículos laterais.

DIAGNÓSTICO
Neurocriptococose.

NEUROCRIPTOCOCOSE
O *Cryptococcus neoformans* é o fungo com maior frequência de acometimento do SNC.

Fungo encapsulado, encontrado no solo, relacionado com fezes de pássaros.

Terceira causa mais comum de acometimento do SNC nos pacientes com AIDS.

ASPECTOS ANATOMOPATOLÓGICOS
Disseminação hematogênica a partir de foco pulmonar. Sintomas inespecíficos.

ASPECTOS CLÍNICOS E LABORATORIAIS
- Meningite.
  - Espessamento e opacificação das leptomeninges.
- Meningoencefalite.
- Criptococomas.
  - Reação granulomatosa crônica com poucos organismos.
  - Lesões com muitos organismos e pouca inflamação.

A detecção da cápsula de polissacarídeos no sangue ou no liquor auxilia no diagnóstico.

Pode haver formação de pseudocistos (material capsular), nos núcleos da base.

ACHADOS DE IMAGEM
- TC: inespecífico.
- RM: sinais variáveis em T1 e T2.
  - Meningoencefalite: hipersinal em T2 com realce local ou meníngeo.

- Criptococomas são raros, associados a edema vasogênico e realce nodular, acometendo:
  - Núcleos da base.
  - Tálamo.
  - Cerebelo.
- Espaços perivasculares dilatados (Virchow-Robin) → aspecto em "bolha de sabão".
- Nódulos leptomeníngeos e parenquimatosos.
- Hidrocefalia (achado muito frequente).

DIAGNÓSTICO DIFERENCIAL
Os principais diagnósticos diferenciais são: linfoma, toxoplasmose, abscesso piogênico.

TRATAMENTO
Antifúngicos: fluconazol e anfotericina B.

Taxa de mortalidade de 70% nos pacientes tratados.

Nos não tratados, a infecção costuma ser fatal.

COMPLICAÇÕES
- Hidrocefalia.
- Convulsões.
- Demência.
- Déficits motores e sensitivos.

LEITURAS RECOMENDADAS
Kwee RM, Kwee TC. Virchow-Robin spaces at MR imaging. *RadioGraphics* 2007;27:1071-86.

Leite CC, Amaro Jr. E, Lucato L T. *Neurorradiologia – diagnóstico por imagem das alterações encefálicas*. Rio de Janeiro: Guanabara Koogan, 2008. Cap. 8.

Smith AB, Smirniotopoulos JG, Rushing EJ. From the archives of the AFIP. central nervous system infections associated with human immunodeficiency virus infection: radiologic-pathologic correlation. *RadioGraphics* 2008 Nov.-Dec.;28(7):2033-58.

QUADRO CLÍNICO

Paciente de 31 anos, sexo masculino. Apresenta cefaleia de início recente e emagrecimento há alguns meses.

Dosagens séricas hormonais indicam a presença de um quadro de pan-hipopituitarismo.

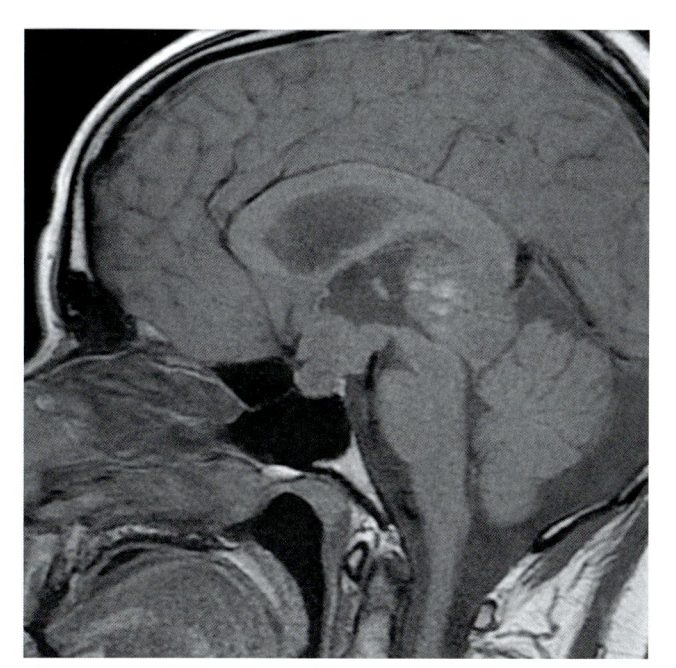

Fig. 5-1. RM – imagem sagital ponderada em T1.

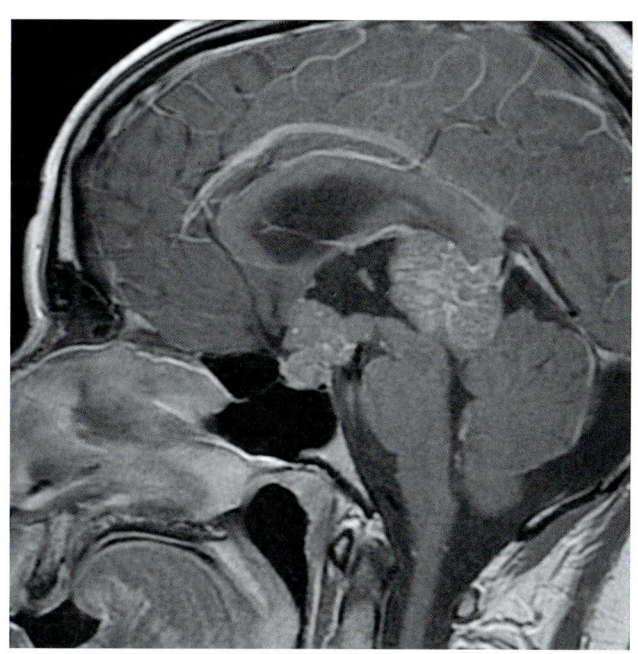

Fig. 5-2. RM – imagem sagital ponderada em T1 após injeção de gadolínio.

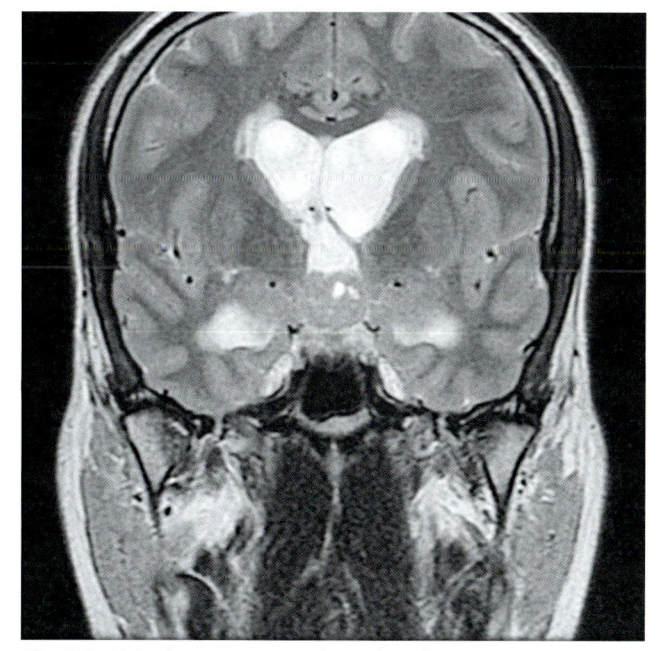

Fig. 5-3. RM – imagem coronal ponderada em T2.

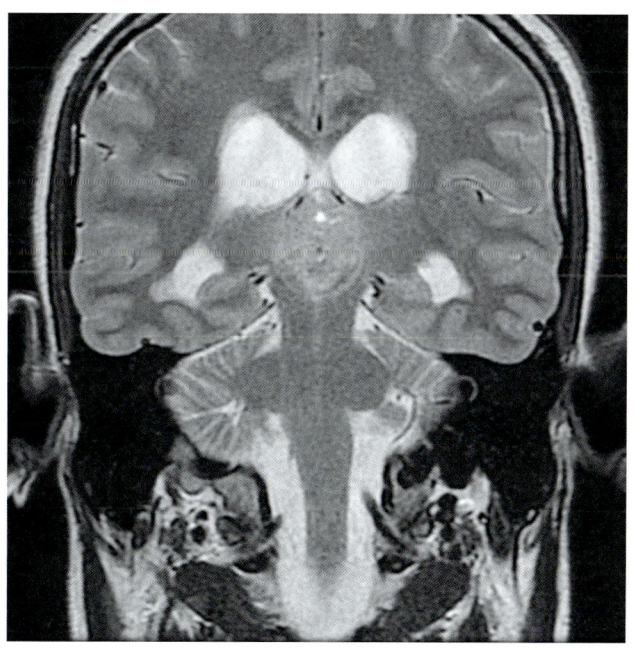

Fig. 5-4. RM – imagem coronal ponderada em T2.

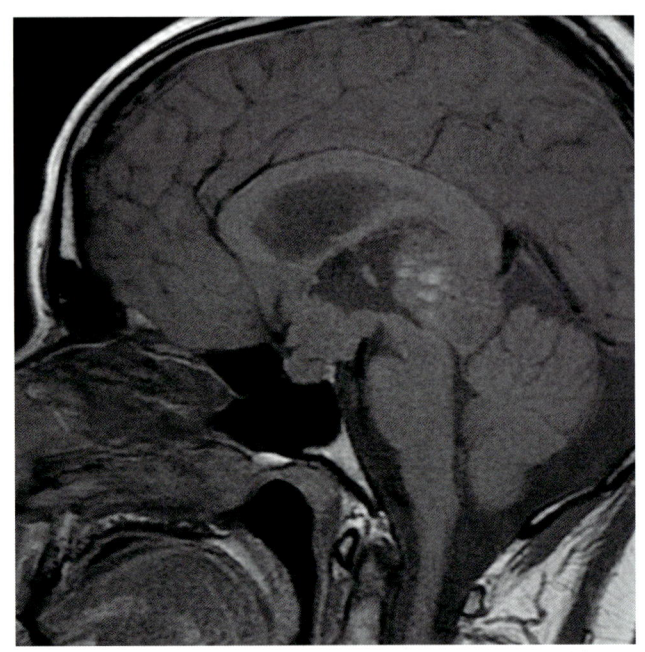

Fig. 5-1. RM – imagem sagital ponderada em T1 mostra lesão na região pineal. Há outra semelhante, suprasselar e hipotalâmica. O sinal é intermediário e há alguns focos de hipersinal na lesão pineal.

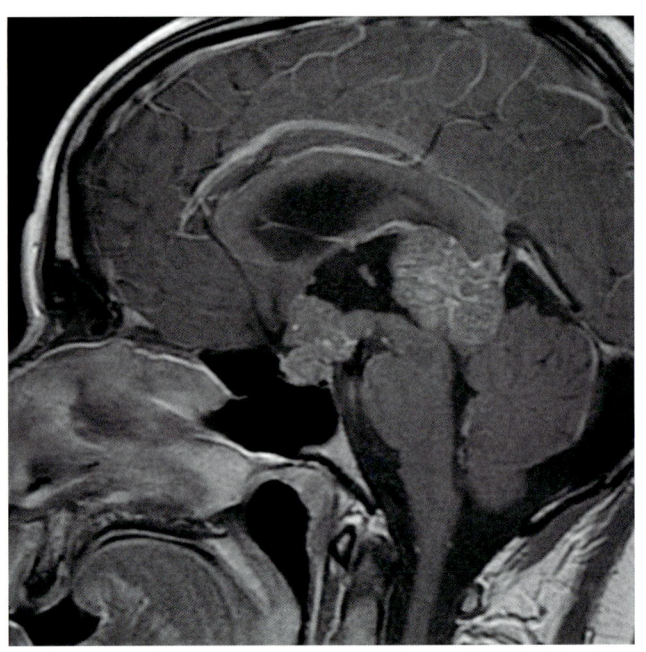

Fig. 5-2. RM – imagem sagital ponderada em T1 após injeção de gadolínio evidencia um realce intenso e difusamente heterogêneo das lesões. Existe hidrocefalia por compressão do aqueduto cerebral.

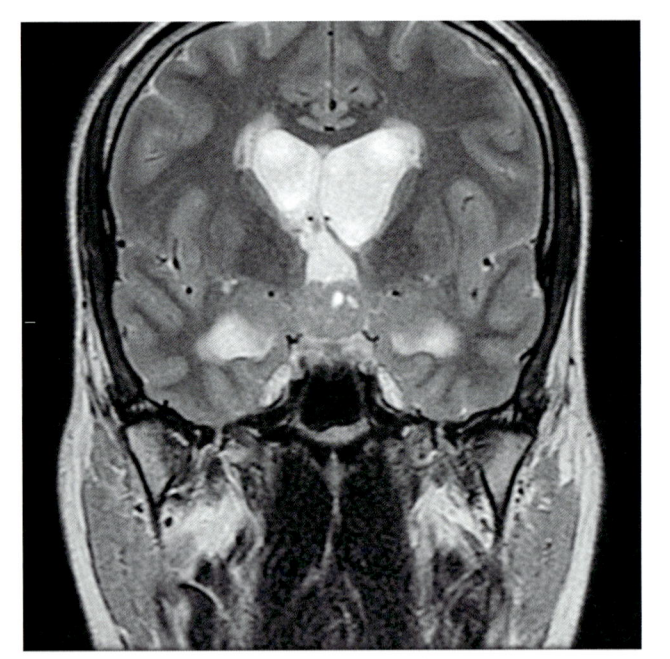

Fig. 5-3. RM – imagem coronal ponderada em T2 mostra a lesão na região suprasselar e hipotalâmica com sinal intermediário e alguns focos de hipersinal.

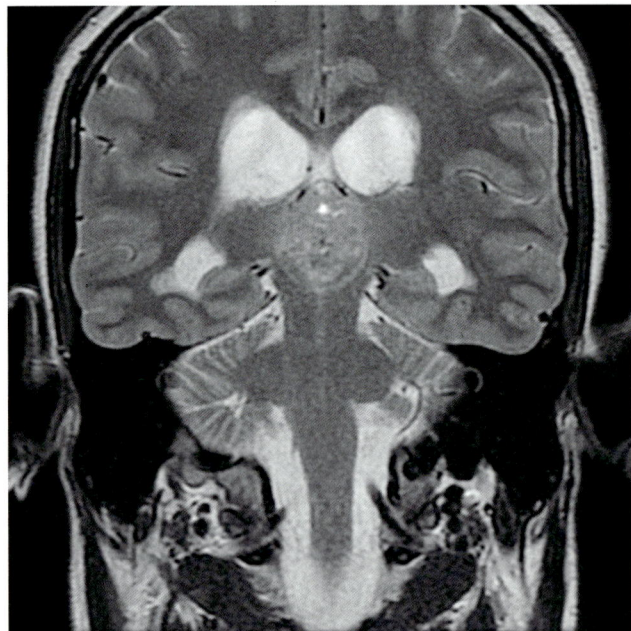

Fig. 5-4. RM – imagem coronal ponderada em T2 mostra a lesão na região pineal com sinal intermediário e alguns focos de hipersinal.

DIAGNÓSTICO
Germinoma.

DEFINIÇÃO DA DOENÇA
O germinoma (análogo intracraniano do seminoma testicular ou disgerminoma ovariano) é um tumor de células germinativas da linhagem seminomatosa.

ASPECTOS ANATOMOPATOLÓGICOS
O tumor é composto por células grandes e redondas com citoplasma claro. Estas células são homogêneas em sua apresentação, e difusamente dispostas, explicando o aspecto homogêneo da parte sólida da lesão à ressonância.

ASPECTOS CLÍNICOS
Os germinomas acometem mais indivíduos do sexo masculino, com pico de incidência na 2ª década de vida. Costumam ocorrer na região pineal ou suprasselar/hipotalâmica. A frequência de sincronia de lesões nestas duas topografias chega a 41%. Trata-se da lesão mais frequente na região pineal.

Os aspectos clínicos variam desde sintomas neurológicos inespecíficos como cefaleia e convulsões, até sintomas relacionados com estas duas localizações típicas, como *diabetes insipidus*, alterações hormonais hipofisárias, oriundos da compressão do quiasma óptico ou decorrentes de hidrocefalia.

É o tumor cerebral primário com maior sensibilidade à radioterapia e uma taxa de cura de até 90%.

ACHADOS DE IMAGEM
Germinomas costumam ser sólidos, homogêneos e com intensidade de sinal semelhante à substância cinzenta (intermediário). Podem conter cistos. Calcificações são raras. Apresentam realce exuberante após a injeção de gadolínio.

DIAGNÓSTICO DIFERENCIAL
Pela topografia, os principais diagnósticos diferenciais são os tumores de células germinativas não seminomatosos (carcinomas embrionários, teratomas, tumores de saco vitelínico, coriocarcinomas), seguidos pelas neoplasias intrínsecas da pineal como o pineocitoma e o pineoblastoma.

Neste contexto deve ser lembrada, ainda, a possibilidade de metástase de um tumor de células germinativas primário das gônadas.

LEITURAS RECOMENDADAS
Ballesteros MD, Durán A, Arrazola J *et al.* Primary intrasellar germinoma with synchronous pineal tumor. *Neuroradiology* 1997;39:860-62.

Lee L, Saran F, Hargrave D *et al.* Germinoma with synchronous lesions in the pineal and suprasellar regions. *Childs Nerv Syst* 2006;22:1513-18.

Leite CC, Garcia MRT, Pincerato RCM *et al.* Tumores intra-axiais. In: Leite CC, Amaro Júnior E, Lucato LT *et al. Neurorradiologia – Diagnóstico por imagem das alterações encefálicas.* Rio de Janeiro: Guanabara Koogan, 2008. p. 288-323.

Shibamoto Y, Sasai K, Oya N *et al.* Intracranial germinoma: radiation therapy with tumor volume-based sose selection. *Radiology* 2001;218:452-56.

Ueno T, Tanaka YO, Nagata M *et al.* Spectrum of germ cell tumors: from head to toe. *RadioGraphics* 2004;24(2):387-404.

MINHAS ANOTAÇÕES

QUADRO CLÍNICO

Paciente do sexo masculino, com 4 anos de idade, apresentando retardo do crescimento, foi internado para investigação. Não apresentava outros comemorativos.

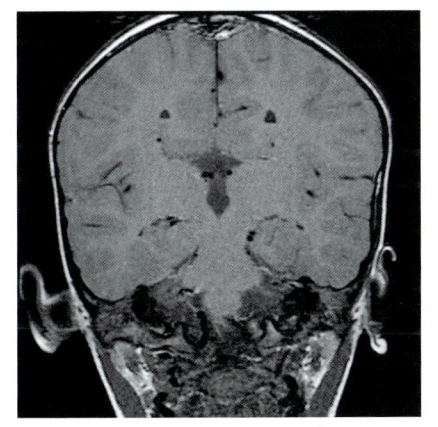

Fig. 6-1. RM – imagem coronal ponderada em T1.

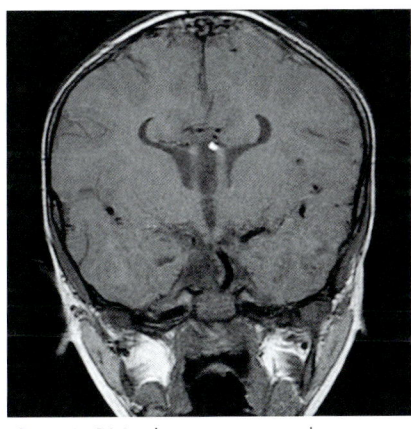

Fig. 6-2. RM – imagem coronal ponderada em T1.

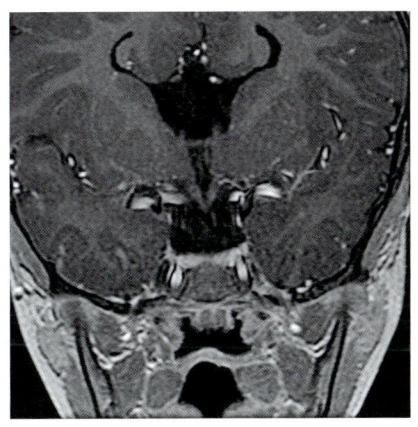

Fig. 6-3. RM – imagem coronal ponderada em T1.

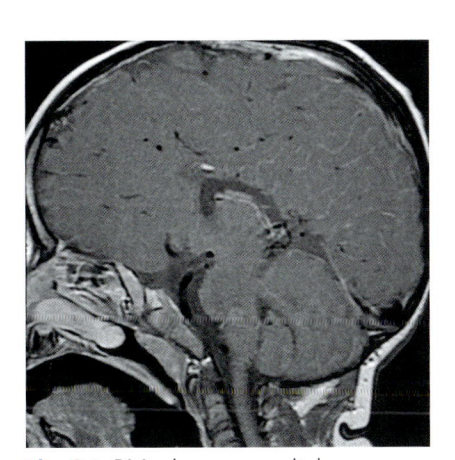

Fig. 6-4. RM – imagem sagital ponderada em T1.

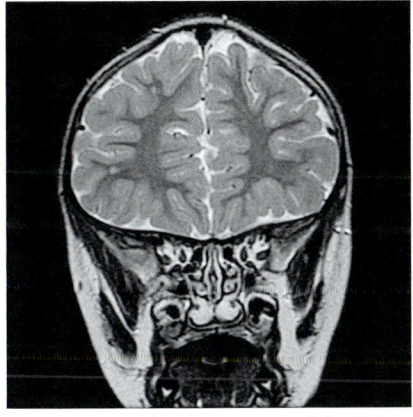

Fig. 6-5. RM – imagem coronal de RM ponderada em T2.

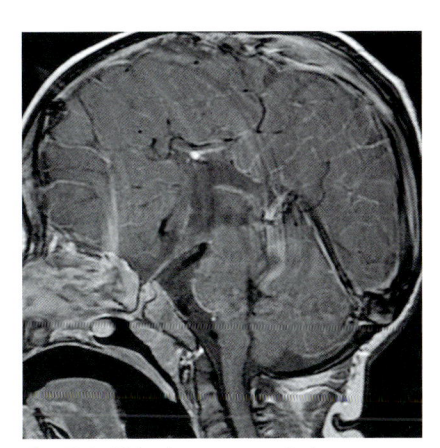

Fig. 6-6. RM – imagem sagital ponderada em T1.

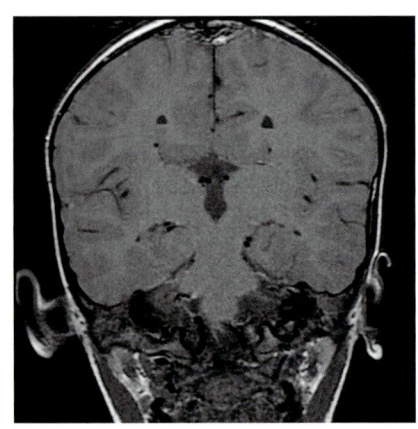

Fig. 6-1. RM – imagem coronal pesada em T1. Observa-se a agenesia do corpo caloso.

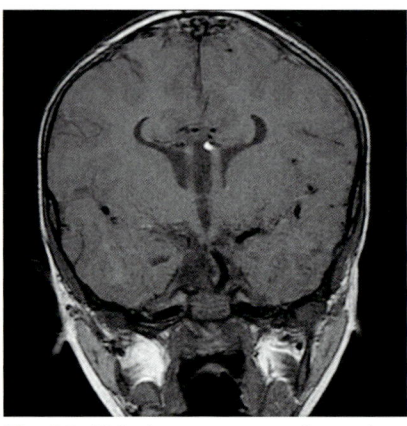

Fig. 6-2. RM – imagem coronal pesada em T1 mostra a presença de Bandas de *Probst*.

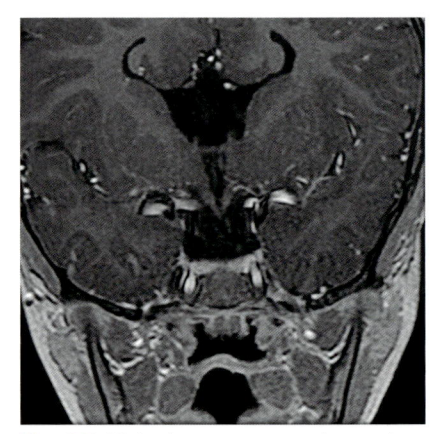

Fig. 6-3. RM – imagem coronal pesada em T1 mostra a agenesia do septo pelúcido.

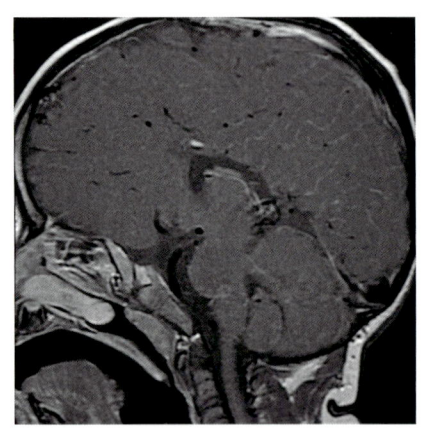

Fig. 6-4. RM – imagem pesada em T1 demonstrando a agenesia do corpo caloso em aquisição sagital.

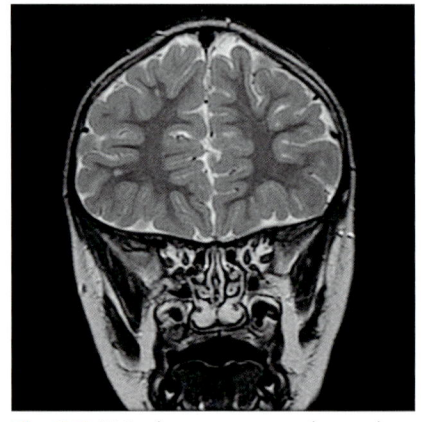

Fig. 6-5. RM – imagem coronal pesada em T2. Observa-se a hipoplasia dos nervos ópticos – porção intraorbital. O quiasma óptico não foi caracterizado.

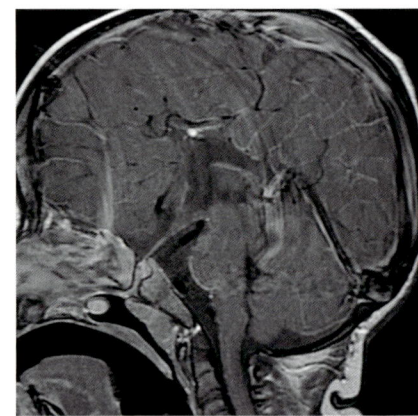

Fig. 6-6. RM – imagem sagital pesada em T1 mostra a falha de fusão óssea na topografia da sela túrcica – persistência de padrão fetal.

DIAGNÓSTICO
Displasia septo-óptica.

DEFINIÇÃO DA DOENÇA
A displasia septo-óptica é conhecida, por muitos autores da literatura médica, como síndrome de *De Morsier*. Trata-se de doença rara, que se diagnostica, geralmente, em pacientes adolescentes ou crianças.

Caracteriza-se por um desenvolvimento anormal e/ou displasia de certas estruturas centrais do encéfalo que, mais provavelmente, se associa a uma falha da etapa de diverticulação na fase embriológica.

A tríade clássica dos achados inclui a disgenesia do septo pelúcido, a hipoplasia dos nervos ópticos e a disfunção do eixo hipotalâmico hipofisário.

ASPECTOS CLÍNICOS
Os achados clínicos estão diretamente relacionados com a quantidade e a gravidade das alterações. Grande parte dos pacientes apresentam cegueira parcial ou completa, podendo, entretanto, apresentar visão normal. Tal achado decorre da hipoplasia dos nervos, quiasma e tratos ópticos. Parte dos pacientes podem apresentar hipotelorismo.

O hipopituitarismo de origem hipotalâmica, que acomete cerca de 2/3 dos pacientes, associa-se ao atraso no desenvolvimento neuropsicomotor (DNPN) e no crescimento. Cerca de 50% dos pacientes apresentam *diabetes insipidus*. Os achados de imagem permitem estabelecer o diagnóstico de displasia septo-óptica, sendo a ressonância magnética o método de escolha para a investigação imagenológica.

ACHADOS DE IMAGEM
Hipoplasia dos nervos, quiasma e tratos ópticos.

Ausência total ou parcial de septo pelúcido (determinando formato quadrado dos cornos anteriores dos ventrículos laterais).

Cerca de 50% dos pacientes apresentam esquizencefalia ou outras malformações cerebrais, faciais ou sistêmicas.

Agenesia do corpo caloso, sendo frequente a presença das chamadas bandas de *Probst*, que nada mais são do que bandas calosas não decussadas que se localizam na parede medial do ventrículo lateral.

Paralelismo dos ventrículos laterais com aspecto clássico em "*Chifre de touro*" ou "*Tridente de diabo*". Tal aspecto decorre da agenesia calosal.

DIAGNÓSTICO DIFERENCIAL
O principal diagnóstico diferencial se faz com a forma lobar da holoprosencefalia. Há, entretanto, autores que classificam as duas patologias como variantes de um mesmo espectro de malformações, ao invés de entidades distintas.

LEITURAS RECOMENDADAS
Leite CC, Amaro Júnior E, Lucato LT. *Neurorradiologia – Diagnóstico por imagens das alterações encefálicas.* Rio de Janeiro: Guanabara Koogan, 2008. p. 57-60.

Polizzi A, Pavone P, Iannetti P *et al.* Septo-optic dysplasia complex: a heterogeneous malformation syndrome. *Pediatric Neurology* 2006;34(1):66-71.

QUADRO CLÍNICO

Puérpera, 30 anos, após gestação complicada com DHEG (doença hipertensiva específica da gravidez), síndrome HELLP (plaquetopenia, anemia hemolítica, elevação das enzimas hepáticas) e insuficiência hepática fulminante. A paciente evoluiu com eclâmpsia, sendo indicada resolução da gestação. Ainda mantendo sintomas neurológicos e elevação dos níveis pressóricos alguns dias após o parto, iniciou-se investigação diagnóstica.

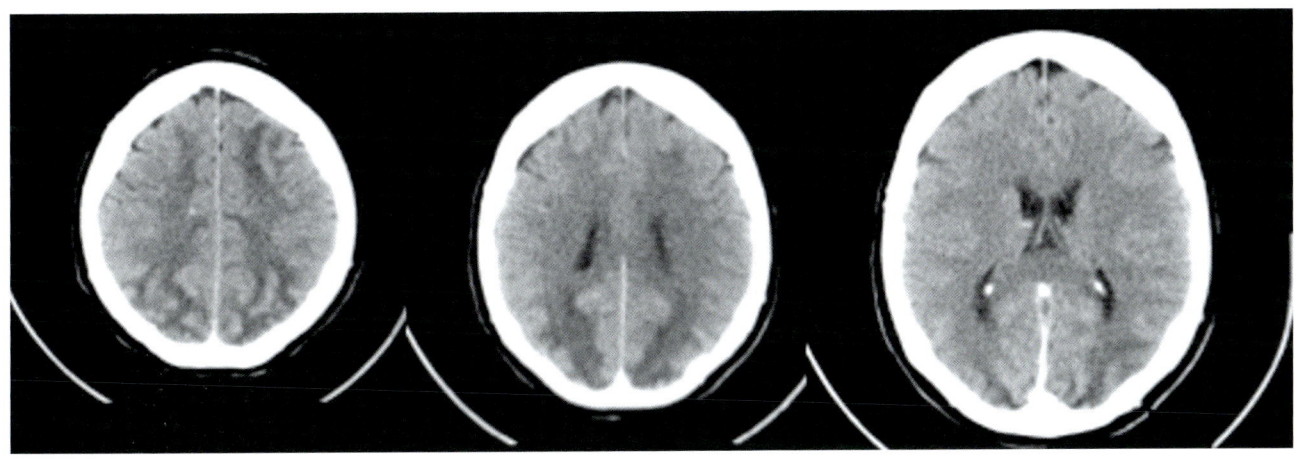

Fig. 7-1. TC. Imagens obtidas após o uso do contraste endovenoso.

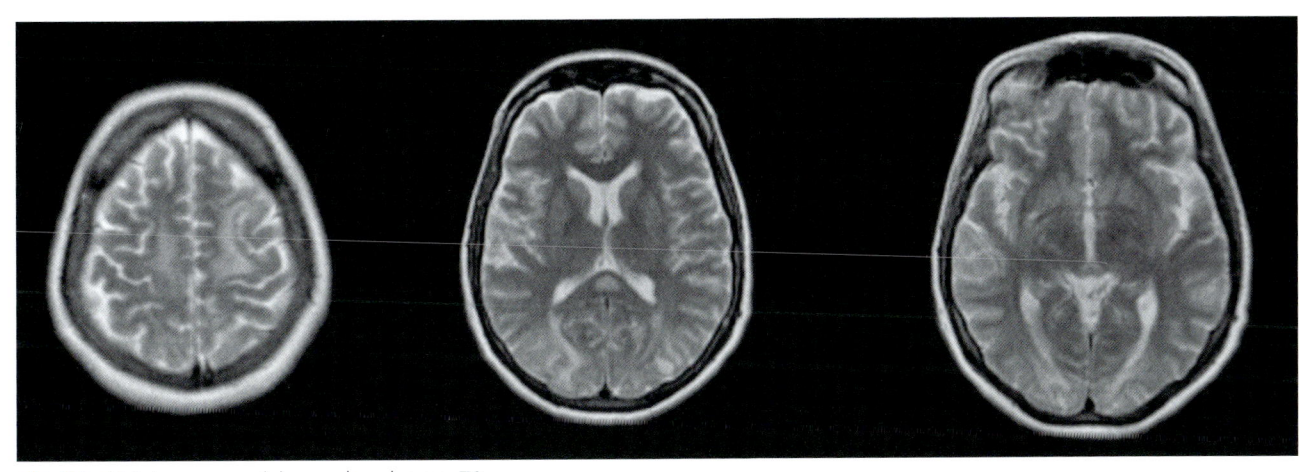

Fig. 7-2. RM. Imagens axiais ponderadas em T2.

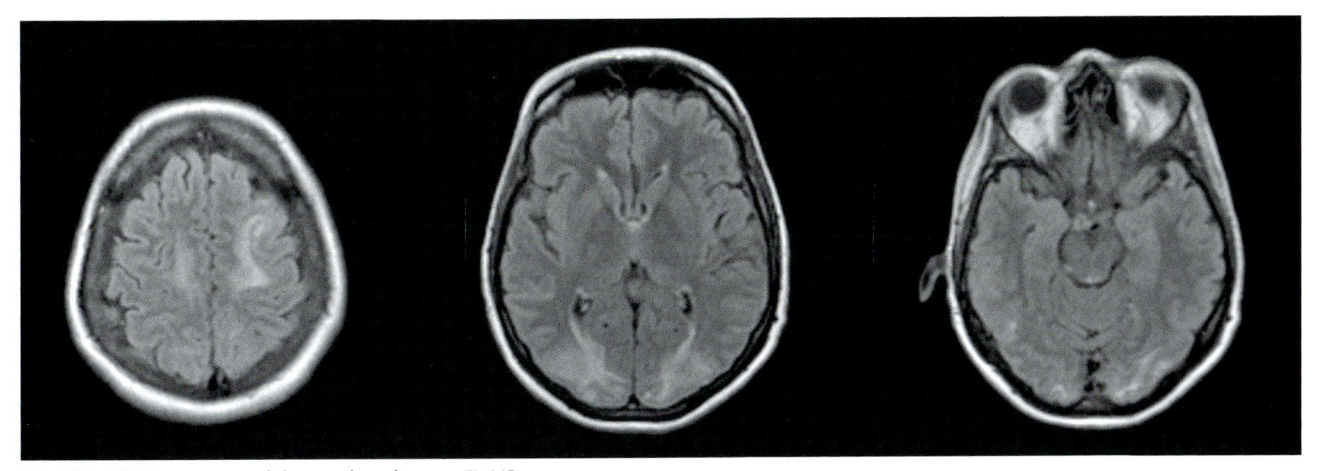

Fig. 7-3. RM. Imagens axiais ponderadas em FLAIR.

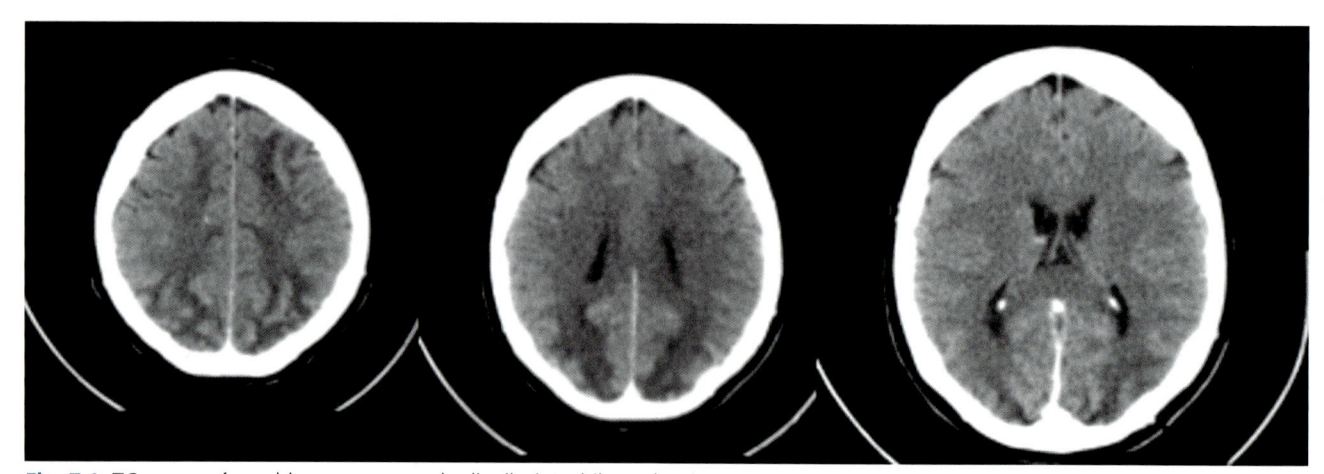

Fig. 7-1. TC mostra áreas hipoatenuantes de distribuição bilateral e simétrica, predominando posteriormente e em regiões de fronteira vascular.

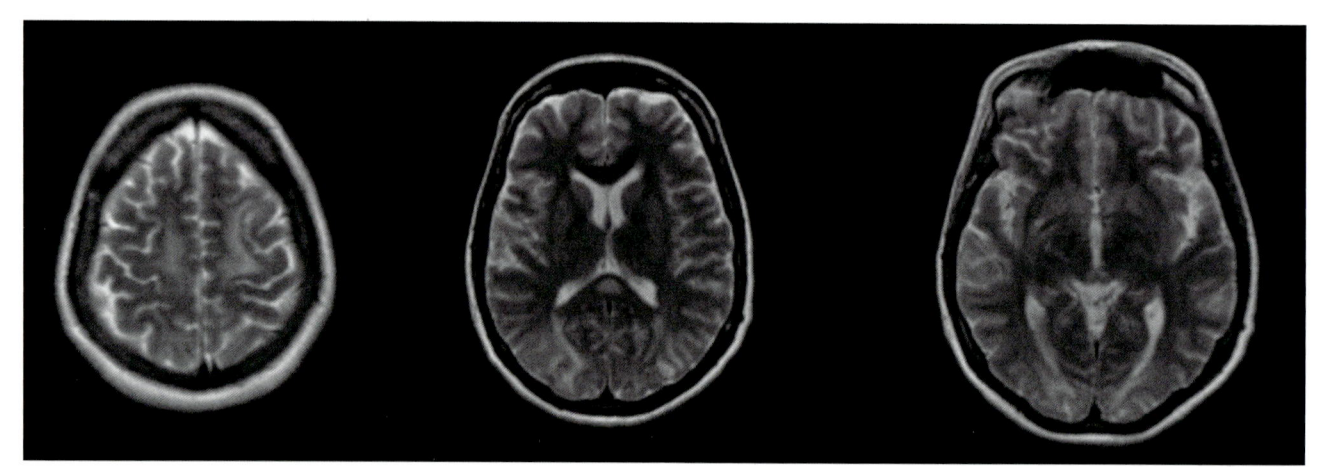

Fig. 7-2. RM. Imagens axiais ponderadas em T2 mostram áreas de hipersinal de distribuição bilateral e simétrica, corticais e, principalmente, subcorticais.

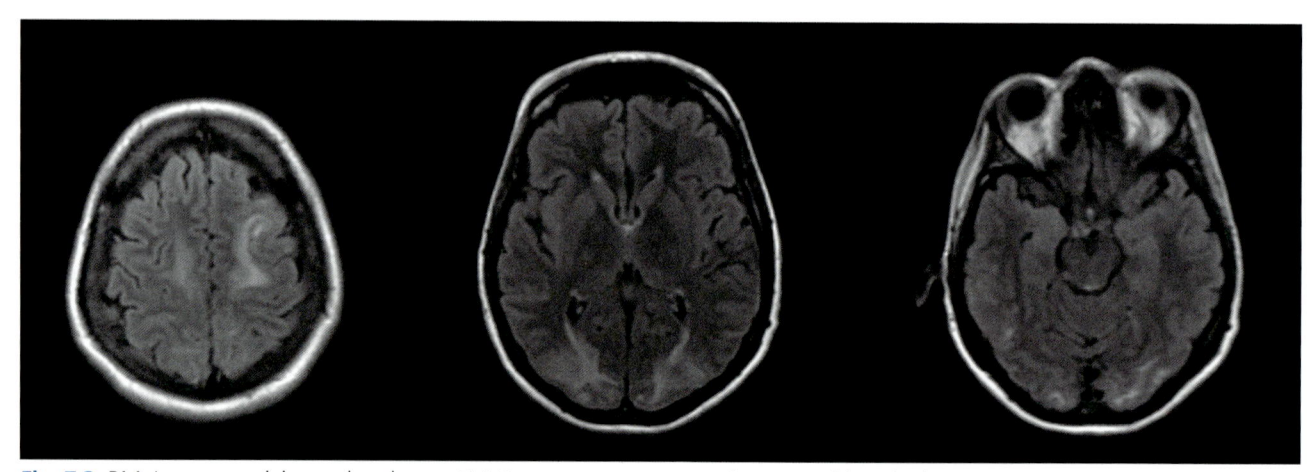

Fig. 7-3. RM. Imagens axiais ponderadas em FLAIR mostram as mesmas áreas com hipersinal.

DIAGNÓSTICO
Encefalopatia posterior reversível (PRES).

DEFINIÇÃO DA DOENÇA
PRES (*Posterior Reversible Encephalopathy Syndrome*) é uma condição caracterizada por alterações clínicas e neurorradiológicas específicas. Inicialmente foi descrita em pacientes com eclâmpsia e pré-eclâmpsia, apesar de ser uma complicação incomum associada a estas doenças.

É conhecida por vários nomes: encefalopatia posterior reversível, encefalopatia hipertensiva, síndrome do edema cerebral posterior reversível, síndrome da leucoencefalopatia posterior reversível.

Atualmente, o termo PRES é preferível em decorrência do acometimento tanto da substância branca como da cinzenta, e foi usado, pela primeira vez, em 1996.

A fisiopatologia ainda é incerta, sendo que hoje em dia acredita-se que a hipertensão arterial ou aumentos relativos da pressão arterial (mesmo sem hipertensão absoluta) favorecem uma falha no mecanismo de autorregulação vascular, causando alterações no leito capilar e uma consequente hiperperfusão.

ASPECTOS ANATOMOPATOLÓGICOS
A histologia mostra edema intersticial, micro-hemorragia petequial e necrose fibrinoide nas paredes das arteríolas. Não há evidências de infarto nas áreas acometidas.

ASPECTOS CLÍNICOS E LABORATORIAIS
Clinicamente, caracteriza-se por cefaleia, convulsões, distúrbios visuais (borramento visual, hemianopsia, cegueira), sinais neurológicos focais, náuseas, vômitos e rebaixamento do nível de consciência. Os sintomas podem se desenvolver de forma aguda ou progressiva em alguns dias. Na maioria das vezes ocorre em pacientes com hipertensão grave ou moderada (70 a 80%), mas pode ocorrer, também, com a pressão arterial normal ou minimamente elevada (20 a 30% dos pacientes).

A convulsão é secundária ao efeito irritativo do fluido no córtex e substância branca e é mais frequente em pacientes com edema cerebral. Distúrbios visuais, depressão do nível de consciência e convulsões são mais frequentemente detectados nos casos de pré-eclâmpsia/eclâmpsia com edema cerebral.

Infarto e hemorragia são complicações descritas, sendo a hemorragia principalmente relacionada com trombocitopenia e síndrome HELLP.

As alterações clínicas e neurorradiológicas são, na imensa maioria dos casos, reversíveis com a instituição do tratamento precoce e adequado.

ACHADOS DE IMAGEM
O padrão de acometimento de zonas de fronteira vascular, principalmente entre as artérias cerebrais média e posterior, é clássico.

A principal característica é o edema hemisférico bilateral e simétrico, sendo os lobos occipitais quase sempre acometidos. Os lobos parietais, em suas porções posteriores, também são comumente acometidos, seguidos em ordem de frequência pelos lobos frontais e cerebelo. Pode ocorrer, também, nos núcleos da base, ponte e substância branca profunda (cápsulas interna e externa).

As lesões da circulação anterior tendem a ser vistas nos casos mais graves e são sempre acompanhadas por alterações nos territórios da circulação posterior.

Na tomografia computadorizada há hipodensidade da substância branca subcortical associada a apagamento dos sulcos corticais. Na ressonância magnética há áreas de iso ou hipossinal em T1, hipersinal em T2 e FLAIR na substância branca subcortical, geralmente parietal e occipital, e também no córtex correspondente, de distribuição bilateral e simétrica.

Pode haver, também, alteração de sinal menos exuberante nos núcleos da base, lobos temporais e frontais, coroa radiada, ponte e cerebelo. Áreas focais de restrição à difusão são incomuns e estão associadas a quadros mais graves. Focos de hemorragia petequial são raros.

A ressonância magnética é essencial no diagnóstico da PRES, quando os fatores de risco não estão presentes ou quando o aumento da pressão arterial não é significativo.

O reconhecimento clinicorradiológico precoce é relativamente fácil e a instituição imediata do tratamento faz com que, na imensa maioria dos casos, as lesões sejam reversíveis.

DIAGNÓSTICO DIFERENCIAL
Trombose de seio venoso. Doença cerebrovascular isquêmica.

LEITURAS RECOMENDADAS

Bartynski WS. Posterior reversible encephalopathy syndrome, part 1: fundamental imaging and clinical features. *AJNR Am J Neuroradiol* 2008;29:1036-42.

Bartynski WS. Posterior reversible encephalopathy syndrome, Part 2: surrounding pathophysiology of vasogenic edema. *AJNR Am J Neuroradiol* 2008;29:1043-49.

Demirtaº Ö, Gelal F, Vidinli BD *et al.* Cranial MR imaging with clinical correlation in preeclampsia and eclampsia. *Diagn Interv Radiol* 2005;11:189-94.

Fernandes FJF, Machado Júnior MAC, Pedreira AV *et al.* Síndrome de encefalopatia posterior reversível relato de caso. *Arq Neuropsiquiatr* 2002;60(3-A):651-55.

Finocchi V, Bozzao A, Bonamini M *et al.* Magnetic resonance imaging in posterior reversible encephalopathy syndrome: report of three cases and review of literature. *Arch Gynecol Obstet* 2005;271:79-85.

Sanders TG, Clayman DA, Sanchez-Ramos L *et al.* Brain in eclampsia: MR imaging with clinical correlation. *Radiology* 1991;180:475-78.

Schwartz RB, Feske SK, Polak JF *et al.* Preeclampsia-eclampsia: clinical and neuroradiographic correlates and insights into the pathogenesis of hypertensiveencephalopathy. *Radiology* 2000;217:371-76.

INRAD

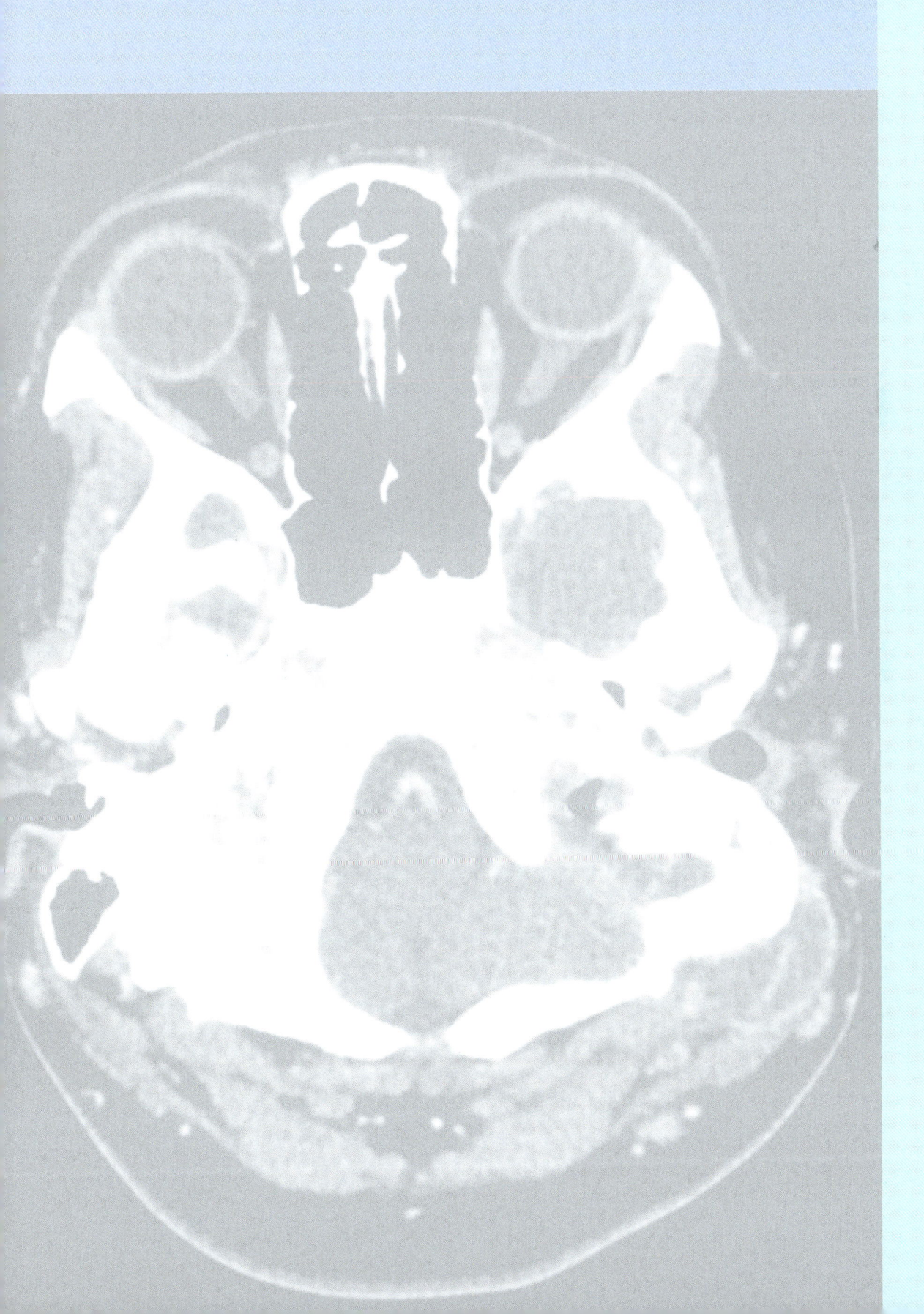

Cabeça e Pescoço

QUADRO CLÍNICO

Paciente do sexo feminino, 11 anos, com antecedente de otite média crônica, procurou o serviço de emergência com queixa de otorreia purulenta e otalgia esquerda há 10 dias, além de abaulamento retroauricular e febre há 5 dias.

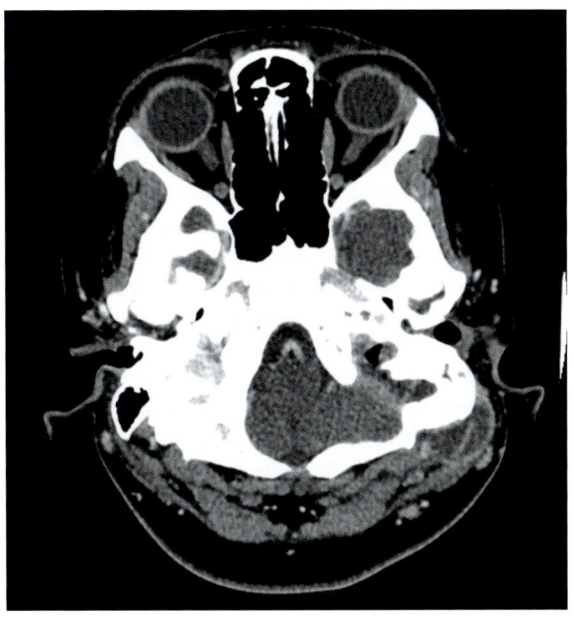

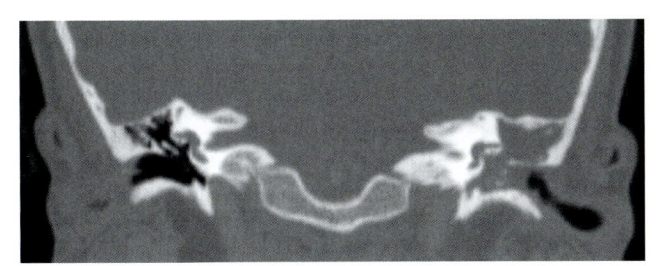

Fig. 8-1. TC – ossos temporais – reconstrução coronal, janela óssea.

Fig. 8-2. TC – ossos temporais – imagem axial, pós-contraste endovenoso.

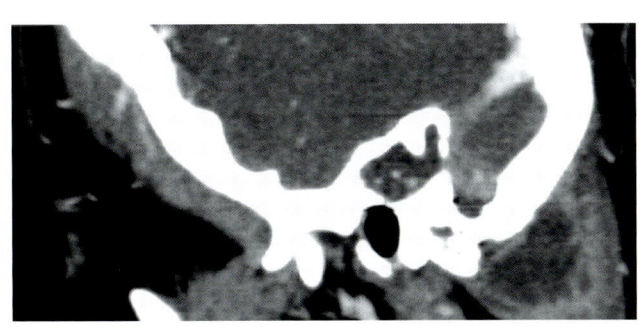

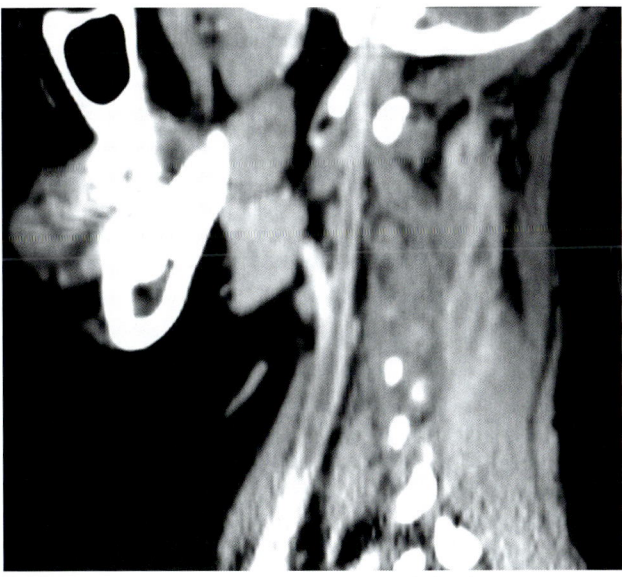

Fig. 8-3. TC – ossos temporais – reconstrução sagital, pós-contraste endovenoso.

Fig. 8-4. TC – pescoço – reconstrução sagital, pós-contraste endovenoso.

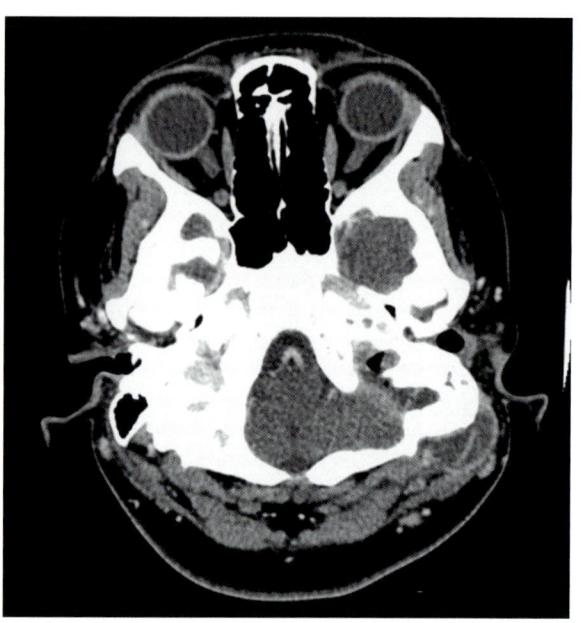

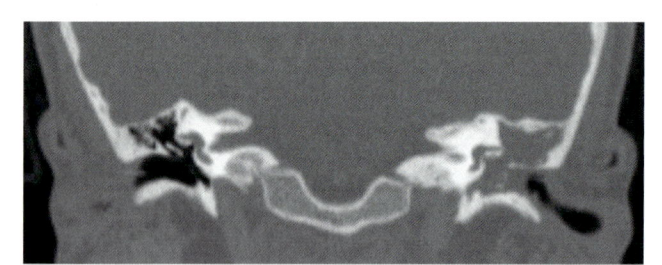

Fig. 8-1. TC de ossos temporais – reconstrução coronal mostra conteúdo de partes moles na caixa timpânica esquerda associado à esclerose e à erosão óssea, inclusive da cadeia ossicular e esporão, sugerindo colesteatoma, que foi confirmado na cirurgia.

Fig. 8-2. TC de ossos temporais – plano axial pós-contraste endovenoso, demonstra coleção hipoatenuante com realce periférico adjacente à mastoide esquerda. Há coleção laminar epidural acompanhada de trombose do seio sigmóideo, que apresenta ar no seu interior, indicando processo infeccioso associado.

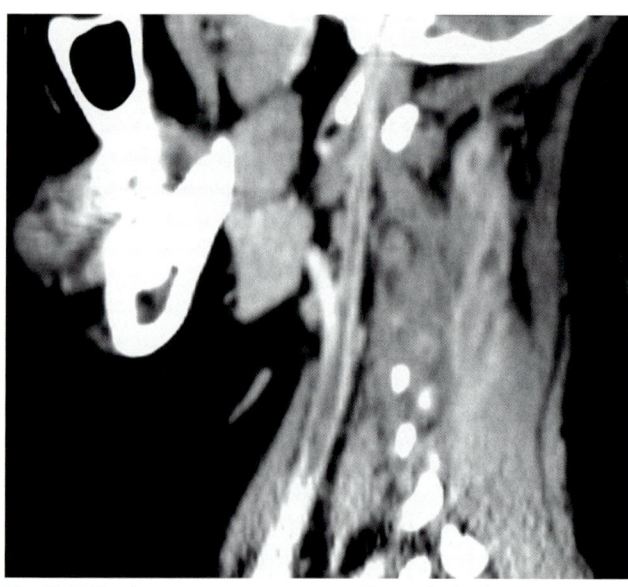

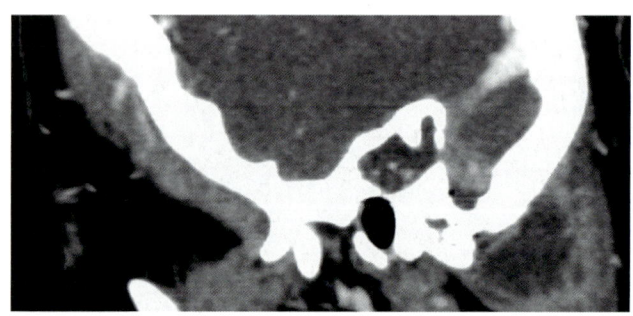

Fig. 8-3. TC de ossos temporais – reconstrução sagital pós-contraste endovenoso, mostra a coleção que se estende a partir da ponta da mastoide para os planos musculoadiposos cervicais.

Fig. 8-4. TC de pescoço – reconstrução sagital pós-contraste endovenoso, realizada no 5º dia pós-mastoidectomia radical, mostra extensa trombose da veia jugular interna e coleção e realce residuais nos planos musculoadiposos cervicais posteriores.

DIAGNÓSTICO

Abscesso de Bezold e tromboflebite do seio dural sigmóideo com extensão para a veia jugular interna, como complicações da otite média crônica agudizada à esquerda.

DEFINIÇÃO DA DOENÇA

O abscesso de Bezold representa complicação rara das otomastoidites agudas e foi descrito como extensão do processo infeccioso através da ponta da mastoide com formação de coleção cervical purulenta.

A tromboflebite do seio sigmóideo consiste no acometimento inflamatório do seio dural, na maioria das vezes por envolvimento do espaço epidural pelo processo infeccioso, com posterior formação de trombo luminal que pode se estender tanto para a veia jugular interna como para os seios mais craniais.

DISCUSSÃO

A otite média aguda (OMA) é uma das infecções mais prevalentes, em especial nas crianças, no entanto, após o advento dos antibióticos, as complicações tornaram-se bastante incomuns. Dos fatores predisponentes, destaca-se o tratamento inadequado, o estado geral do paciente, resistência bacteriana aos antibióticos e processos inflamatórios crônicos da orelha média.

As complicações se devem, basicamente, à extensão por contiguidade do processo infeccioso para as outras regiões do osso temporal (mastoide e região petrosa) e para o crânio (meninges, espaços meníngeos e parênquima encefálico), sendo a via hematogênica de disseminação um achado infrequente. Dessa forma, didaticamente, as complicações podem ser divididas em intracranianas e intratemporais.

Sem dúvida, a mastoidite é a complicação intratemporal mais frequente. Estudos atuais mostram que acomete principalmente as crianças com menos de 2 anos nos países industrializados, com incidência estimada em 2 a 4 mastoidites para cada 100.000 casos de OMA. Entretanto, extensões mais graves, como o abscesso de Bezold, são extremamente raras nos dias atuais, mesmo com um discreto aumento na sua incidência em virtude do mascaramento do quadro clínico pela antibioticoterapia. Outras complicações intratemporais menos frequentes são: labirintite, paralisia facial e petrosite.

As complicações intracranianas são raras, bem menos frequentes que as intratemporais, sendo a meningite a de maior incidência. Alguns estudos apontam a tromboflebite do seio sigmóideo como a segunda complicação intracraniana mais comum, em geral associada à coleção epidural, apresentando redução drástica na morbimortalidade após a combinação do tratamento cirúrgico e antibioticoterapia. Coleções subdurais e no parênquima encefálico, embora menos comuns, também podem ocorrer.

Sempre que houver a suspeita clínica de uma complicação, a TC estará indicada, não só para a avaliação dos ossos temporais, mas também das possíveis extensões intracranianas e cervicais. Os protocolos específicos para os ossos temporais permitem a avaliação das estruturas da caixa timpânica, se há erosão óssea, em especial o grau de destruição e pneumatização das células da mastoide, assim como conteúdo de partes moles e extensões intra e extracranianas. O estudo com contraste endovenoso permite definir melhor as coleções e a avaliação dos seios durais. A extensão do estudo para o pescoço e o crânio deve ser realizada quando necessária, assim como o uso da ressonância magnética, em especial para avaliação das estruturas encefálicas.

DIAGNÓSTICO DIFERENCIAL

Tanto o abscesso de Bezold quanto a tromboflebite do seio sigmóideo são complicações raras, mas que não oferecem grandes desafios diagnósticos, na vigência de um quadro clínico e radiológico de uma otomastoidite. Embora infrequentes, devem ser lembrados pelos clínicos e radiologistas para que as medidas clínico-cirúrgicas possam ser prontamente definidas já que apresentam alta morbidade.

LEITURAS RECOMENDADAS

Bittencourt S, Ribeiro V, Vichi P et al. Flebite dos seios sigmóide e transverso & mastoidite de Bezold: relato de caso e revisão da literatura. *Rev Bras Otorrinolaringol* 2002;68(5):744-48.

Castellote EVA, Piqueras J, Mauleon S et al. Imaging of complications of acute mastoiditis in children. *RadioGraphics* 2003;23:359-72.

Leach JL, Fortuna RB, Jones BV et al. Imaging of cerebral venous thrombosis: current techniques, spectrum of findings, and diagnostic pitfalls. *RadioGraphics* 2006;26:S19-S41.

Mafee MF, Singleton EL, Valvassori GE et al. Acute otomastoiditis and its complications: role of CT. *Radiology* 1985;155:391.

QUADRO CLÍNICO

Paciente de 34 anos, sexo masculino, natural de São Paulo. Apresenta lesões cutâneas há 13 anos, que se iniciaram na face e depois se disseminaram pelo corpo. Refere cirurgia de exérese de cisto na mandíbula. Na história familiar não há quadro semelhante em parentes próximos.

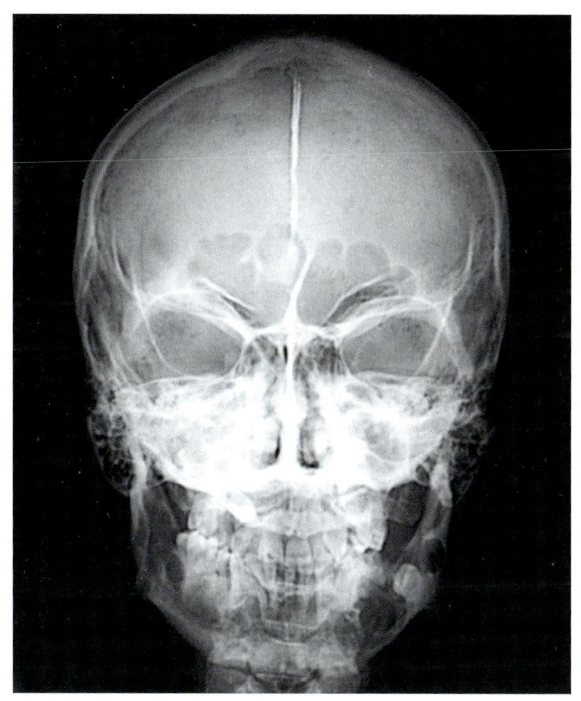

Fig. 9-1. Radiografia de crânio AP.

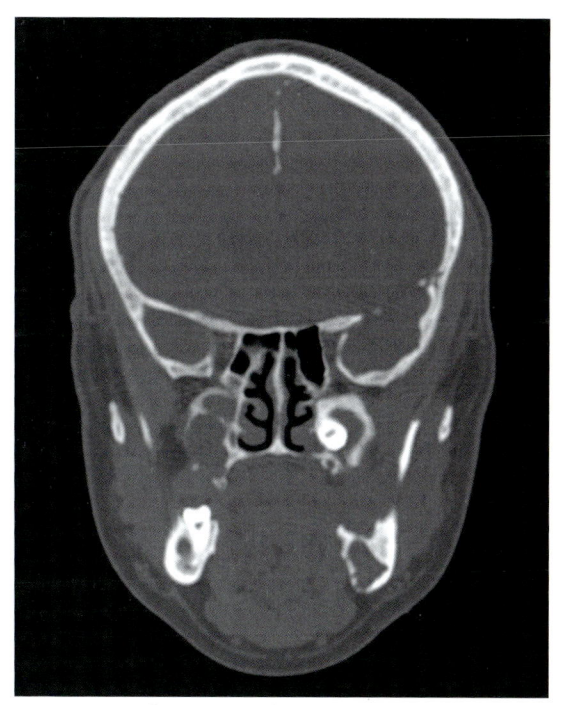

Fig. 9-2. Tomografia computadorizada (TC) de crânio e face – reconstrução coronal – janela óssea.

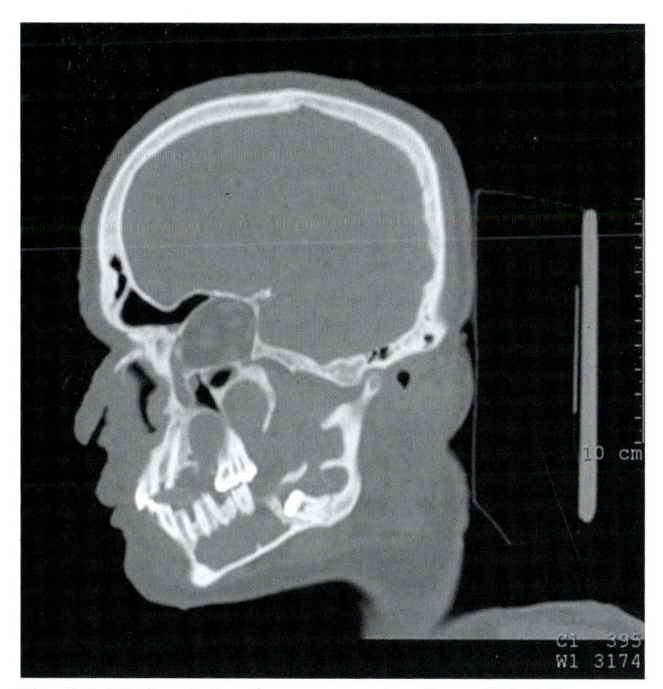

Fig. 9-3. TC de crânio e face – reconstrução sagital oblíqua – janela óssea.

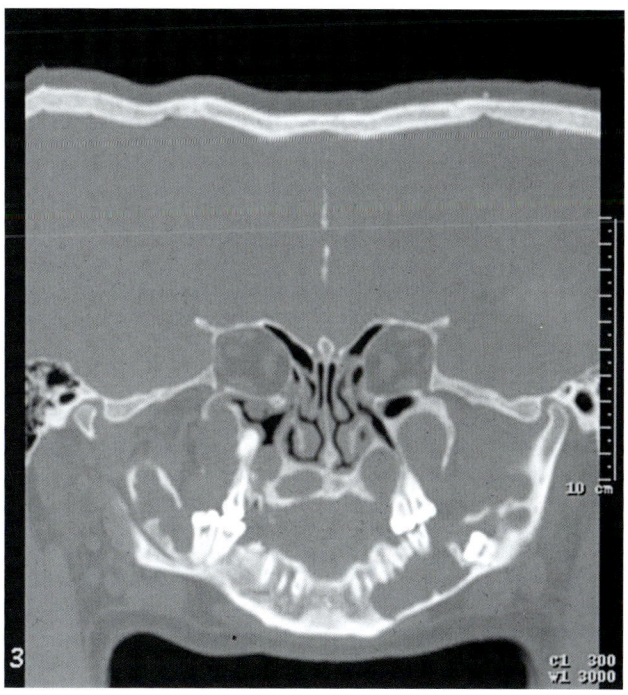

Fig. 9-4. TC de crânio e face – reconstrução curva – janela óssea.

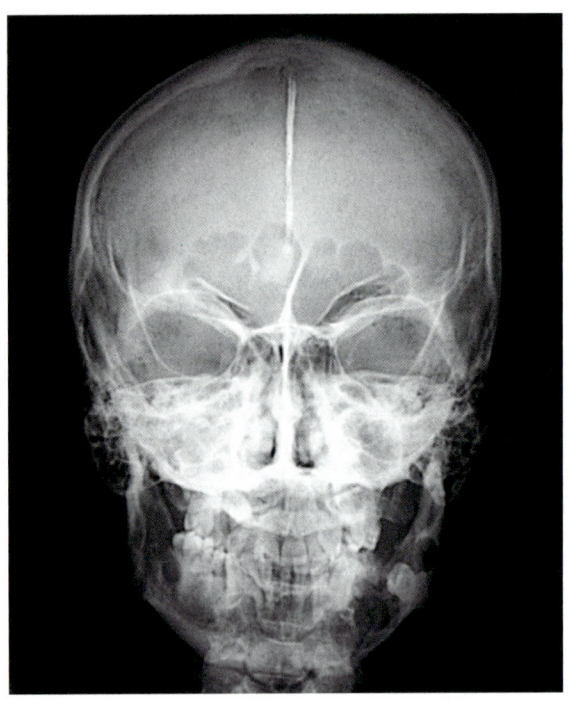

Fig. 9-1. Radiografia de crânio AP mostra lesão lítica na mandíbula à esquerda.

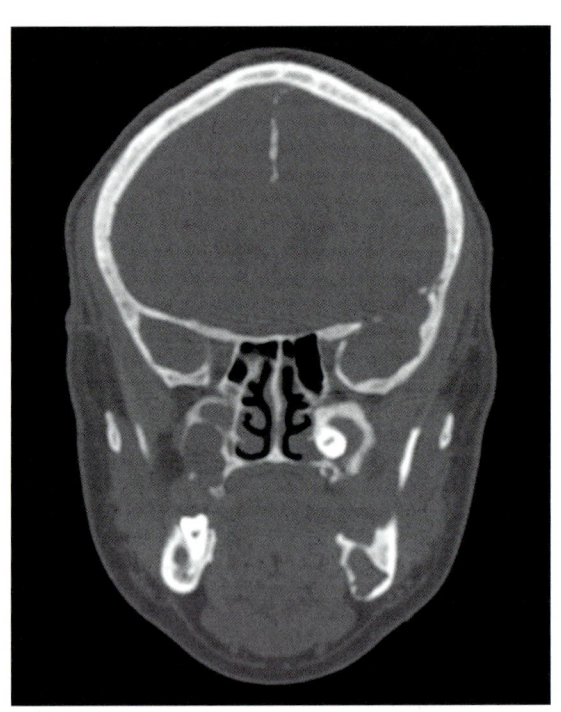

Fig. 9-2. TC de crânio e face – reconstrução coronal – janela óssea mostra calcificações durais na foice e lesões ósseas insuflativas nas mandíbulas.

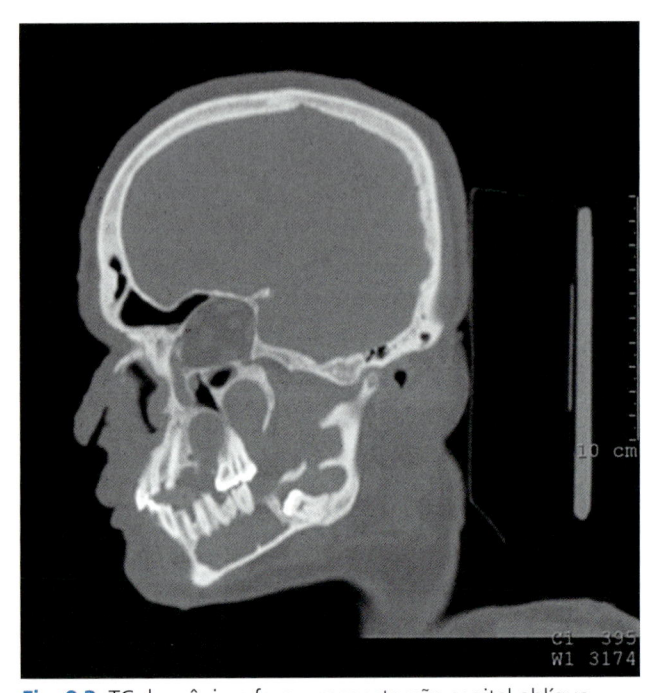

Fig. 9-3. TC de crânio e face – reconstrução sagital oblíqua – janela óssea mostra lesões insuflativas na mandíbula e maxila e lesão expansiva exofítica na pele da região frontal.

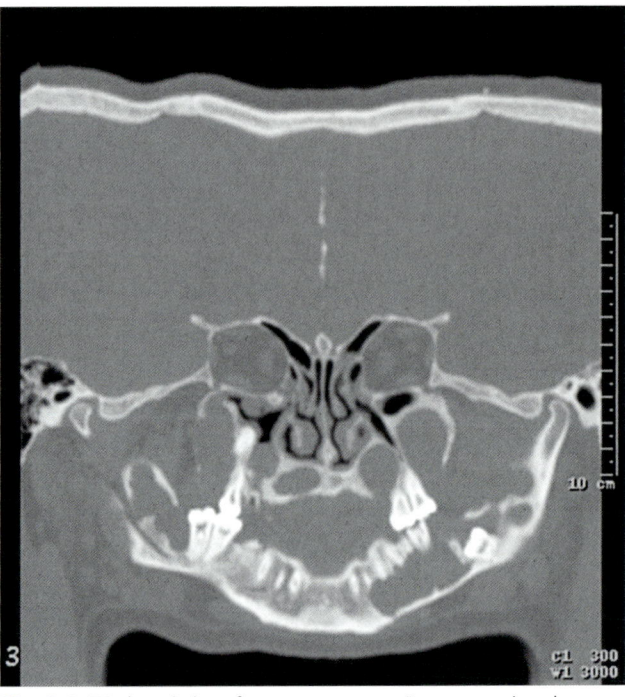

Fig. 9-4. TC de crânio e face – reconstrução curva – janela óssea evidenciando lesões insuflativas em mandíbula e maxila e dentes inclusos.

DIAGNÓSTICO

Síndrome do nevo basocelular ou Síndrome de Gorlin-Goltz.

DEFINIÇÃO DA DOENÇA

A síndrome do nevo basocelular apresenta herança autossômica dominante, com elevada penetrância, levando a anormalidades na pele, esqueleto, sistema geniturinário e sistema nervoso central. O primeiro caso foi descrito em 1894, por Jarish e White, mas os achados foram sistematizados somente na metade do século XX por Gorlin e Goltz.

A prevalência é estimada em 1:57.000.

ACHADOS ANATOMOPATOLÓGICOS

A etiopatogenia não está bem definida, porém, sugere-se que a síndrome do nevo basocelular seja causada por mutações no gene PTCH, um gene supressor tumoral localizado no braço longo do cromossomo 9.

DISCUSSÃO

O diagnóstico da síndrome do nevo basocelular é feito com base no preenchimento de dois critérios maiores ou um critério maior e dois menores.

Critérios maiores

1. Carcinoma basocelular múltiplo (mais de 2) antes dos 30 anos ou mais de 10 nevos basocelulares.
2. Queratocisto odontogênico (comprovação em histologia) ou cisto ósseo poliostótico.
3. Depressões plantares ou palmares (três ou mais).
4. Calcificação ectópica, lamelar ou precoce (antes dos 20 anos) da foice cerebral e/ou cerebelar.
5. História familiar de síndrome do nevo basocelular.

Critérios menores

1. Anomalias esqueléticas congênitas de costelas e/ou vértebras.
2. Macrocefalia.
3. Fibroma cardíaco ou ovariano.
4. Meduloblastoma.
5. Cistos linfomesentéricos.
6. Outras anomalias congênitas: fenda palatina, polidactilia, microftalmia, catarata, coloboma.

Os exames de imagem corroboram para o diagnóstico quando evidenciam presença de queratocistos odontogênicos, que são lesões císticas agressivas, que acometem mandíbula (70%) e maxila (30%), com alta taxa de recorrência. Os queratocistos são lesões císticas uni ou multiloculares, apresentam margens bem definidas e alta taxa de crescimento, levando ao rompimento da cortical e deslocamento dos dentes. Outras anomalias também podem ser encontradas, como bifidez de costelas, calcificação da foice cerebral e/ou cerebelar, fibromas cardíacos ou ovarianos e presença de meduloblastoma.

TRATAMENTO

O tratamento consiste na ressecção dos epiteliomas e exérese dos cistos odontogênicos, em decorrência de sua grande chance de recidiva (60%).

O acompanhamento dos pacientes deve ser feito a cada 3-6 meses, em vista das frequentes modificações cutâneas observadas nos pacientes, e também ao potencial invasivo das lesões.

LEITURAS RECOMENDADAS

Brega EF, Mendes MRV, Berg PGNN *et al*. Síndrome do carcinoma basocelular nevóide: um relato de caso. *An Bras Dermatol Rio de Janeiro* 2000 Jul.-Ago.;75(4):495-500.

Kimonis VE, Mehta SG, Digiovanna JJ *et al*. Radiological features in 82 patients with nevoid basal cell carcinoma (NBCC or Gorlin) syndrome. *Genet Med* 2004 Nov.-Dec.;6(6):495-502.

QUADRO CLÍNICO

Paciente de 19 anos, sexo masculino. Queixava-se de redução da acuidade visual associada à dor local há 3 dias. Vinha em curso de antibioticoterapia para tratamento de uma suposta sinusite há 14 dias. Ao exame físico apresentava oftalmoplegia à esquerda associada à redução da acuidade visual homolateral. Dois dias após o primeiro atendimento neste serviço, evoluiu com pápulas eritematosas faciais à esquerda, distribuídas numa área correspondente ao dermátomo do 1º ramo do nervo trigêmeo (oftálmico).

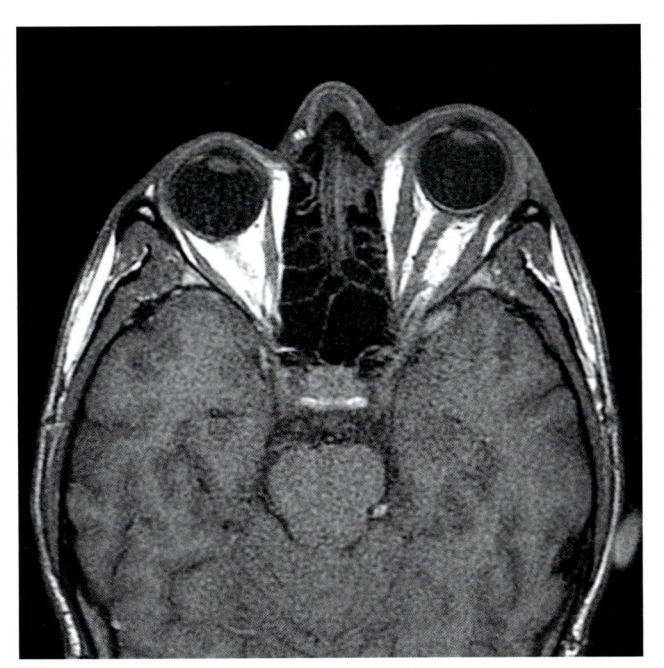

Fig. 10-1. RM – imagem axial ponderada em T1.

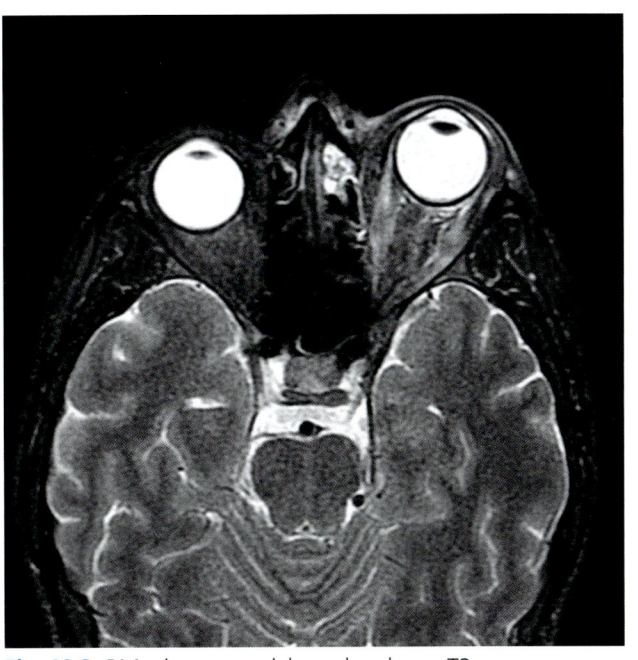

Fig. 10-2. RM – imagem axial ponderada em T2.

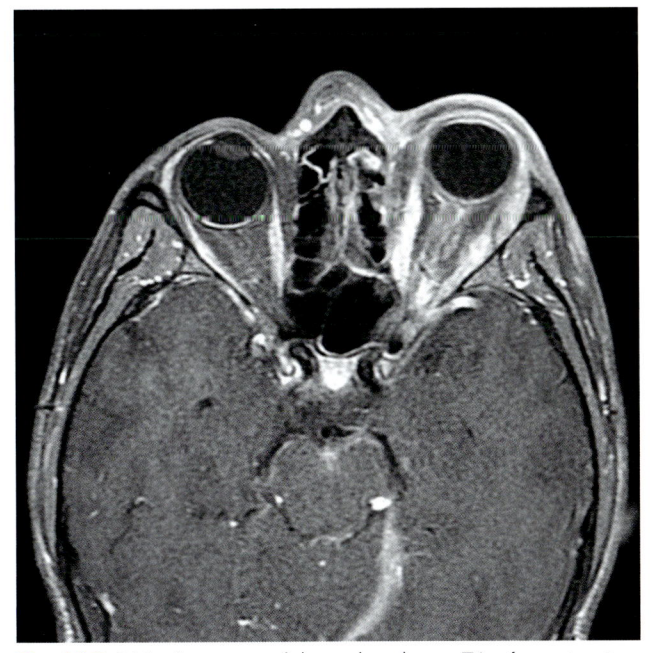

Fig. 10-3. RM – imagem axial ponderada em T1 pós-contraste.

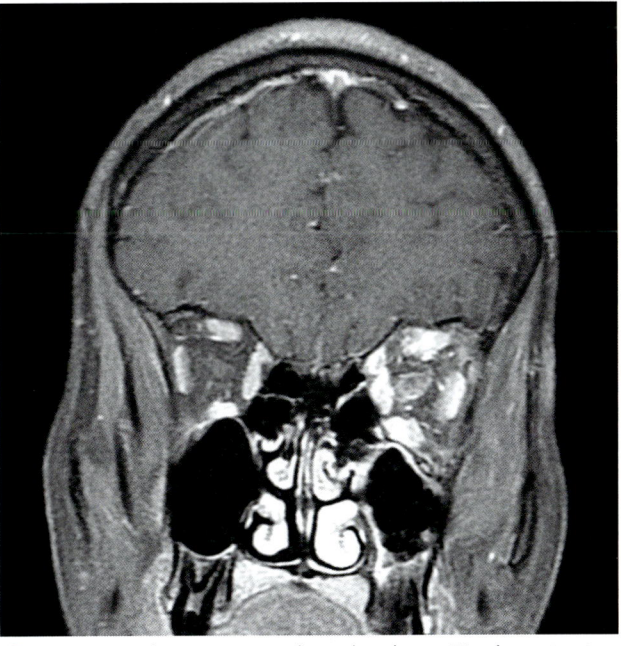

Fig. 10-4. RM – imagem coronal ponderada em T1 pós-contraste.

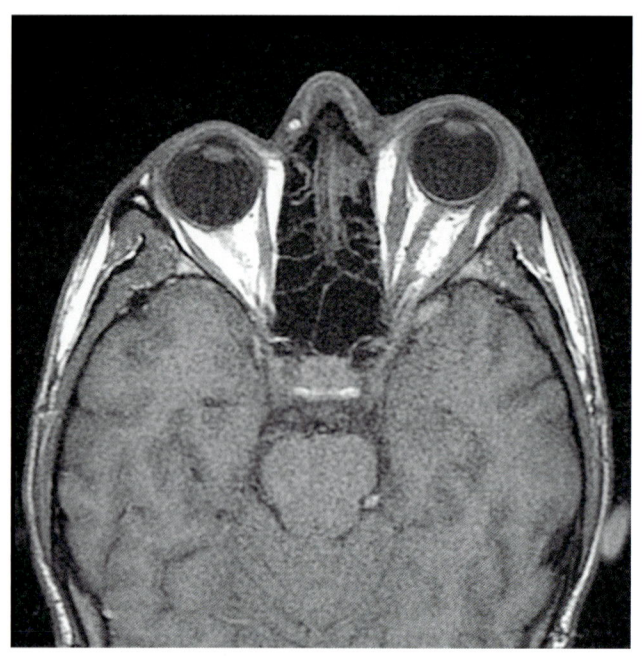

Fig. 10-1. Imagem axial ponderada em T1 evidenciando espessamento da musculatura ocular extrínseca.

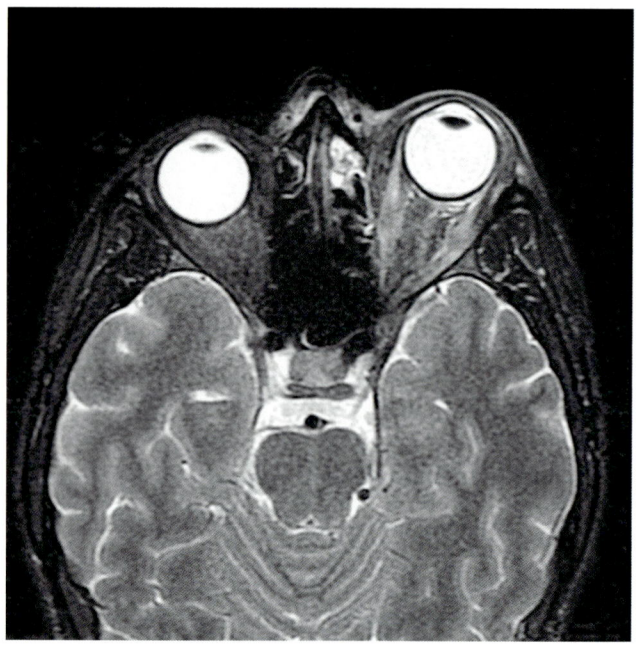

Fig. 10-2. Imagem axial ponderada em T2 evidenciando espessamento e hipersinal da musculatura ocular extrínseca.

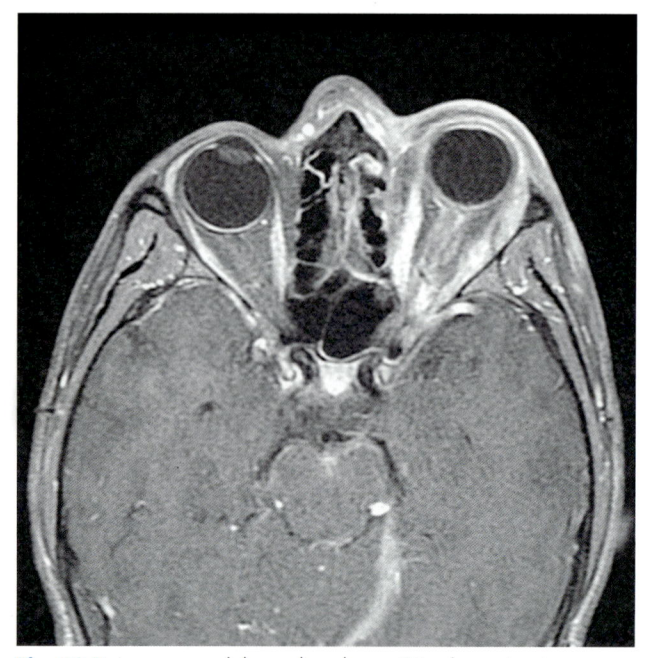

Fig. 10-3. Imagem axial ponderada em T1 pós-contraste evidencia, ainda, realce da musculatura ocular extrínseca e do nervo óptico, além de obliteração da gordura intraconal.

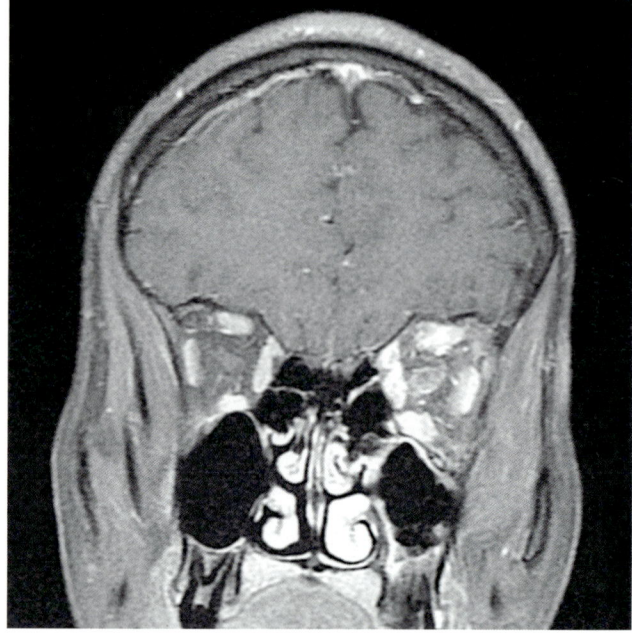

Fig. 10-4. Imagem coronal ponderada em T1 pós-contraste evidencia o espessamento e realce da musculatura ocular extrínseca e do nervo óptico e obliteração da gordura intraconal.

DIAGNÓSTICO

Herpes-zóster oftálmico, determinando a síndrome do ápice orbital.

DISCUSSÃO

A síndrome do ápice orbital é uma entidade nosológica rara, que é diagnosticada clinicamente, apresentando as seguintes características: ptose palpebral, proptose de intensidade variada, oftalmoplegia interna e externa acometendo os II, III, IV e VI nervos cranianos, prejuízo funcional da primeira divisão do nervo trigêmeo (nervo oftálmico) e graus variados de diminuição na acuidade visual. Suas causas podem ser processos inflamatórios orbitais externos e difusos, massas retro-orbitais, bloqueio do sistema de drenagem orbital ou idiopática.

Os estudos de imagem têm um importante papel ao auxiliar na definição do fator causal desta síndrome. Lenzi, em seu estudo sobre tal síndrome, mostrou que os processos inflamatórios correspondem a cerca de 67% dos casos, os processos neoplásicos a 17%, os hemorrágicos a 8% e os idiopáticos a 8%.

O envolvimento orbital pelo herpes-zóster é extremamente raro, sendo que sua ocorrência pode se manifestar de diversas formas: vasculite extensa, processo hemorrágico, perineurite e processo inflamatório acometendo todo o conteúdo orbital, incluindo músculos extraoculares e o nervo óptico.

O acometimento do nervo oftálmico pelo herpes-zóster corresponde a cerca de 7 a 17,5% dos casos de herper-zóster, sendo que a intensidade do acometimento orbital pode variar desde uma doença de moderada gravidade, que eventualmente pode passar despercebida, até casos muito graves, ameaçando a visão e até a vida do paciente.

ACHADOS DE IMAGEM

Os exames de imagem são de grande valia ao auxiliar na exclusão de outras diversas causas para a síndrome do ápice orbital. No caso de a síndrome ser causada pelo acometimento orbital por herpes-zóster, serão observadas alterações inflamatórias das estruturas da órbita em questão.

Os músculos oculares extrínsecos e o nervo óptico encontrar-se-ão espessados e heterogêneos, com realce após a injeção do meio de contraste. Notam-se ainda graus variados de proptose e tratos ópticos centrais de aspecto preservado. Tais características, associadas ao acometimento por herpes-zóster do primeiro ramo do nervo trigêmio (nervo oftálmico), sem outras possíveis lesões causadoras da síndrome, são bastante sugestivas do herpes-zóster orbital.

LEITURAS RECOMENDADAS

Malta JBNS. Orbital apex syndrome and herpes zoster ophthalmicus in an HIV positive patient. *Arq Bras Oftalmol* 2004;67(6):939-41.

Osborn AG, Hansberger R *et al. Diagnostic and surgical imaging anatomy: brain, head & neck, spine.* San Diego: Amirsys, 2006.

Hansberger ER. *Diagnostic imaging.* Salt Lake City: Head e neck Amirsys, 2004.

Bourke RD. Herpes zoster ophthalmicus and the orbital apex syndrome. *Aust N Z J Ophthalmol* 1994 Feb.;22(1):77-80.

QUADRO CLÍNICO

Paciente de 15 anos, sexo masculino refere aumento volumétrico e dor em região mandibular direita há 1 ano. Ao exame físico, constatou-se abaulamento com consistência endurecida neste local e na mucosa jugal ipsolateral na cavidade oral. Foram realizadas biópsias e curetagem da lesão descrita.

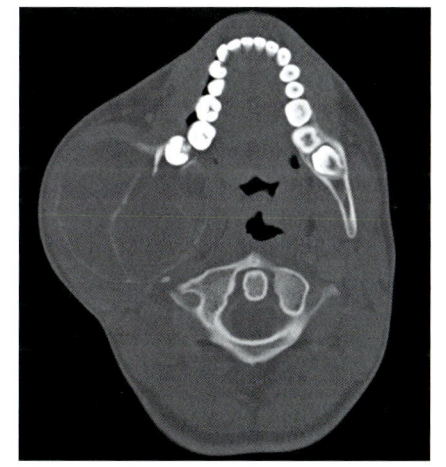

Fig. 11-1. Corte axial de tomografia computadorizada (TC) na janela óssea.

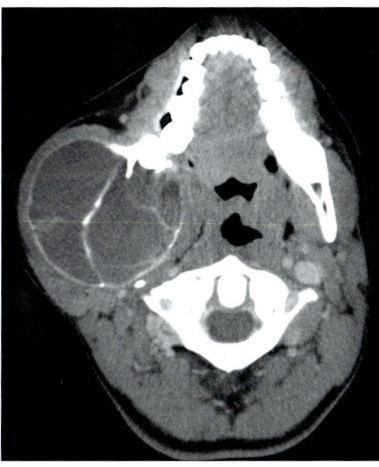

Fig. 11-2. Mesmo corte anterior axial de TC na janela de partes moles.

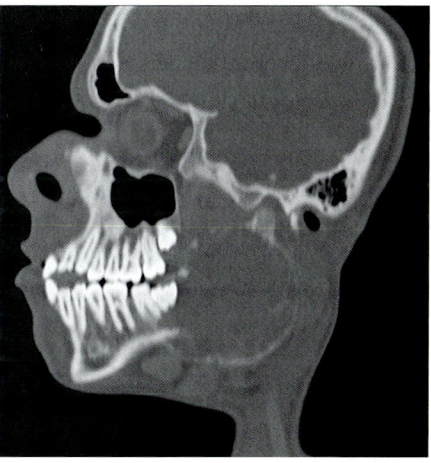

Fig. 11-3. Reconstrução oblíqua coronal de TC na janela óssea.

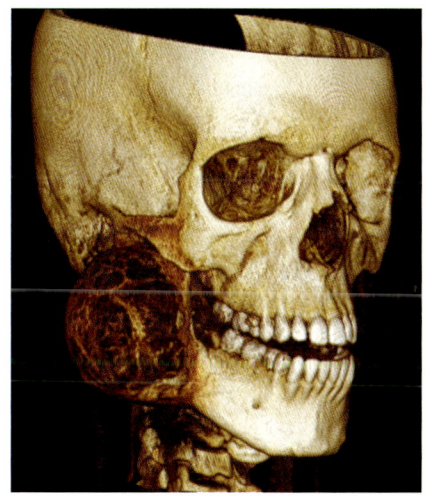

Fig. 11-4. Reconstrução 3D das estruturas ósseas.

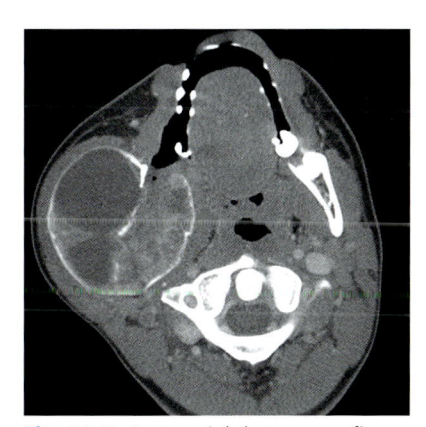

Fig. 11-5. Corte axial de tomografia computadorizada (TC) na janela de partes moles, após biópsia.

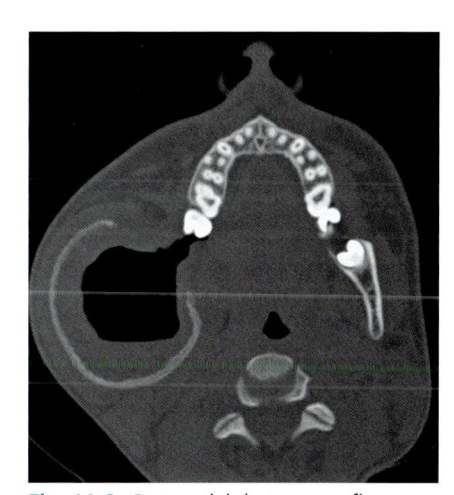

Fig. 11-6. Corte axial de tomografia computadorizada (TC) na janela óssea após curetagem.

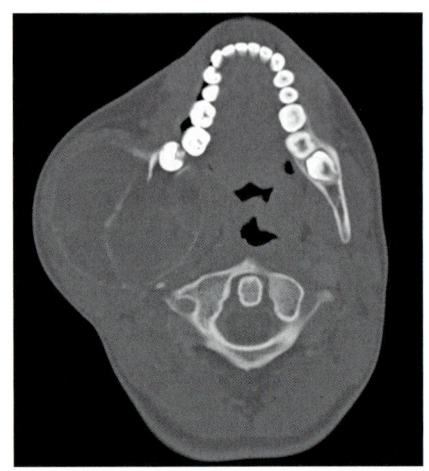

Fig. 11-1. Corte axial de TC na janela óssea demonstra lesão osteolítica insuflativa com múltiplas septações, com limites bem definidos no ramo direito da mandíbula. Nota-se envolvimento do terceiro molar deste lado. Há também efeito compressivo contralateral sobre a parede.

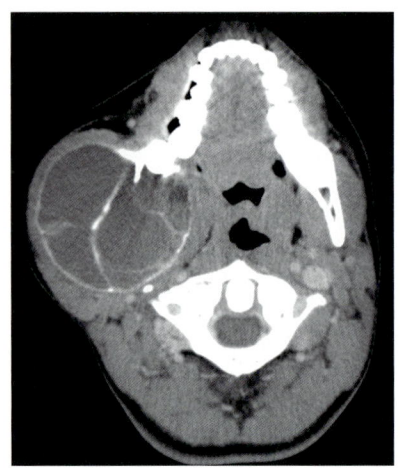

Fig. 11-2. Corte axial de TC na janela de partes moles em que se observa o efeito compressivo contralateral na orofaringe e posterior sobre a veia jugular interna e artéria carótida comum direitas. Há também deslocamento lateral com afilamento do músculo masseter direito.

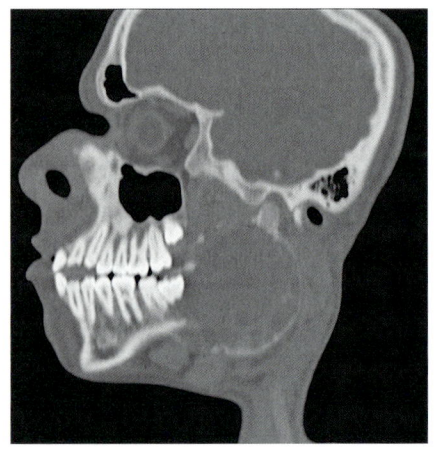

Fig. 11-3. Reconstrução oblíqua coronal de TC na janela óssea evidencia acometimento do corpo e ramos da mandíbula à direita com áreas corticais descontínuas e irregulares.

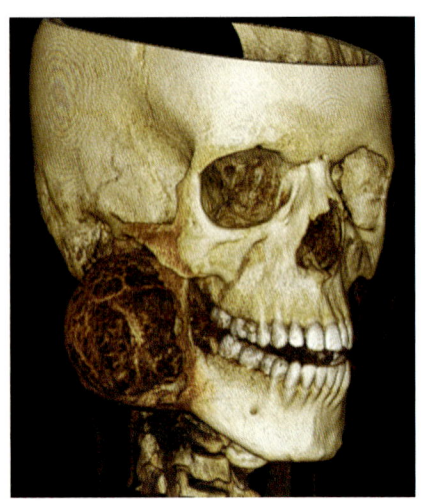

Fig. 11-4. Reconstrução 3D das estruturas ósseas demonstram a extensão da lesão e seu componente multiloculado.

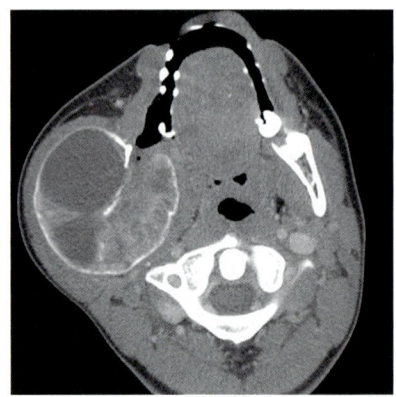

Fig. 11-5. Corte axial de tomografia computadorizada (TC) na janela de partes moles, após biópsia, observa-se retirada do terceiro molar, trajeto fistuloso entre a lesão óssea e a cavidade oral, além de conteúdo hemorrágico de permeio entre os septos.

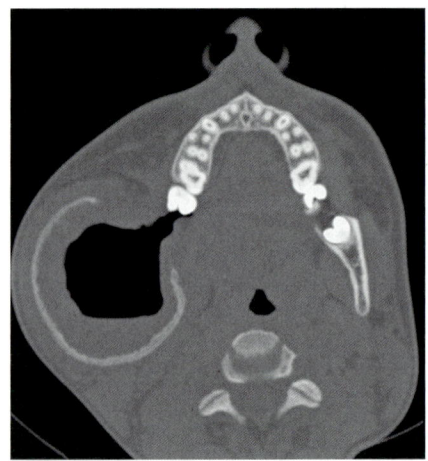

Fig. 11-6. Corte axial de tomografia computadorizada (TC) na janela óssea após curetagem, há cavidade uniloculada com material com nível líquido no seu interior associada à persistência do trajeto fistuloso e espessamento levemente esclerótico das margens ósseas da lesão.

DIAGNÓSTICO
Cisto ósseo aneurismático (COA).

DEFINIÇÃO DA DOENÇA
O COA é uma lesão com expansão da camada medular óssea e que pode apresentar crescimento rápido, contudo, apesar deste comportamento agressivo, caracteriza-se como afecção benigna. Geralmente ocorre em crianças e adultos jovens até os 30 anos de idade, sem distinção de gênero no seu acometimento.

DISCUSSÃO
Cerca de 2-12% dos COAs ocorrem na região da face e do pescoço, sendo que 50% são precedidos por trauma. A maioria destes casos ocorre na mandíbula, tendo o acometimento do corpo em 90% dos casos, 30% do ramo, 19% do ângulo e apenas 2% do côndilo.

Os achados na radiografia panorâmica de mandíbula são formação óssea insuflativa em "bolha de sabão" ou "favo de mel", alguns casos ainda podem apresentar ruptura da cortical e/ou reação periosteal.

Na tomografia computadorizada, observa-se aspecto semelhante com padrões uniloculado ou multicística com septações (comumente finas), além de presença de líquido no interior. Na ressonância magnética, o componente líquido/cístico dessa patologia é mais facilmente identificado.

Apesar de sugestivo o aspecto radiológico, é necessária a confirmação histológica para diagnóstico, uma vez que nas fases iniciais de acometimento do tumor de células gigantes e do ameloblastoma podem apresentar padrões similares.

O tipo histológico mais comum do COA é o convencional, responsável por aproximadamente 95% dos casos. Nestes casos, ao exame anatomopatológico, pode se caracterizar lagos vasculares de tamanhos variados separados por tecido conectivo e trabéculas ósseas, presença de tecido osteoide e células gigantes multinucleadas.

As opções terapêuticas incluem curetagem, ressecção em bloco com reconstrução e embolização, a depender das dimensões e topografia das estruturas envolvidas.

DIAGNÓSTICO DIFERENCIAL
Os diagnósticos diferenciais do cisto ósseo aneurismático incluem: tumor de células gigantes, ameloblastoma, cisto ósseo traumático, tumor marrom, histiocitoma, hemangioma, hemangioendotelioma, hemangiopericitoma, sarcoma osteogênico e displasia fibrosa.

LEITURAS RECOMENDADAS
Asaumi J. MR features of aneurysmal bone cyst of the mandible and characteristics distinguishing it from other lesions. *E J Radiology* 2003;45:108-12.

Calleja JML, Carretero JLC, Martím JG *et al.* Aneurysmal bone cyst of the mandible: case presentation and review of the literature. *Med Oral Patol Oral Cir Bucal* 2007;12:E401-3.

Gadre KS, Zubairy RA. Aneurysmal bone cyst of the mandibular condyle: report of a case. *J Oral Maxillofac Surg* 2000;58:439-43.

Motamedi MHK. Destructive aneurysmal bone cyst of the mandibular condyle: report of a case and review of the literature. *J Oral Maxillofac Surg* 2002;60:1357-61.

QUADRO CLÍNICO

Paciente do sexo masculino, 18 anos, previamente hígido, procurou atendimento médico no serviço de emergência por quadro de diplopia associada à cefaleia há 2 semanas e paralisia do VI nervo craniano à esquerda. Realizou tomografia de crânio e órbitas que evidenciou lesão expansiva localizada no *clivus*, lobulada, com erosões ósseas, solução de continuidade com o seio esfenoidal direito, o seio cavernoso esquerdo, o compartimento posterior da sela túrcica e com a cisterna pré-pontina, sem focos de ossificação, calcificação ou níveis líquidos no seu interior.

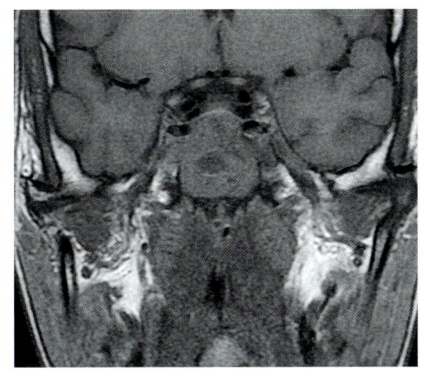

Fig. 12-1. RM – imagem coronal ponderada em T1.

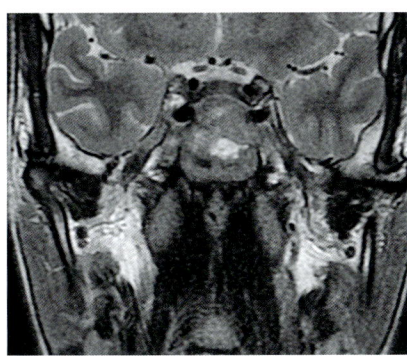

Fig. 12-2. RM – imagem coronal ponderada em T2.

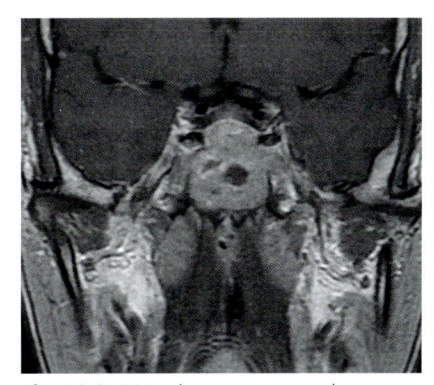

Fig. 12-3. RM – imagem coronal ponderada em T1 pós-gadolínio.

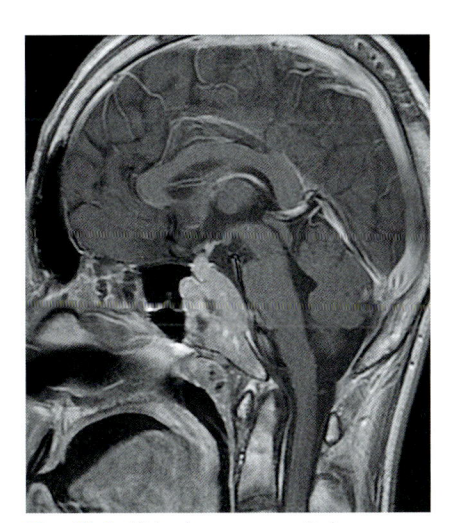

Fig. 12-4. RM – imagem sagital ponderada em T1 pós-gadolínio.

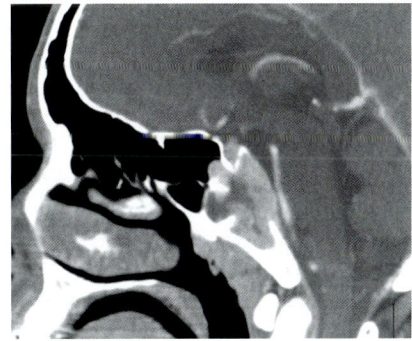

Fig. 12-5. TC – imagem sagital pós-contraste.

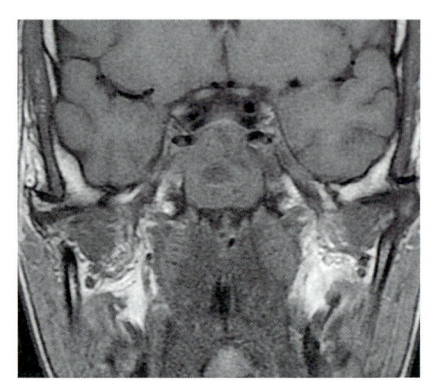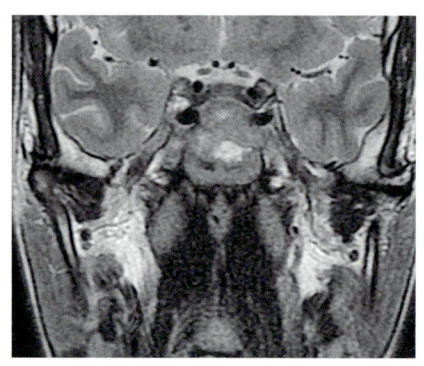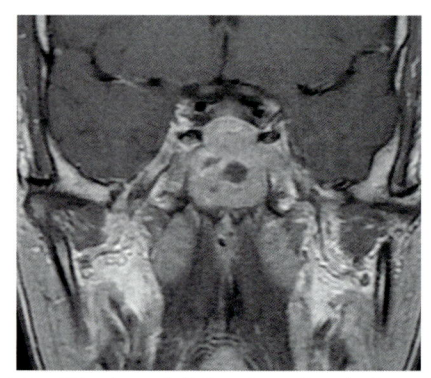

Figs. 12-1 a 12-3. Ressonância magnética de crânio, cortes coronais ponderados em T1, T2 e T1 pós-gadolínio evidenciam lesão expansiva com componente de partes moles centrada no *clivus*, com sinal intermediário em T1 e T2 e realce heterogêneo pós-contraste e áreas císticas que apresentam baixo sinal em T1 e alto sinal em T2.

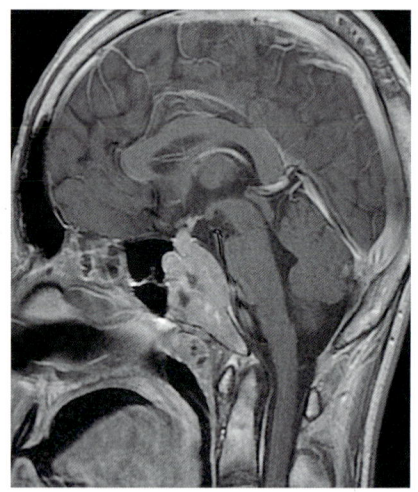

Fig. 12-4. Ressonância magnética, imagem sagital, ponderada em T1 pós-gadolínio, demonstra intenso realce da lesão do *clivus* pelo contraste, com áreas centrais de hipossinal que podem corresponder a áreas de necrose/liquefação. Há invasão posterior da adeno-hipófise pela lesão, com obliteração da cisterna pré-pontina e contato com a artéria basilar.

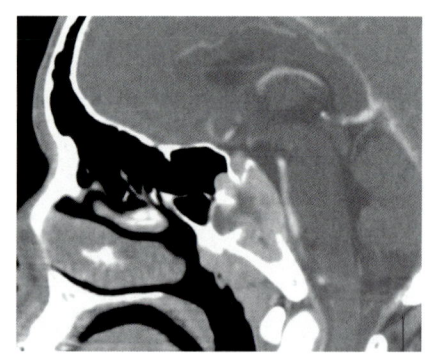

Fig. 12-5. Tomografia computadorizada de crânio pós-contraste, corte sagital, evidencia lesão centrada no *clivus*, com erosão óssea, apresentando solução de continuidade com o seio esfenoidal e o seio cavernoso.

Foi complementada a investigação com ressonância magnética que evidenciou lesão expansiva centrada no *clivus*, com sinais de destruição óssea, sinal intermediário em T1 e T2, com impregnação intensa e heterogênea por meio de contraste e área central de necrose/liquefação, sem nítido plano de clivagem com a adeno-hipófise.

O tumor foi ressecado cirurgicamente, sendo o diagnóstico anatomopatológico de proliferação celular com células gigantes multinucleadas e células mononucleares, compatível com tumor de células gigantes.

DISCUSSÃO

O tumor de células gigantes é relativamente frequente, correspondendo a cerca de 4-9,5% das neoplasias ósseas primárias e de 18 a 23% das neoplasias ósseas benignas. Sua localização é metaepifisária, sendo os locais mais frequentes de acometimento o fêmur distal e a tíbia proximal. Apresenta associação a cisto ósseo aneurismático em 14% dos casos. Apenas 5-10% dos tumores de células gigantes são malignos, sendo sua frequência maior na 3ª e 4ª décadas de vida, com discreta predileção pelo sexo feminino. O acometimento da região craniofacial pelo tumor de células gigantes é muito raro, pois o tumor se desenvolve por ossificação endocondral e os ossos do crânio se desenvolvem por ossificação intramembranosa. Quando ocorre no crânio, o osso esfenoide é o local mais frequente de acometimento.

O tratamento de escolha para o tumor de células gigantes é a ressecção cirúrgica. Como a retirada completa do tumor acarreta em grande comprometimento funcional do membro afetado, geralmente se faz apenas uma ressecção parcial, sendo a recidiva em 3 anos muito alta (80-90%). A radioterapia é reservada apenas para casos inoperáveis, em razão do risco de transformação sarcomatosa secundária. A terapia antigênica com interferon α-2a já foi utilizado em um caso com sucesso, sendo sua eficácia ainda incerta.

ACHADOS DE IMAGEM

- *Radiografia convencional e tomografia computadorizada:* lesão óssea lítica geográfica, circunscrita, expansiva, com afilamento cortical, reação periosteal, remodelamento ósseo e associa-se à fratura patológica em 11-37% dos casos. Pode haver componente cístico por causa da frequente associação ao cisto ósseo aneurismático, com ou sem nível líquido. No crânio não há um padrão de imagem típico, costuma ser mais agressivo e pode se manifestar como lesões líticas puras, com ruptura da cortical e componente de partes moles.

- *Ressonância magnética:* lesão óssea bem delimitada, com componente de partes moles, sinal intermediário em T1 e T2 e margens de baixo sinal. As áreas císticas apresentam sinal baixo ou alto em T1, sinal alto em T2 e pode haver nível líquido. Há realce pós-contraste da área sólida.

- *Cintilografia óssea:* geralmente há hipercaptação do radiofármaco pelo tumor.

- *Arteriografia:* atualmente pouco utilizada, sendo substituída pela angiorressonância magnética, que também possibilita o estudo da vascularização do tumor. Geralmente revela lesões hipervascularizadas em 60 a 65%, hipovascularizadas em 26 a 30% e avasculares em 10%. Pode-se fazer embolização arterial pré-cirúrgica a fim de se evitar sangramento durante o procedimento.

DIAGNÓSTICOS DIFERENCIAIS

Cordoma

Principal diagnóstico diferencial, neste caso em razão da localização do tumor. O cordoma é um tumor raro originário de remanescentes da notocorda e sua frequência no crânio é de 35-40%. Corresponde a 1% dos tumores intracranianos, originando-se na sincondrose esfeno-occipital do *clivus*. Pode ocorrer em qualquer idade, sendo mais frequente na 4ª década, com predileção pelo sexo masculino. Apresenta crescimento insidioso, sendo as manifestações clínicas mais comuns diplopia, paralisia de nervo craniano, geralmente do abducente e cefaleia. Na tomografia computadorizada apresenta-se como massa de partes moles centrada no *clivus*, com lise óssea e, frequentemente, calcificações. Na ressonância magnética apresenta-se com sinal intermediário baixo em T1, sinal alto em T2 e realce moderado pós-contraste.

Granuloma reparativo de células gigantes

Principal diagnóstico diferencial histológico neste caso. O granuloma reparativo de células gigantes não é uma neoplasia verdadeira, geralmente ocorre em locais de trauma e infecção. Tem uma predileção pela mandíbula e pela maxila, e acomete, geralmente, pacientes da 2ª e 3ª décadas de vida. Na tomografia computadorizada apresenta-se como lesão óssea lítica, com afilamento cortical, sendo a reação periosteal e a associação a cisto ósseo aneurismático mais raros. Na ressonância magnética apresenta sinal intermediário em T1 e T2. Pode haver componente de partes moles e fratura patológica associada. Não há transformação maligna.

LEITURAS RECOMENDADAS

Chaljub G, Van Fleet R, Guinto FC *et al*. MR imaging of clival and paraclival lesion. *Am J Roentgenol* 1992 Nov.;159:1069-74.

Erdem E, Angtuaco EC, Van Hemert R *et al*. Comprehensive review of intracranial chordoma. *RadioGraphics* 2003;23:995-1009.

Lee JA, Bank WO, Gonzalez-Melendez M *et al*. Giant cell tumor of the skull. *RadioGraphics* 1998;18:1295-302.

Murphey MD, Nomikos GC, Flemming DJ *et al*. Imaging of giant cell tumor and giant cell reparative granuloma of bone: radiologic-pathologic correlation. *RadioGraphics* 2001;21:1283-309.

MINHAS ANOTAÇÕES

INRAD

QUADRO CLÍNICO

Paciente de 37 anos, masculino, vítima de acidente automobilístico. O primeiro atendimento no local do acidente revelou taquipneia e redução da ausculta pulmonar no hemitórax direito. Foi submetido à intubação orotraqueal e colocação de dreno de toracostomia à direita, com débito de 200 mL de sangue. O paciente manteve-se hemodinamicamente estável após reposição de volume e não houve aumento do débito do dreno torácico.

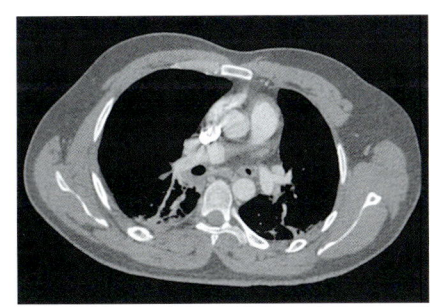

Fig. 13-1. TC pós-contraste – corte axial.

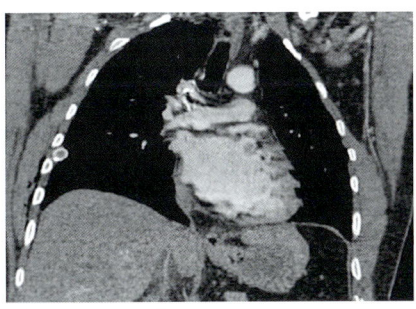

Fig. 13-2. TC pós-contraste – reconstrução coronal.

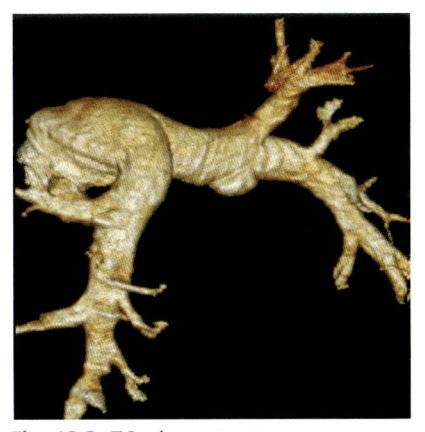

Fig. 13-3. TC pós-contraste – reconstrução tridimensional.

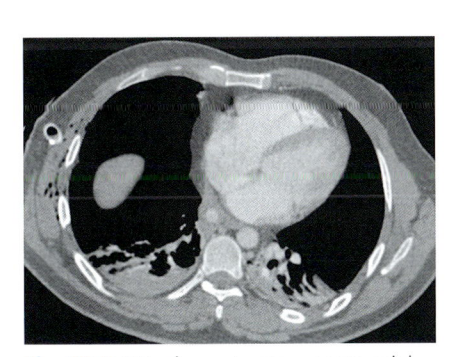

Fig. 13-4. TC pós-contraste – corte axial.

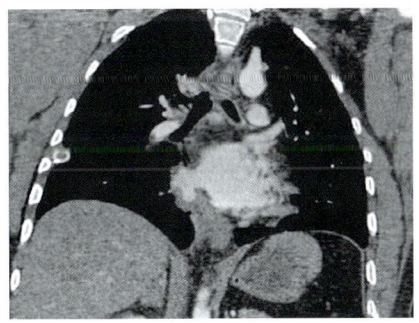

Fig. 13-5. TC pós-contraste – reconstrução coronal.

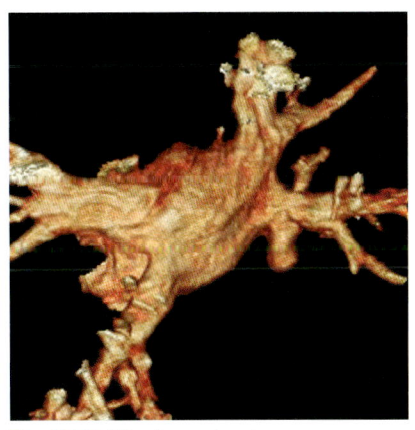

Fig. 13-6. TC pós-contraste – reconstrução tridimensional.

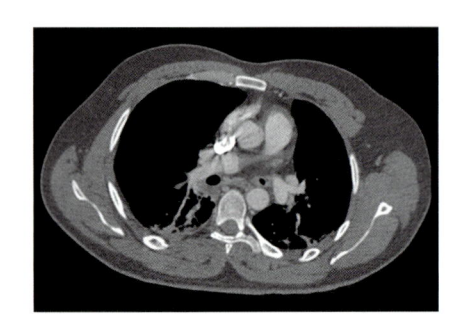

Fig. 13-1. Dilatação focal da artéria pulmonar direita.

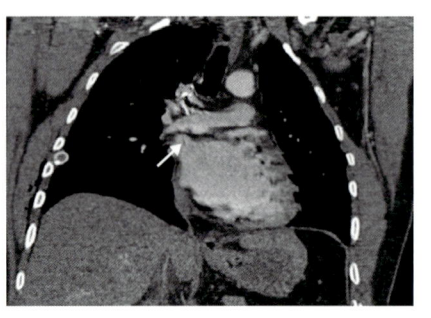

Fig. 13-2. Dilatação focal da artéria pulmonar direita.

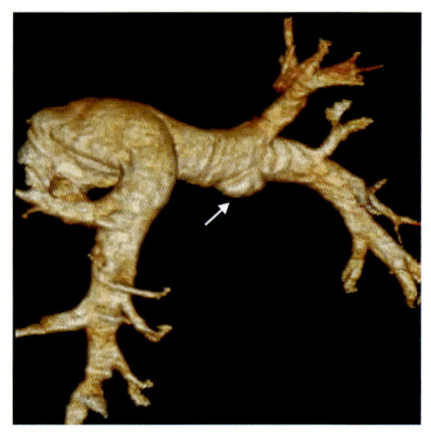

Fig. 13-3. Pseudoaneurisma da artéria pulmonar direita.

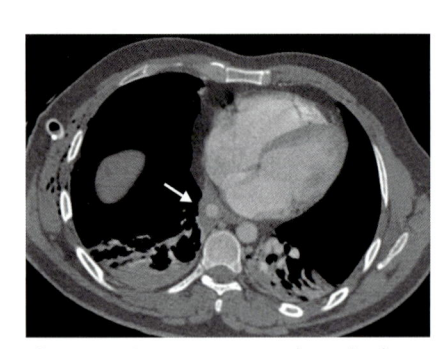

Fig. 13-4. Extravasamento do meio de contraste da veia pulmonar inferior direita, contido no mediastino posterior, em que se observa hematoma.

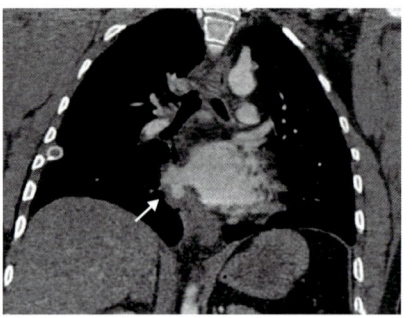

Fig. 13-5. Extravasamento do meio de contraste da veia pulmonar inferior direita, contido no mediastino posterior, em que se observa hematoma.

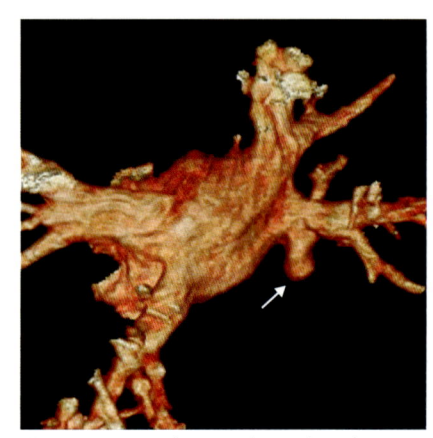

Fig. 13-6. Pseudoaneurisma da veia pulmonar inferior direita.

DIAGNÓSTICO

Pseudoaneurismas pós-traumáticos da artéria pulmonar direita e veia pulmonar inferior direita.

DISCUSSÃO

Os pseudoaneurismas ocorrem por uma dilatação focal do vaso após ruptura de suas camadas parietais, podendo estar contido pela túnica adventícia ou tecido conectivo circundante.

Existem diversas causas de pseudoaneurismas das artérias pulmonares. A causa mais frequente é a iatrogênica, principalmente após a passagem de cateter de Swan-Ganz. Outras causas incluem: infecciosas (micóticos e os causados por infecções por sífilis ou tuberculose), neoplásicas (por invasão tumoral), autoimunes (por vasculites, como na Doença de Behçet) e traumáticas.

Os pseudoaneurismas traumáticos da artéria pulmonar podem ocorrer após traumas contusos ou perfurantes, sendo estes últimos os mais frequentes. Existem poucos casos descritos na literatura. O fato de seu diagnóstico ser raro deve-se por duas razões: a primeira, é que os pacientes com lesões graves dos vasos pulmonares normalmente vão a óbito antes da realização dos exames diagnósticos. A segunda é que as lesões pequenas têm curso autolimitado pela baixa pressão arterial deste vaso.

Os achados clínicos mais frequentes são: hemoptise (resultante do extravasamento de sangue para as vias aéreas), dispneia, tosse e dor torácica. Na radiografia simples de tórax, os achados são inespecíficos, geralmente aparecendo como nódulo ou massa, associados à consolidação e derrame pleural. A tomografia computadorizada com contraste é um excelente método para diagnóstico, notando-se dilatações focais nas porções centrais dos vasos pulmonares ou nódulos/massas com intenso realce pós-contraste nos ramos mais periféricos. A angiografia mostra-se, também, como outro bom método diagnóstico para avaliação dessas lesões, além de apresentar possibilidades terapêuticas.

O prognóstico dos pseudoaneurismas traumáticos dos vasos pulmonares não é bem definido e, provavelmente, depende de outras lesões traumáticas associadas. Normalmente são lesões graves, com risco de aumento e ruptura (onde a mortalidade ocorre em cerca de 50% dos casos). Outras complicações incluem trombose do vaso, infecção ou tromboembolismo distal. Diversas técnicas cirúrgicas já foram descritas no tratamento, como lobectomia, pneumectomia ou reparo arterial. Mais recentemente, vêm sendo utilizadas técnicas de embolização percutânea, com índices menores de morbidade e mortalidade que o tratamento cirúrgico.

LEITURAS RECOMENDADAS

Jonge I, Vahl A, van der Hulst V. Coil embolization of a left pulmonary artery pseudoaneurysm after penetrating injury. *J Endovasc Therapy* 2003;10:681-83.

Castañer E, Gallardo X, Rimola J et al. Congenital and acquired pulmonary artery anomalies in the adult: radiologic overview. *Radiographics* 2006;26:348-71.

Hubler B, Earls JP, Stevens K. Traumatic pulmonary arterial and venous pseudoaneurysm. *AJR* 1997 Nov.;169(5):1354.

QUADRO CLÍNICO

Paciente de 46 anos, sexo feminino. Apresenta dispneia aos grandes esforços e tosse crônica progressiva, sem febre ou emagrecimento. Hipertensão controlada há 5 anos. Tabagista de 30 anos/maço. Ao exame físico, estertores finos bibasais, sem edema de membros inferiores.

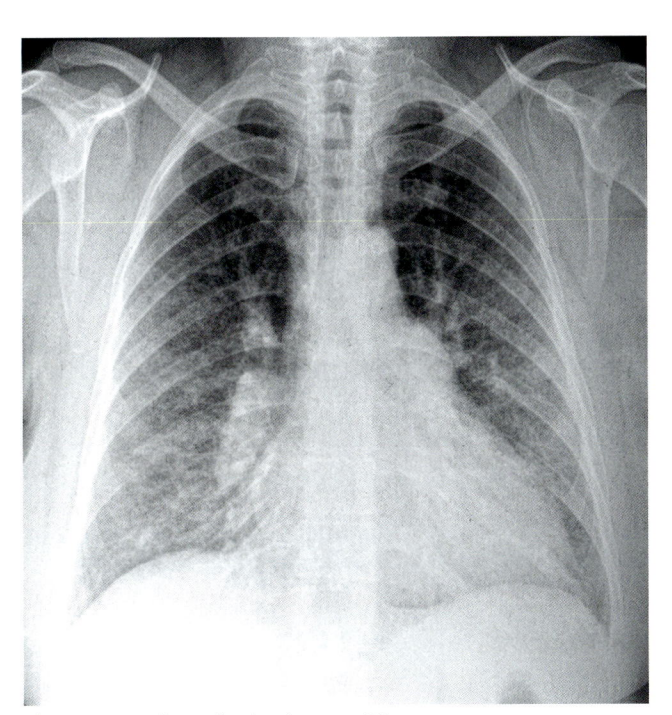

Fig. 14-1. Radiografia de tórax em PA.

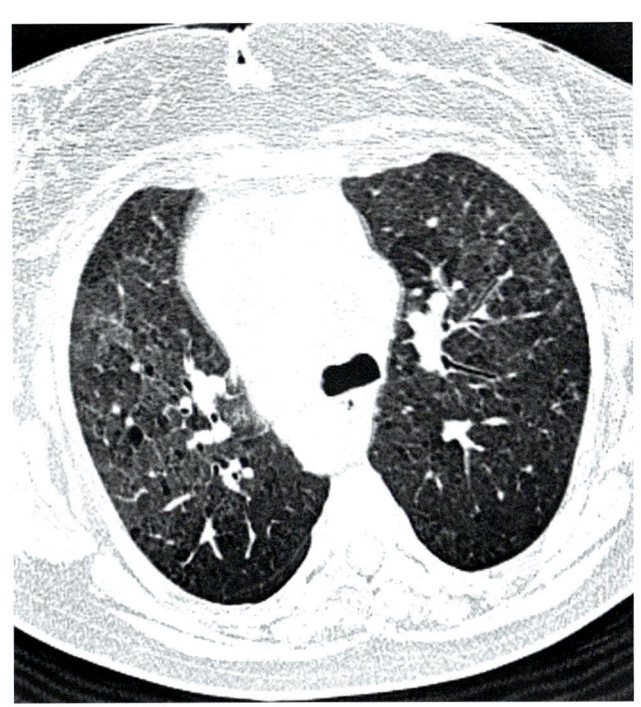

Fig. 14-2. TC – imagem axial.

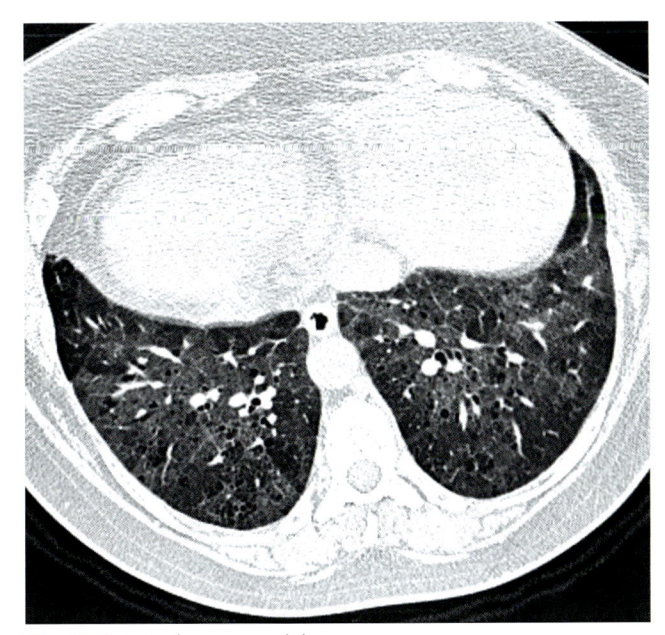

Fig. 14-3. TC – imagem axial.

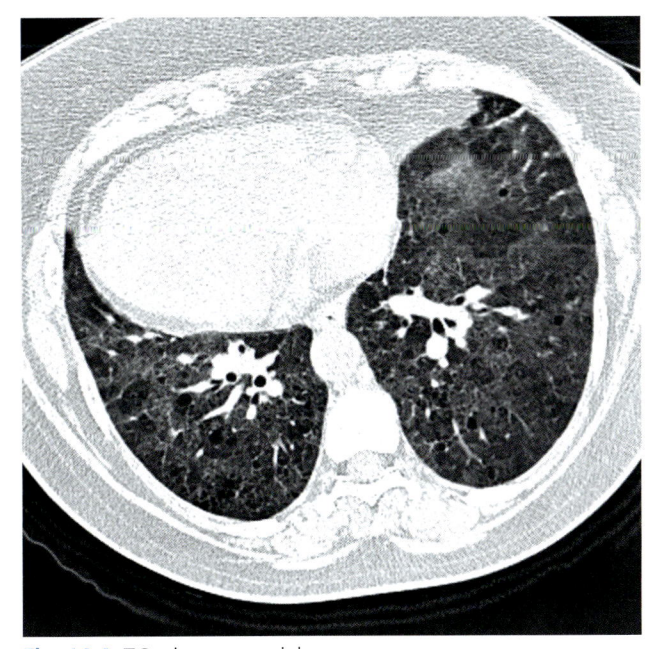

Fig. 14-4. TC – imagem axial.

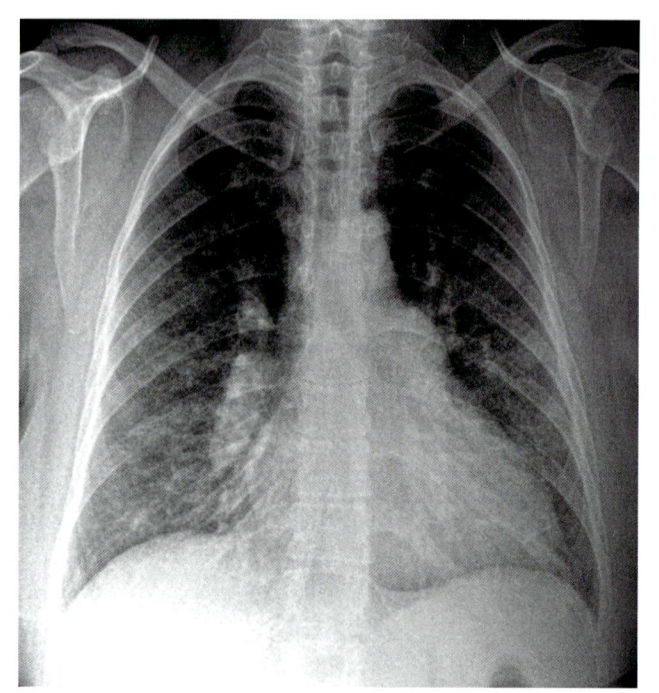

Fig. 14-1. Radiografia de tórax evidencia opacidades reticulares finas, bilaterais, presentes desde a base até os terços superiores.

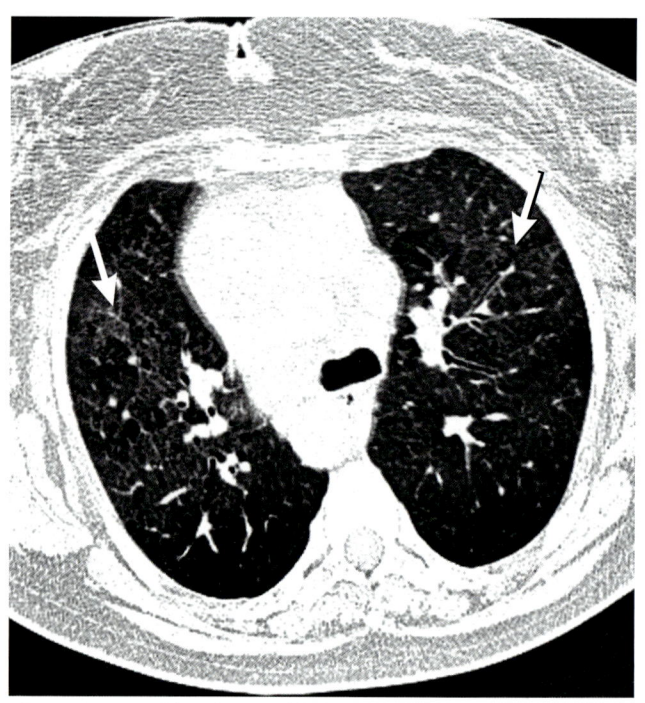

Fig. 14-2. TC evidencia opacidades em vidro fosco, difusas (setas).

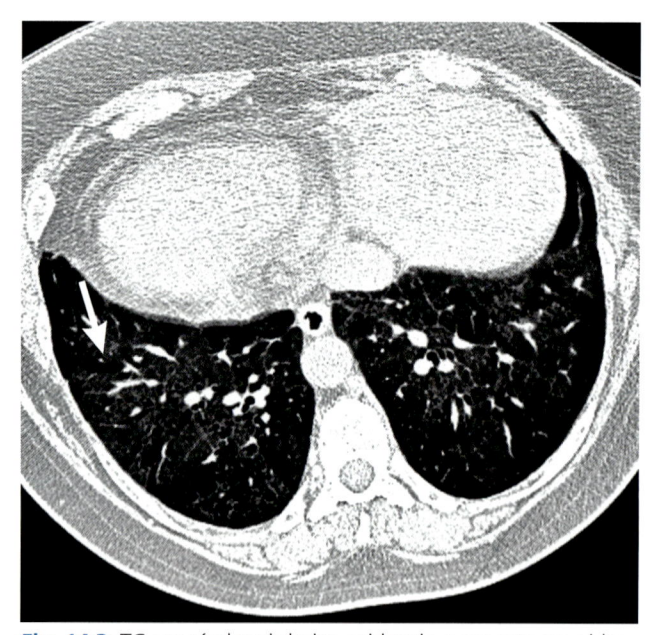

Fig. 14-3. TC em nível mais baixo evidencia o aspecto em vidro fosco também nos segmentos basais (seta).

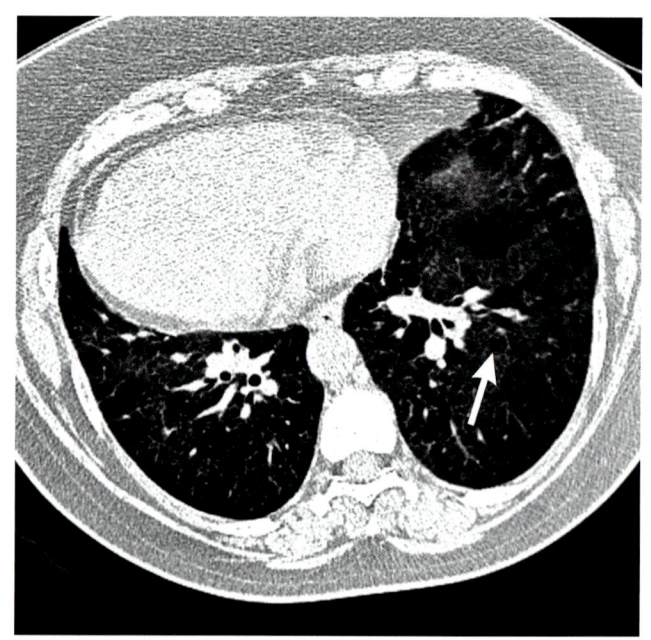

Fig. 14-4. TC evidencia enfisema centrilobular (seta).

DIAGNÓSTICO

Doença intersticial pulmonar associada à bronquiolite respiratória, após correlação com biópsia pulmonar a céu aberto.

DEFINIÇÃO DA DOENÇA

A doença intersticial pulmonar associada à bronquiolite respiratória encontra-se dentro do grupo das pneumopatias intersticiais relacionadas com o tabagismo, e é caracterizada por sintomas respiratórios (tosse e dispneia), prova de função pulmonar alterada, achados radiológicos clássicos e o padrão de bronquiolite respiratória à análise anatomopatológica.

ASPECTOS ANATOMOPATOLÓGICOS

O aspecto dos pulmões sob análise anatomopatológica que define a bronquiolite respiratória é o infiltrado inflamatório moderado de bronquíolos respiratórios e alvéolos adjacentes, notadamente por macrófagos pigmentados ("pigmentos do tabaco"), com espessamento dos septos alveolares, sem fibrose associada.

ASPECTOS CLÍNICOS E LABORATORIAIS

O tabagismo é um importante fator relacionado com o aparecimento de doenças intersticiais pulmonares, e produz uma gama de alterações pulmonares, classificadas de acordo com características clínicas, radiológicas e anatomopatológicas. A doença intersticial pulmonar associada à bronquiolite respiratória afeta indivíduos de 30 a 40 anos, tabagistas de pelo menos 30 anos/maço, e apresenta-se, clinicamente, com tosse e dispneia moderadas, associadas menos comumente a baqueteamento

digital. A prova de função pulmonar pode ser normal, mas, frequentemente, encontra-se um padrão misto obstrutivo-restritivo.

ACHADOS DE IMAGEM

A radiografia simples de tórax pode ser normal ou, mais comumente, apresentar espessamento central e periférico das paredes brônquicas, além de opacidades reticulonodulares finas bilaterais, com predomínio nos lobos superiores, ou acometimento difuso.

A tomografia revela o espessamento das paredes brônquicas, opacidades em vidro fosco, principalmente nódulos centrilobulares e, menos comumente, enfisema centrilobular associado. O predomínio, assim como visto na radiografia, é nos ápices, aspecto comum às doenças relacionadas com inalantes.

DIAGNÓSTICO DIFERENCIAL

Os principais diagnósticos diferenciais para o padrão radiológico da bronquiolite respiratória são a pneumonite aguda de hipersensibilidade, a pneumonia intersticial descamativa, e a pneumonite intersticial não específica.

LEITURAS RECOMENDADAS

Attili AK, Ketai L, Kazerooniet EA *et al*. Smoking-related interstitial lung disease: radiological-clinical-pathologic correlation. *RadioGraphics* 2008;28:1383-98.

Gotway MB, Reddy GP, Webb WR *et al*. High-resolution CT of the lung: patterns of disease and differential diagnoses. *Radiol Clin N Am* 2005;43:513-42.

Wittram C. CT-Histologic correlation of the ATS/ERS 2002 classification of idiopathic interstitial pneumonias. *RadioGraphics* 2003;23:1057-71.

QUADRO CLÍNICO

Homem, 24 anos, com quadro de dispneia progressiva há 1 ano, com piora há 2 meses, associado à dor torácica. Admitido em insuficiência respiratória. Usuário de cocaína inalada há 6 anos. HIV negativo. História de tuberculose tratada há 4 anos. Ecocardiograma evidenciando aumento de volume de câmaras direitas e hipertrofia excêntrica do ventrículo esquerdo, com hipocinesia difusa.

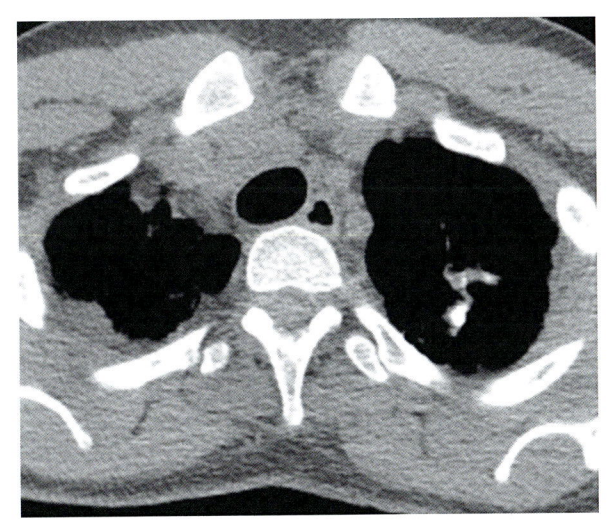

Fig. 15-1. TC de tórax, janela de mediastino.

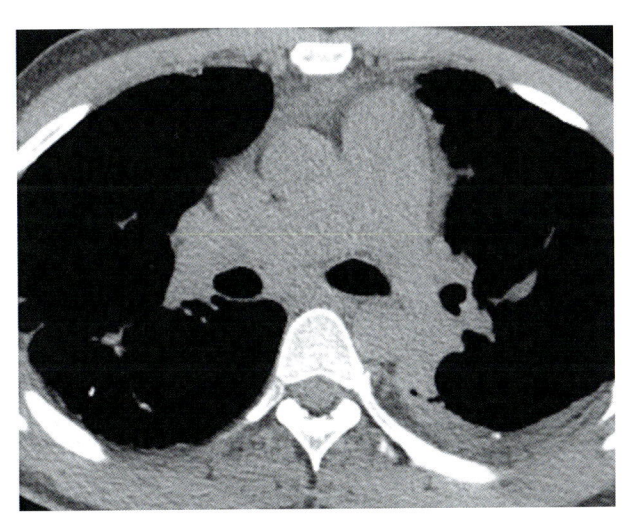

Fig. 15-2. TC de tórax, janela de mediastino.

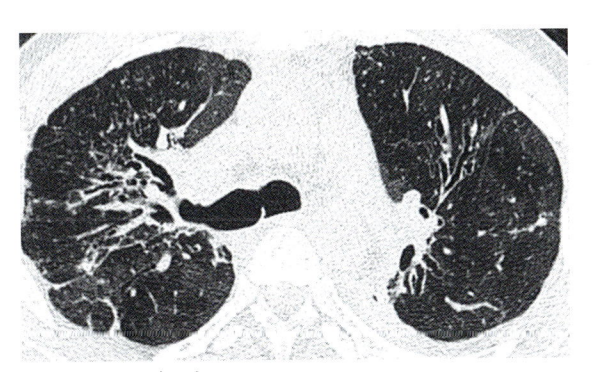

Fig. 15-3. TC de tórax.

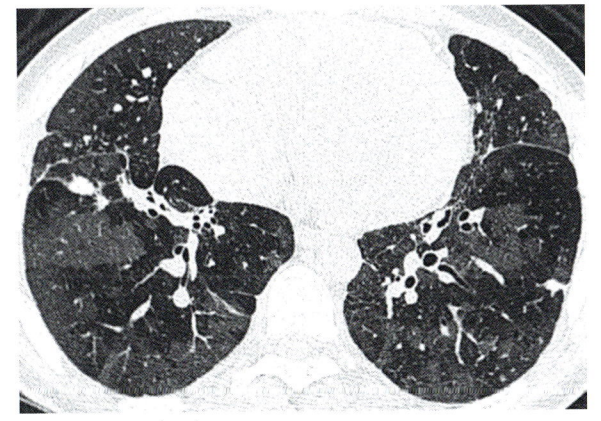

Fig. 15-4. TC de tórax.

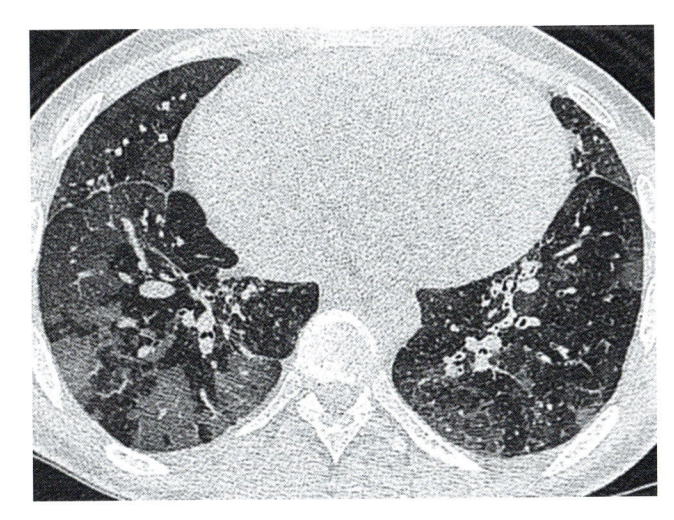

Fig. 15-5. TC de tórax em expiração.

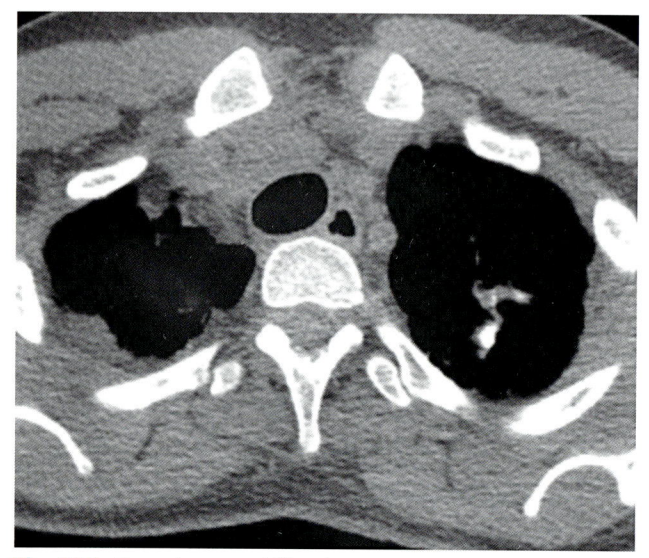

Fig. 15-1. Granulomas calcificados.

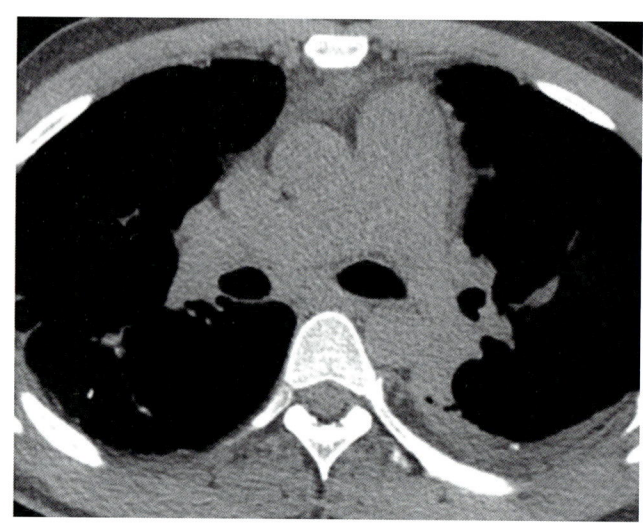

Fig. 15-2. Aumento do calibre do tronco da artéria pulmonar.

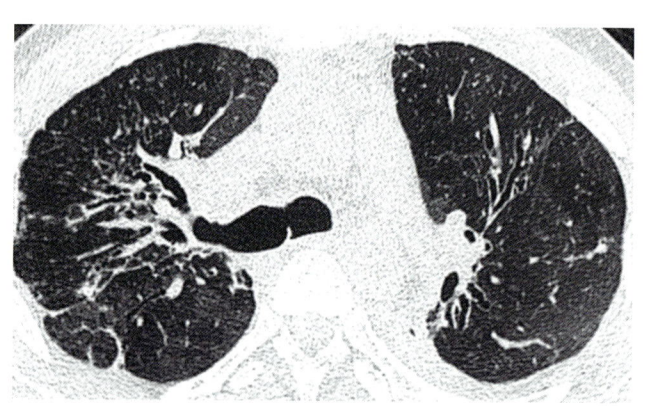

Fig. 15-3. Bronquiectasias com espessamento brônquico.

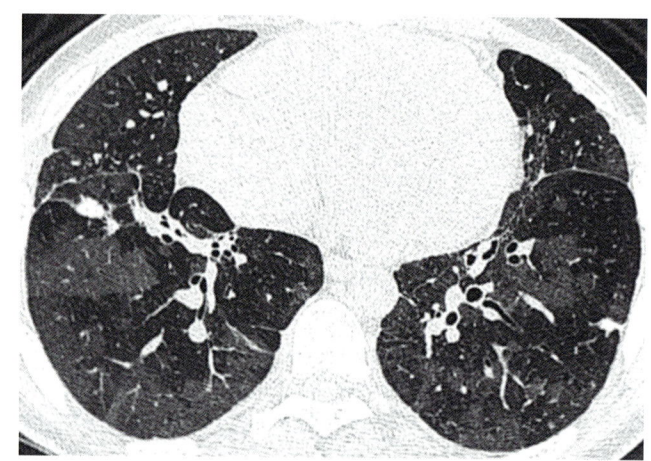

Fig. 15-4. Vidro fosco difuso e atenuação em mosaico.

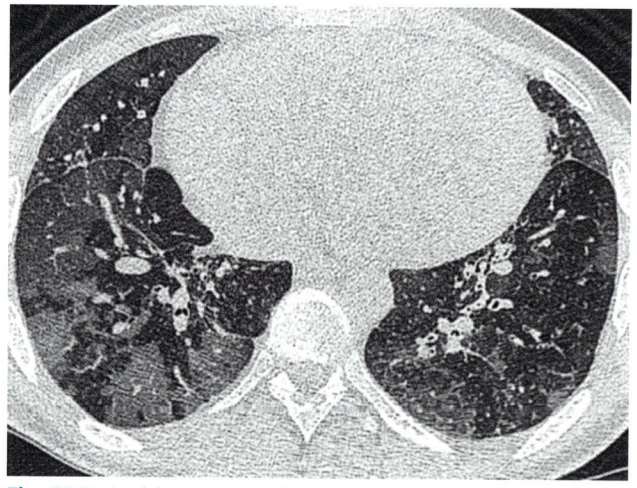

Fig. 15-5. Aprisionamento aéreo.

DIAGNÓSTICO

Manifestações pulmonares do uso de cocaína.

INTRODUÇÃO

A cocaína é uma das drogas ilícitas mais utilizadas no mundo, cujo abuso leva, mais frequentemente, a sintomas cardiopulmonares e à necessidade de tratamentos de emergência.

O diagnóstico das complicações é desafiador, pois muitas vezes são omitidos dados importantes sobre a exposição. Além disso, existe, ainda, a toxicidade adicional de compostos adulterantes adicionados à cocaína, como é o caso de estimulantes (cafeína, efedrina), toxinas (quinino, estricnino) e compostos inertes (talco, maisena, farinha).

ASPECTOS ANATOMOPATOLÓGICOS

A biópsia a céu aberto do paciente revelou focos confluentes de hemorragia alveolar; edema alveolar focal; espessamento médio-intimal associado à congestão venosa, ectasia angiolinfática e edema do interstício periférico; espasmos de ramos bronquiolares, com acentuada hipertrofia de camadas musculares; reação granulomatosa.

MANIFESTAÇÕES PULMONARES

As manifestações pulmonares dependem do método de administração (oral, nasal, intravenoso), da dose e frequência de exposição e da presença de substâncias associadas (adulterantes). Os sintomas mais comuns são tosse produtiva (61%), por vezes catarro preto, chiado (50%) e dispneia (44%).

O edema pulmonar ocorre tanto na forma cardiogênica quanto não cardiogênica. A patogênese do edema pulmonar é complexa e multifatorial. Isquemias e infartos miocárdicos, disfunção miocárdica (como evidenciado no ECO do paciente), e arritmias podem contribuir para o edema cardiogênico. Danos no endotélio capilar pulmonar levando a aumento da permeabilidade podem estar relacionados com edema não cardiogênico.

Hemorragia alveolar e hemoptise são frequentes e ocorrem secundariamente a ruptura de vasos da submucosa de brônquios e/ou de lesões na membrana alveolo-capilar.

Bronquiolite obliterante, como apresentada no caso, é uma complicação menos comum e ocorre, geralmente, em usuários mais jovens. Resulta de *plugs* que ocupam os bronquíolos terminais, determinando intensa proliferação muscular brônquica, bronquiectasias de tração, espessamento do interstício peribroncovascular e aprisionamento aéreo.

Talcose, silicose e doenças intersticiais podem ocorrer em razão do uso concomitante de outras drogas (opiáceos, anti-histamínicos) e das diversas impurezas presentes nas amostras de cocaína. No uso inalatório (*sniffers*), a inalação maciça destas partículas pode levar a quadros pulmonares semelhantes às próprias pneumoconioses, além da formação de granulomas de corpo estranho. No uso intravenoso, pode ocorrer microembolias para leitos capilares distais, contribuindo para a gênese da hipertensão pulmonar (além da própria ação vasoconstritora da cocaína na circulação pulmonar).

O barotrauma é a forma mais comum de complicação pleural, com formação de pneumotórax e pneumomediastino. O mecanismo parece estar relacionado com inalação profunda seguida de manobra de valsalva e/ou com tosse aguda desencadeada pelo uso da cocaína. Há ainda, os casos de usuários crônicos de drogas injetáveis, que evoluem com flebites de veias superficiais, levando à busca por novos sítios de acesso venoso, geralmente os centrais do pescoço (*pocket shot*), e consequente pneumotórax e lacerações dos ápices pulmonares.

Lesões de vias aéreas podem ocorrer, desde destruição do septo nasal até lesões térmicas que levam a estenoses traqueais. A indução de broncoespasmos graves também é relatada, especialmente em pacientes previamente asmáticos.

CONCLUSÃO

Diversas são as complicações pulmonares associadas ao uso da cocaína. É importante que o radiologista conheça este espectro de manifestações torácicas e suspeite sempre que houver um paciente jovem, com algum quadro torácico, geralmente tosse produtiva e/ou dor torácica, com algum desses achados descritos, claramente atípicos para a faixa etária.

LEITURAS RECOMENDADAS

Gotway MB, Marder SR, Hanks DK *et al.* Thoracic complications of illicit drug use: an organ system approach. *RadioGraphics* 2002;22:S119-S135.

Restrepo CS, Carrillo JA, Martinez S *et al.* Pulmonary complications from cocaine and cocaine-based substances: imaging manifestations. *RadioGraphics* 2007;27:941-56.

QUADRO CLÍNICO

Paciente de 51 anos, sexo masculino, apresentando quadro de tosse produtiva há 10 anos, sem dispneia, emagrecimento ou febre. Negava também contato pregresso com pessoas acometidas por tuberculose e antecedente de tabagismo.

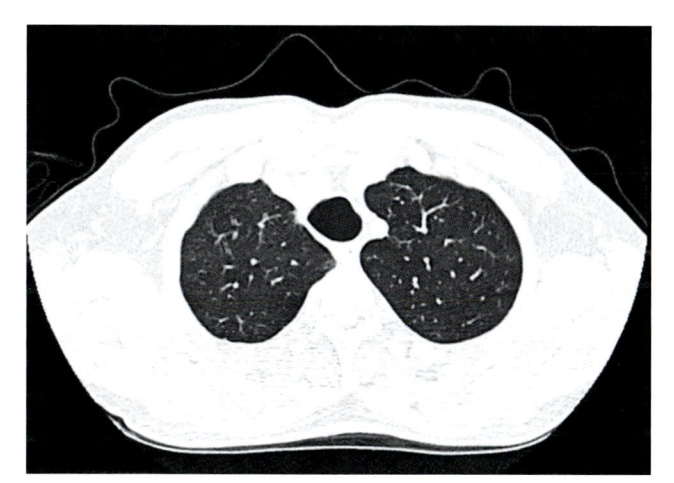

Fig. 16-1. TC de tórax.

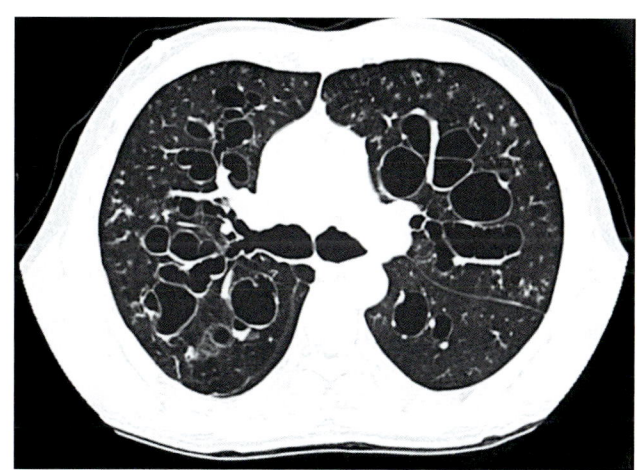

Fig. 16-2. TC de tórax.

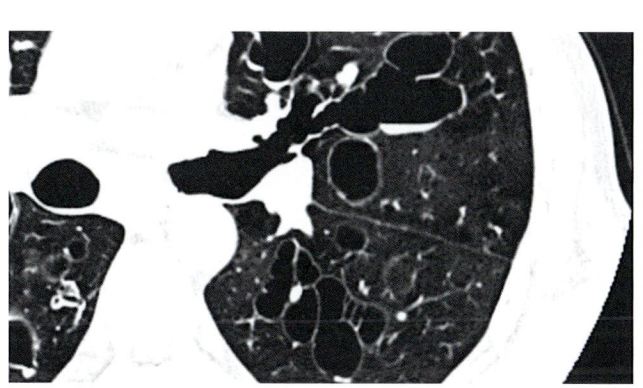

Fig. 16-3. TC de tórax.

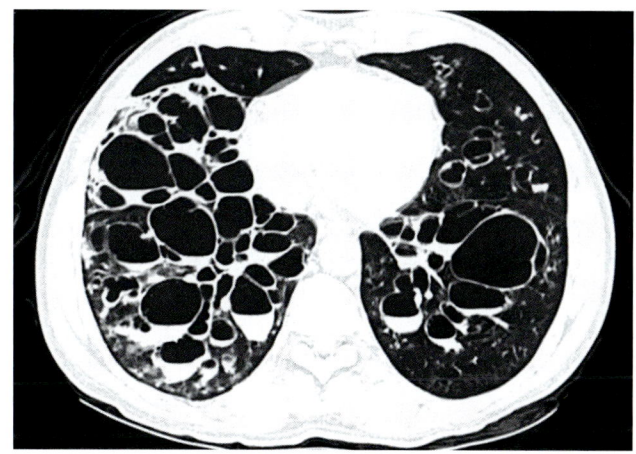

Fig. 16-4. TC de tórax.

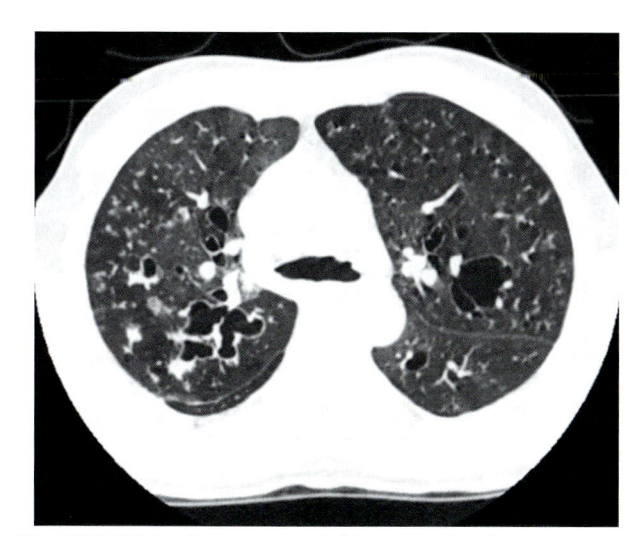

Fig. 16-5. TC de tórax – corte obtido em expiração.

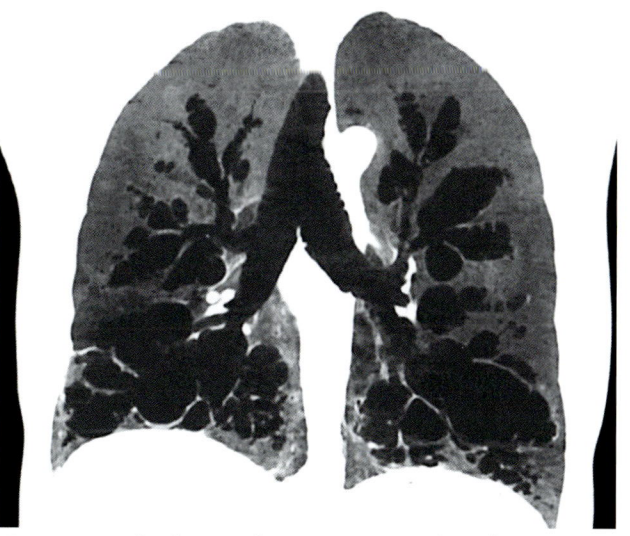

Fig. 16-6. TC de tórax – reformatação coronal em "Minimip".

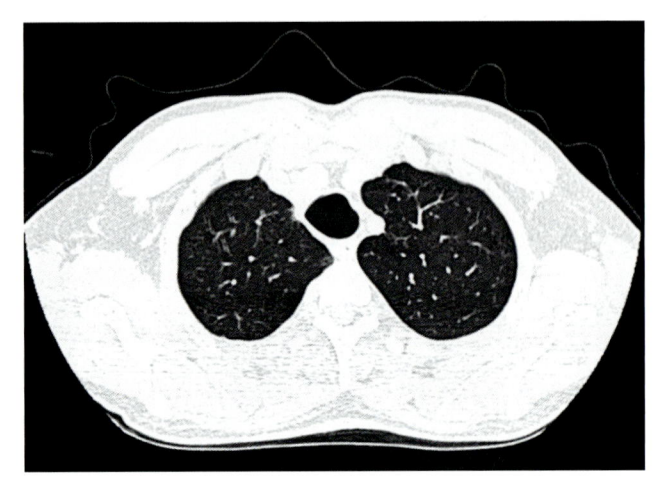

Fig. 16-1. Imagem obtida no terço superior do tórax evidenciando dilatação da traqueia, que também apresenta contornos lobulados.

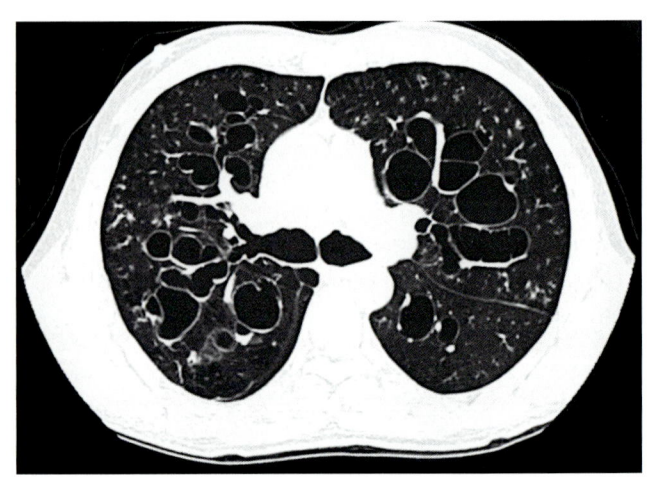

Fig. 16-2. Imagem obtida no plano da carina, ilustrando dilatação e lobulação dos contornos dos brônquios principal direito e esquerdo, além de bronquiectasias difusas bilateralmente.

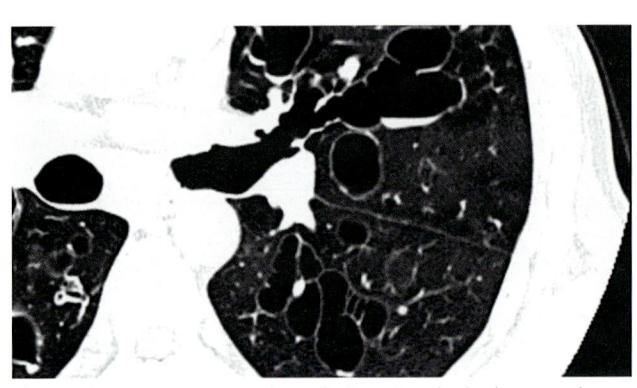

Fig. 16-3. Imagem centrada no brônquio principal esquerdo mostra a presença de divertículos emergindo de sua superfície.

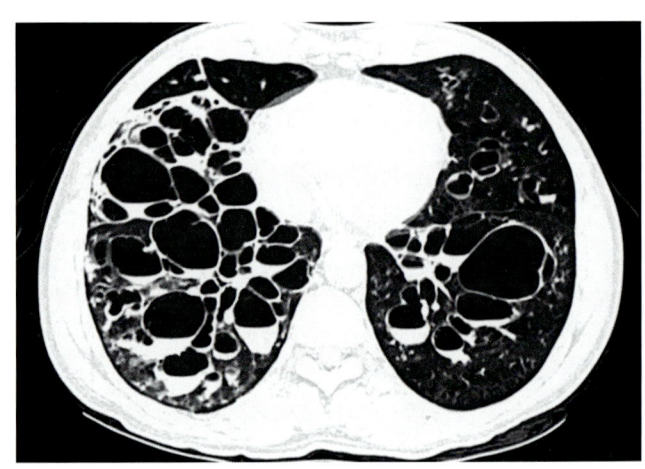

Fig. 16-4. Imagem obtida no terço inferior do tórax mostrando a presença de bronquiectasias císticas difusas bilateralmente, algumas com nível líquido em seu interior.

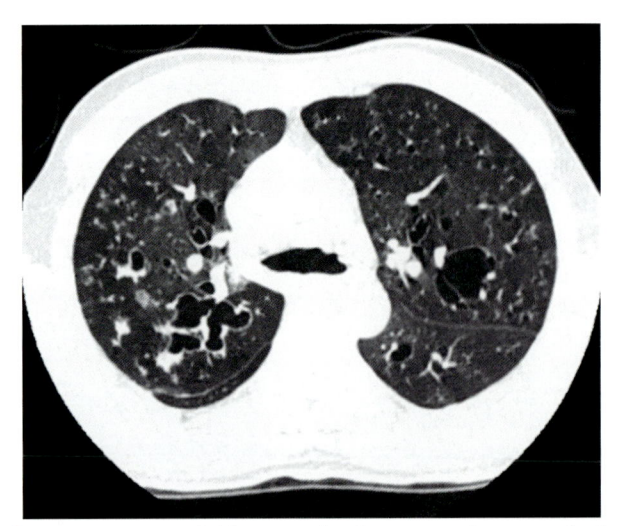

Fig. 16-5. Imagem obtida em expiração mostrando uma redução luminal da traqueia superior a 50%. Estão evidentes, também, áreas de represamento aéreo na periferia do pulmão direito.

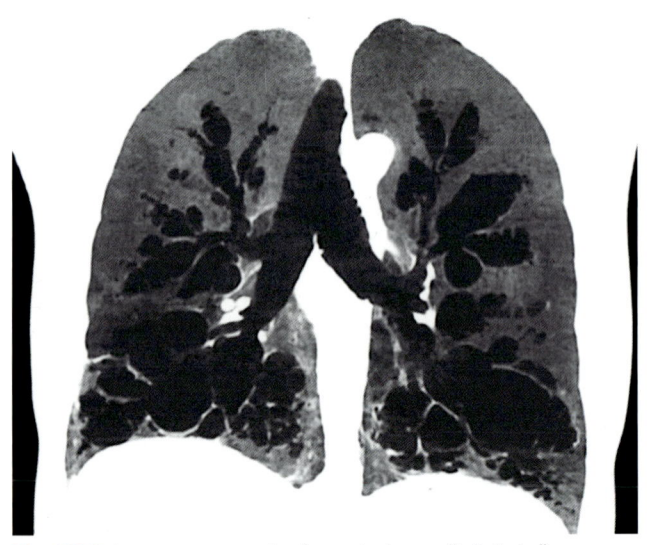

Fig. 16-6. Imagem coronal reformatada em "Minimip" mostrando a dilatação das vias aéreas principais e o predomínio das bronquiectasias nos campos pulmonares inferiores.

DIAGNÓSTICO
Traqueobroncomegalia (Síndrome de Mounier-Kuhn).

DEFINIÇÃO DA DOENÇA
A traqueobroncomegalia é uma doença rara caracteriza-da pela dilatação traqueal e dos brônquios principais, condicionando infecções de repetição.

ASPECTOS ANATOMOPATOLÓGICOS
A etiologia da traqueobroncomegalia é incerta. Estudos anatomopatológicos evidenciam dilatação dos anéis tra-queais e atrofia da camada muscular e da conjuntiva. As camadas mucosa e submucosa podem herniar através dos anéis traqueais, formando divertículos.

ASPECTOS CLÍNICOS E LABORATORIAIS
A doença acomete, com maior frequência, homens ne-gros, entre a 3ª e 4ª décadas de vida. Os sintomas são bastante inespecíficos, em geral surgindo como tosse crônica ou pneumonias de repetição. Existe uma associ-ação desta condição à Síndrome de Ehlers-Danlos.

ACHADOS DE IMAGEM
Os exames de imagem apresentam um papel fundamen-tal, tanto para o diagnóstico desta condição (que é emi-nentemente feito por exames radiológicos) como para a avaliação de suas complicações.

O principal achado é a dilatação da traqueia e dos brônquios principal. A literatura é controversa quanto ao limite empregado para o diagnóstico desta condição, existindo variação tanto na forma de mensuração do calibre da traqueia como no limite superior da sua nor-malidade. Entretanto, os valores mais comumente en-contrados foram de 3,0, 2,4 e 2,3 cm, respectivamente, para a traqueia, brônquio principal direito e brônquio principal esquerdo.

Além da dilatação das vias aéreas principais, coexis-tem outros achados decorrentes da atrofia da camada muscular e conjuntiva, como a ondulação dos contor-nos das vias aéreas, diverticulose e colapso às manobras de expiração.

Conforme citado anteriormente, outro papel im-portante da radiologia é avaliar a presença de complica-ções, sendo as principais a formação de bronquiectasi-as, fibrose pulmonar e enfisema.

DIAGNÓSTICO DIFERENCIAL
O diagnóstico diferencial é feito com uma traqueomega-lia secundária à fibrose pulmonar, em que ocorre dilata-ção traqueal, porém, com evidentes achados de fibrose condicionando a dilatação; a síndrome de Williams-Campbell, em que ocorrem bronquiectasias difusas, en-tretanto, sem a dilatação traqueal; e a aspergilose bron-copulmonar alérgica, em que existem bronquiectasias centrais também sem a dilatação traqueal e em um contexto clínico completamente diferente.

LEITURAS RECOMENDADAS
Kwong JS, Müller NL, Miller RR. Diseases of the trachea and main-stem bronchi: correlation of CT with pathologic findings. *RadioGraphics* 1992;12:645-57.

Marom EM, Goodman PC, McAdams HP. Diffuse abnormalities of the trachea and main bronchi. *AJR* 2001;176:713-17.

Shin MS, Jackson RM, Ho KJ. Tracheobronchomegaly (Mounier-Kuhn Syndrome): CT diagnosis. *AJR* 1988;150:777-79.

QUADRO CLÍNICO

Paciente de 41 anos, sexo masculino. Apresenta dispneia a moderados esforços e tosse seca há 7 anos, progressiva nos últimos meses. Portador de doença de Niemann-Pick. Ex-tabagista de 15 anos/maço. Ao exame físico apresenta crepitações em ambas as bases pulmonares e hepatoesplenomegalia.

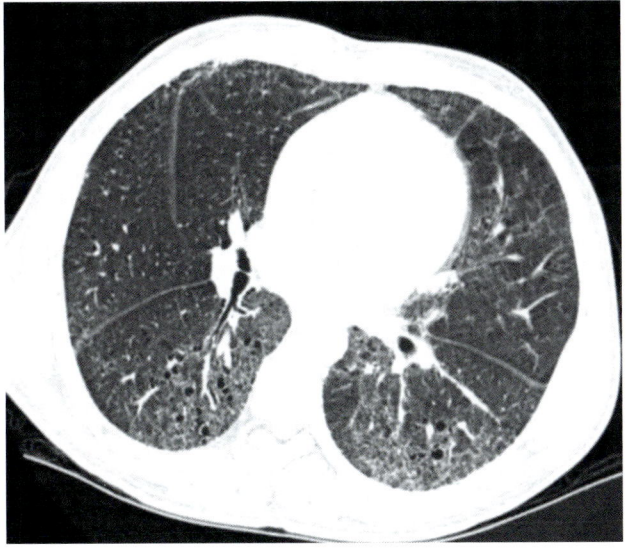

Fig. 17-1. TC de tórax axial.

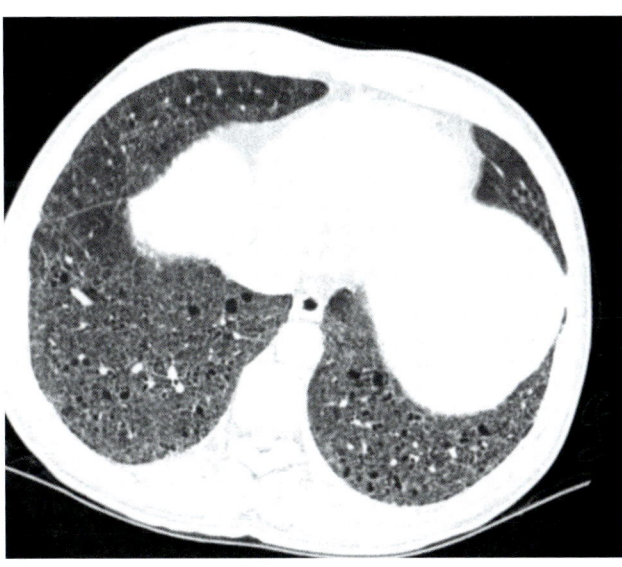

Fig. 17-2. TC de tórax axial.

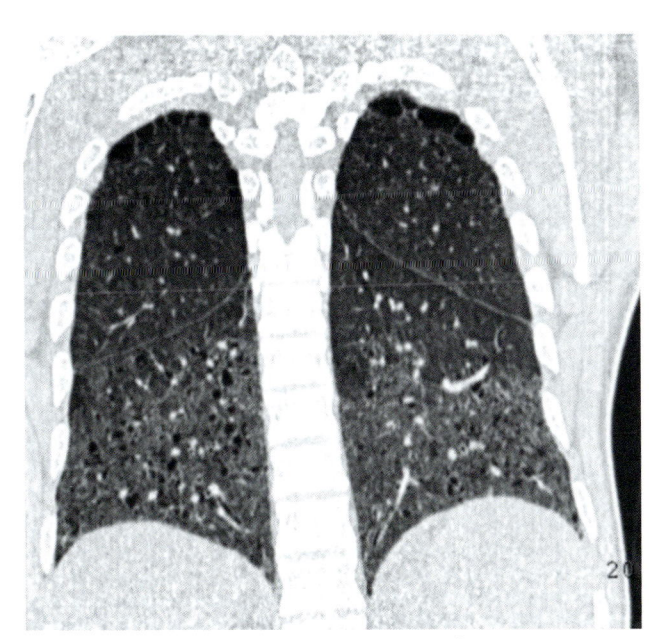

Fig. 17-3. Reconstrução coronal de tomografia computadorizada de tórax.

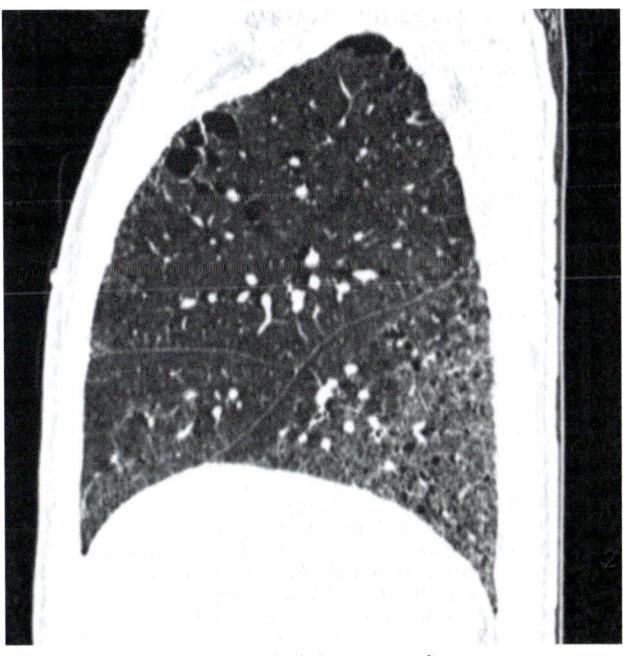

Fig. 17-4. Reconstrução sagital de tomografia computadorizada de tórax.

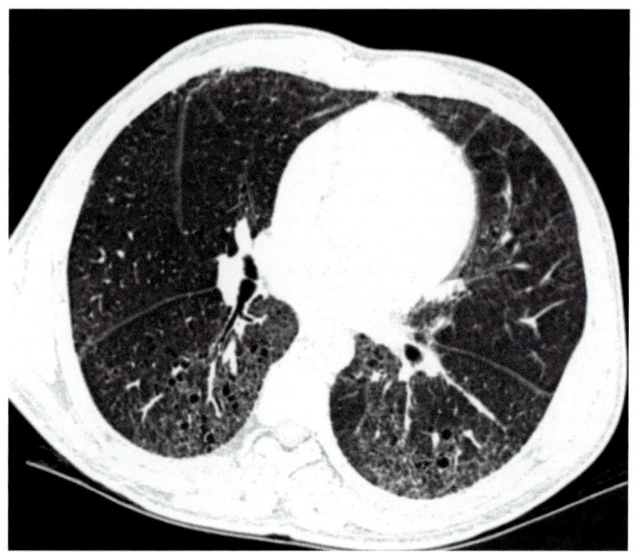

Fig. 17-1. Espessamento do interstício intralobular associado a áreas de vidro fosco.

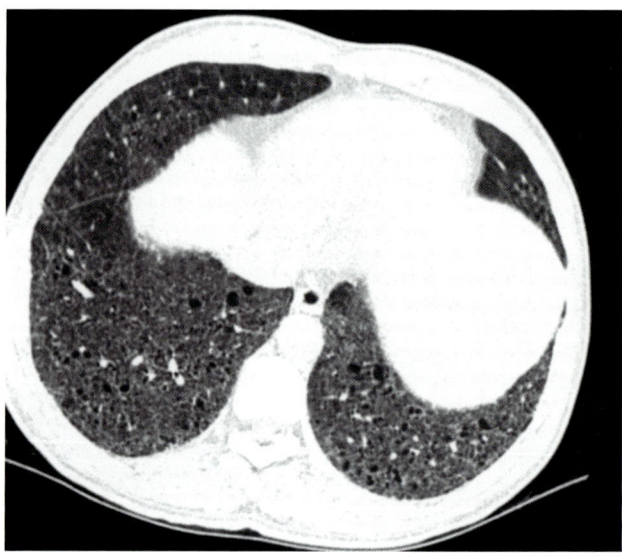

Fig. 17-2. Áreas de faveolamento nas bases pulmonares.

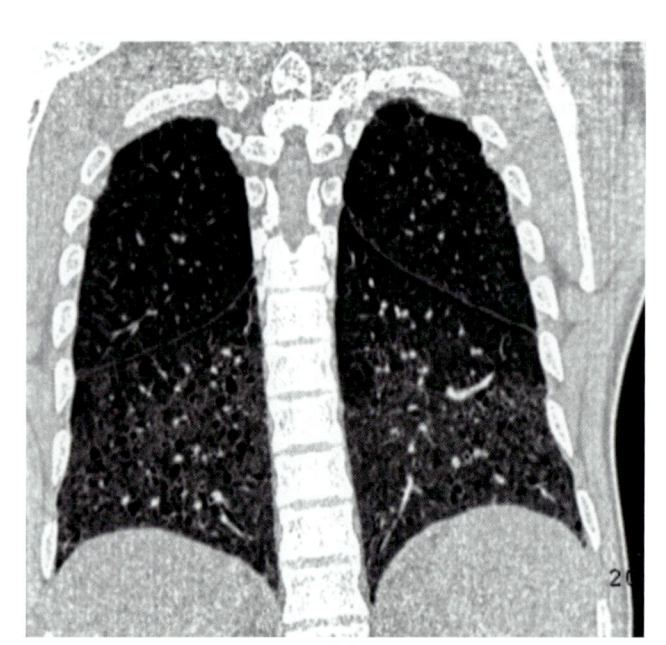

Fig. 17-3. Reconstrução coronal de tomografia computadorizada de tórax demonstra, claramente, o predomínio basal dos achados.

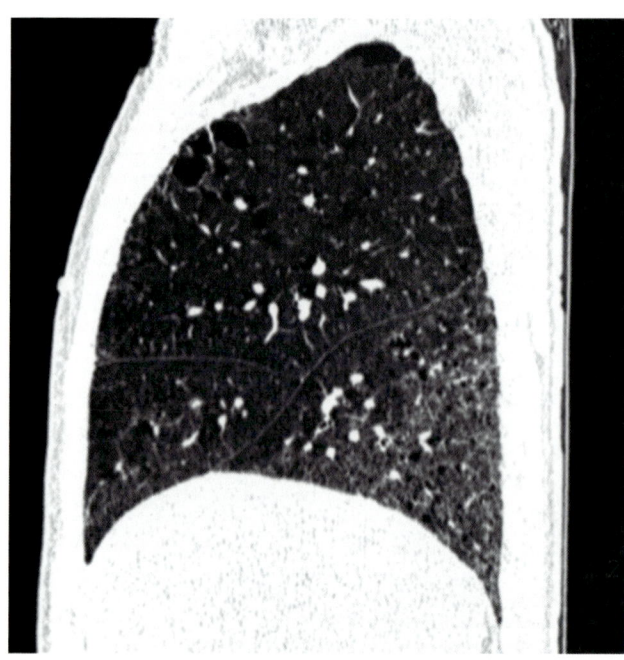

Fig. 17-4. Reconstrução sagital de tomografia computadorizada de tórax demonstra predomínio basal, além de bolhas subpleurais de enfisema nos ápices pulmonares.

DIAGNÓSTICO

Comprometimento pulmonar por doença de Niemann-Pick (comprovado por biópsia pulmonar a céu aberto).

DEFINIÇÃO DA DOENÇA

Os tipos A e B da doença de Niemann-Pick são doenças lisossomais de depósito que se caracterizam por acúmulo de esfingomielina nos tecidos, primariamente no sistema reticuloendotelial, também podendo ocorrer depósito no sistema nervoso central.

ASPECTOS ANATOMOPATOLÓGICOS

A análise patológica pulmonar evidencia acúmulo de macrófagos xantomatosos na luz alveolar, associados à fibrose reacional e ao espessamento de septos intra e interlobulares. Do mesmo modo, há depósitos de macrófagos no SNC em órgãos do sistema reticuloendotelial, o que leva a hepatoesplenomegalia, pancitopenia e neuropatia, em alguns casos.

ASPECTOS CLÍNICOS E LABORATORIAIS

Há, basicamente, dois tipos de comprometimento pela doença. O tipo A caracteriza-se como doença neurodegenerativa, letal já na infância. O tipo B (caso de nosso paciente) manifesta-se na infância com hepatoesplenomegalia, pancitopenia e retardo de crescimento. Alguns desenvolvem a forma pulmonar que pode evoluir para dispneia aos pequenos esforços e dependência de O_2. Estes pacientes, geralmente, apresentam pouco ou nenhum déficit neurológico. A comprovação laboratorial se faz ao se demonstrar a atividade reduzida da esfingomielinase em leucócitos, demonstração de mutação no gene que codifica a esfingomielinase, ou achados histopatológicos (neste caso, foi realizada biópsia pulmonar a céu aberto).

ACHADOS DE IMAGEM

Quase todos os pacientes com o tipo B da doença apresentam achados torácicos, que são variáveis dependendo do estágio da doença. Vidro fosco e espessamento de septos interlobulares estão presentes na maioria dos casos, por vezes configurando o aspecto de pavimentação em mosaico. Na evolução podem surgir marcantes achados de fibrose pulmonar. Há predomínio dos achados nas bases pulmonares, durante todo o curso da doença. O achado concomitante de hepatoesplenomegalia auxilia no estabelecimento do diagnóstico diferencial.

DIAGNÓSTICO DIFERENCIAL

Os achados de vidro fosco e espessamento de septos interlobulares nos trazem uma ampla gama de diagnósticos diferenciais, podendo-se incluir dentre os principais: pneumonia intersticial eosinofílica; pneumonia intersticial descamativa e pneumonite por hipersensibilidade crônica. Nos casos mais avançados, a própria fibrose pulmonar idiopática surge como importante diferencial.

LEITURAS RECOMENDADAS

Duchateau F, Dechambre S, Coche E. Imaging of pulmonary manifestations in subtype B of Niemann-Pick disease. *Br J Radiol* 2001;74:1059-61.

Mendelson DS, Wasserstein MP, Desnick RJ *et al.* Type B Niemann-Pick disease: findings at chest radiography, thin-section CT, and pulmonary function testing. *Radiology* 2005 Dec.1;238(1):339-45.

Rodrigues R, Marchiori E, Muller NL. Niemann-Pick disease: high-resolution CT findings in two siblings. *J Comput Assist Tomogr* 2004;28:52-54.

Schuchman EH, Desnick RJ. Niemann-Pick disease types A and B: acid sphingomyelinase deficiencies. In: Scriver CR, Beaudet AL, Sly WS *et al.* (Eds.). *The metabolic and molecular bases of inherited disease.* 8th ed. New York, NY: McGraw-Hill, 2001. p. 3589-610.

MINHAS ANOTAÇÕES

QUADRO CLÍNICO

Paciente de 16 anos do sexo masculino, assintomático. Realizou ecocardiograma de rotina que evidenciou aumento da trabeculação do ventrículo esquerdo.

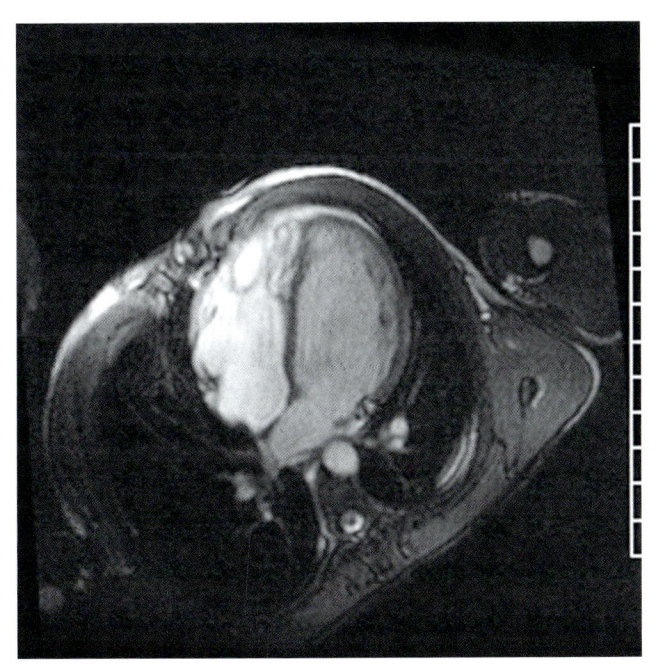

Fig. 18-1. Imagem estática de cinerressonância (*cine-true free steady-state precession*) mostrando as 4 câmaras cardíacas na diástole.

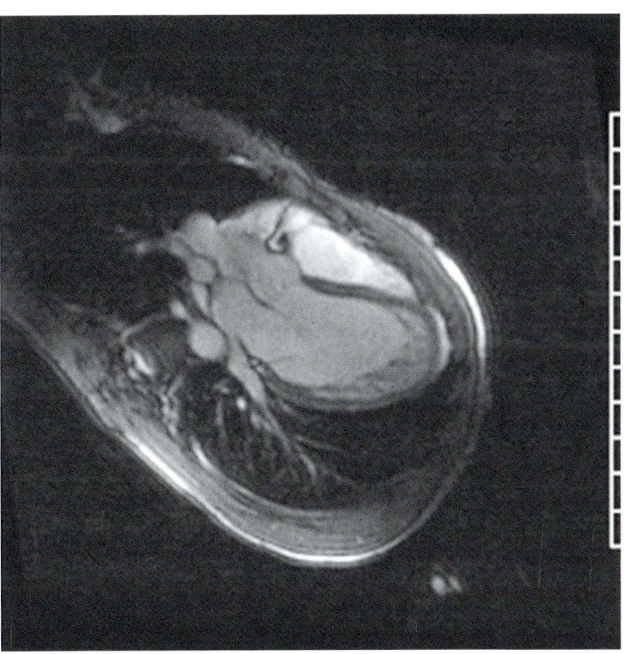

Fig. 18-2. Corte das 3 câmaras, mostrando o átrio esquerdo, o ventrículo esquerdo e a via de saída do mesmo.

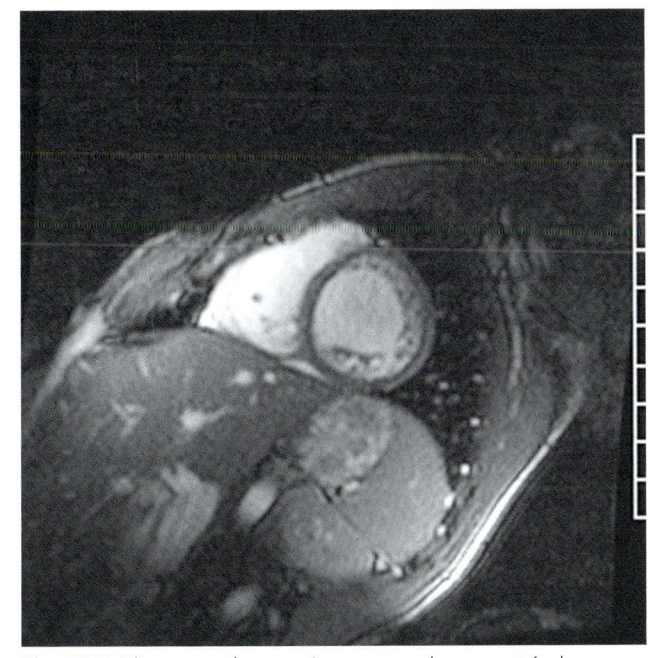

Fig. 18-3. Eixo curto do coração mostrando os ventrículos em corte transversal ao fim da diástole.

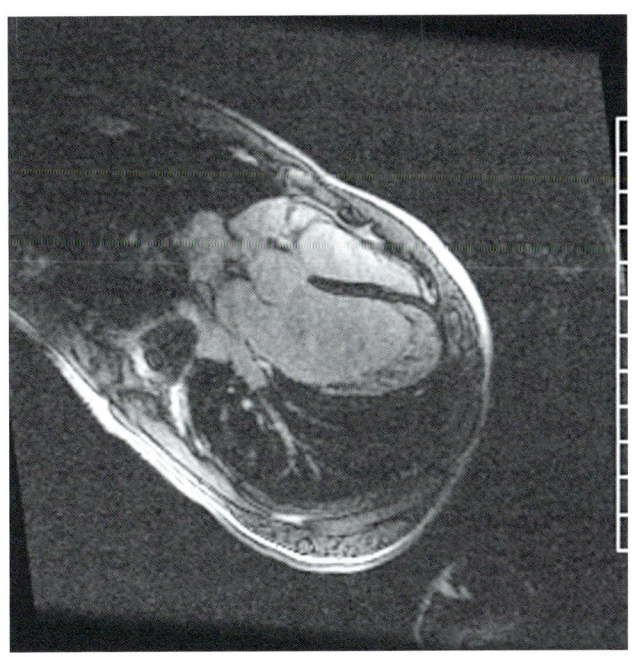

Fig. 18-4. Imagem tardia das 3 câmaras após a injeção intravenosa de gadolínio.

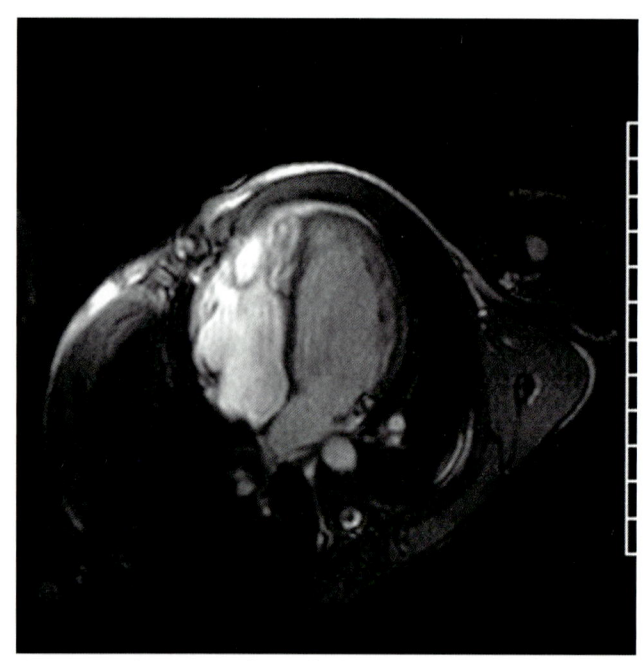

Fig. 18-1. Câmaras cardíacas de dimensões normais. Aspecto trabeculado normal do miocárdio no ventrículo direito. O ventrículo esquerdo apresenta duas zonas miocárdicas estruturais distintas: uma zona externa compacta e uma interna trabeculada.

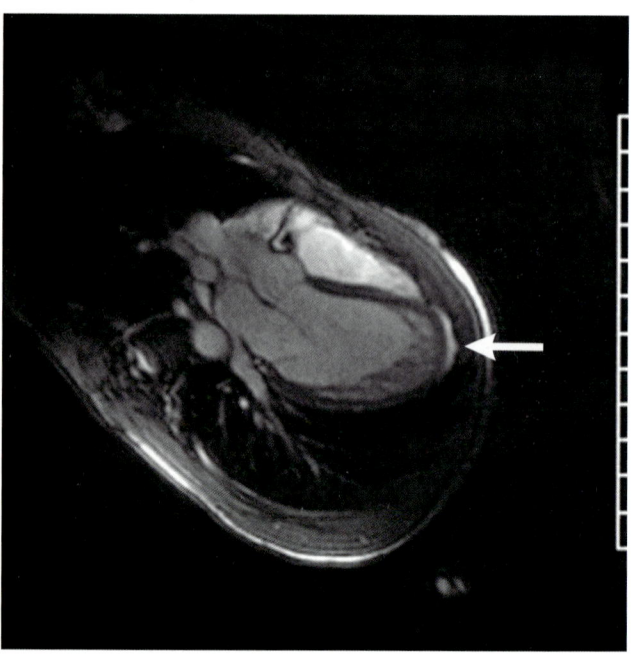

Fig. 18-2. O miocárdio não compactado predomina nas paredes lateral e, principalmente, apical (seta), poupando o septo interventricular. Não há evidência de trombos intraventriculares.

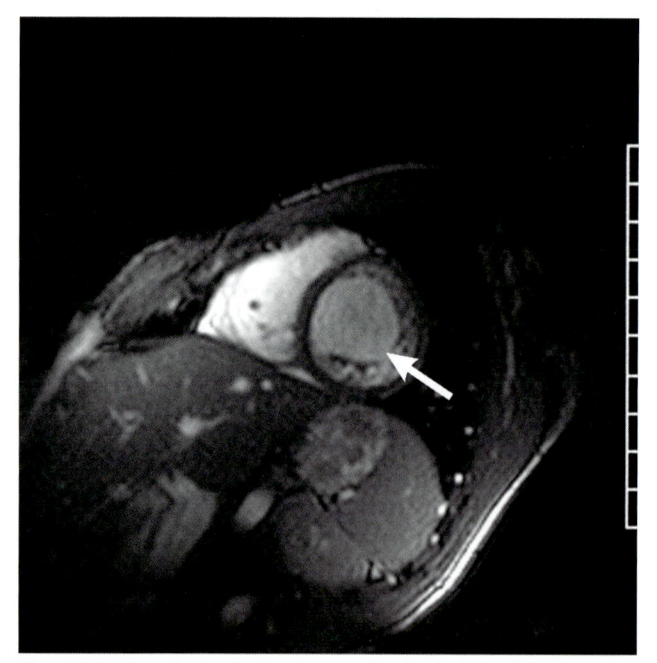

Fig. 18-3. Ventrículo direito de paredes mais delgadas, com finas trabeculações habituais. Nítida presença de trabeculações miocárdicas mais espessas no ventrículo esquerdo, delimitando zona epicárdica compacta e endocárdica trabeculada (seta).

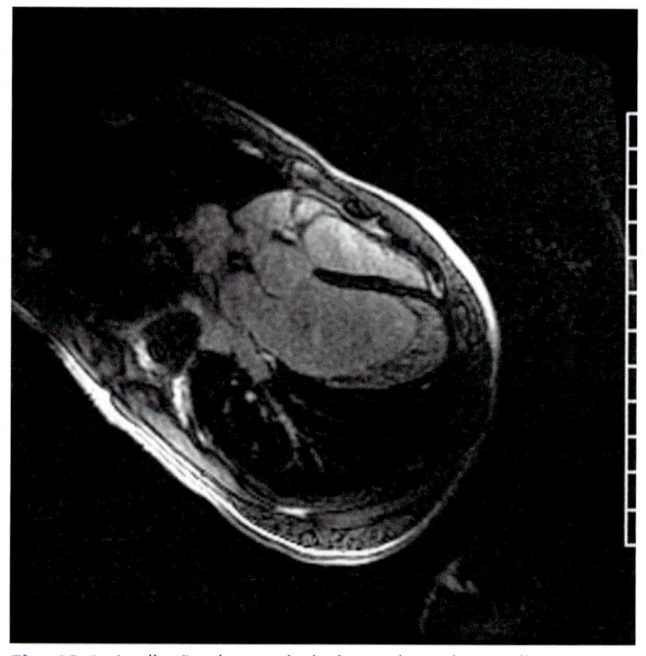

Fig. 18-4. Avaliação de possíveis áreas de realce tardio indicativas de fibrose subendocárdica, não observadas no caso.

DIAGNÓSTICO

Miocárdio não compactado.

DEFINIÇÃO DA DOENÇA E ASPECTOS ANATOMOPATOLÓGICOS

O miocárdio não compactado, também conhecido como miocárdio "esponjoso", decorre de uma interrupção do processo de compactação miocárdica intrauterina, persistindo os recessos intertrabeculares, que se comunicam com a cavidade ventricular. Tal processo se faz em uma sequência anatômica específica, do epicárdio para o endocárdio, da base ao ápice e da parede septal à lateral, o que explica a distribuição típica do miocárdio não compactado justamente nas regiões que sofrem a compactação em último lugar.

ASPECTOS CLÍNICOS

O miocárdio não compactado responde por cerca de 10% de todas as miocardiopatias primárias. Pode ocorrer de forma isolada ou, mais raramente, associado a outras malformações cardíacas e síndromes genéticas, principalmente neuromusculares. É descrita, também, uma forma familiar da doença.

Os pacientes podem ser assintomáticos. Quando presentes, os sintomas se manifestam em qualquer faixa etária, geralmente relacionados com insuficiência cardíaca, arritmias ou eventos cardioembólicos, uma vez que pequenos trombos formados nos recessos intertrabeculares podem se desprender. É descrita, também, a ocorrência de morte súbita relacionada com o miocárdio não compactado. Outras possíveis complicações decorrem da disfunção da microcirculação, levando à fibrose subendocárdica e à consequente hipocinesia mural.

Ambos os ventrículos podem ser acometidos, sendo mais frequente à esquerda. Além disso, a presença de trabeculações fisiológicas mais exuberantes à direita, bem como a ausência de critérios bem definidos, dificultam o diagnóstico de miocárdio não compactado no ventrículo direito.

ACHADOS DE IMAGEM

O diagnóstico pode ser feito através de ecocardiografia, tomografia computadorizada *multislice* ou ressonância magnética cardiovascular. Vantagens da ecocardiografia incluem sua maior disponibilidade e menor custo. A porção apical do ventrículo esquerdo, entretanto, geralmente não é tão bem avaliada quanto nos outros métodos, em razão da janela acústica restrita. Já a ressonância magnética é prejudicada em casos de arritmias.

Todas as modalidades podem evidenciar o aspecto não compactado do miocárdio com sua distribuição segmentar. A ecocardiografia e a ressonância magnética, além das alterações morfológicas, utilizam também a relação da espessura entre a porção não compacta e a porção compacta. No caso da ressonância magnética, uma relação maior do que 2,3, medida durante a diástole no eixo curto dos ventrículos, é considerada diagnóstica.

A ressonância permite, também, avaliar algumas complicações do miocárdio não compactado, como a presença de trombos entre as trabeculações e alterações funcionais decorrentes da fibrose subendocárdica, que é identificada como área de realce tardio após a injeção do meio de contraste paramagnético.

DIAGNÓSTICO DIFERENCIAL

O principal diagnóstico diferencial é a proeminência das trabeculações miocárdicas no ventrículo esquerdo de indivíduos normais. Nestes casos, porém, elas estendem-se à parede septal e não atingem a relação superior a 2,3.

LEITURAS RECOMENDADAS

Jenni R, Oechslin EN, van der Loo B. Isolated ventricular non-compaction of the myocardium in adults. *Heart* 2007;93:11-15.

Junqueira FP, Fernandes FDB, Coutinho Júnior AC *et al.* Isolated left ventricular myocardium non-compaction: MR imaging findings. *Br J Radiol* 2009;82:e37-41.

Petersen SE, Selvanayagam JB, Wiesmann F *et al.* Left ventricular non-compaction: insights from cardiovascular magnetic resonance imaging. *J Am Coll Cardiol* 2005;46:101-5.

QUADRO CLÍNICO

Paciente de 4 anos, masculino, apresentou quadro de febre prolongada, linfadenomegalias, alterações na mucosa da língua, *rash* cutâneo e hiperemia conjuntival. Atualmente assintomático, fora da fase aguda da doença. Tomografia de coronárias foi pedida para avaliação das possíveis complicações da doença.

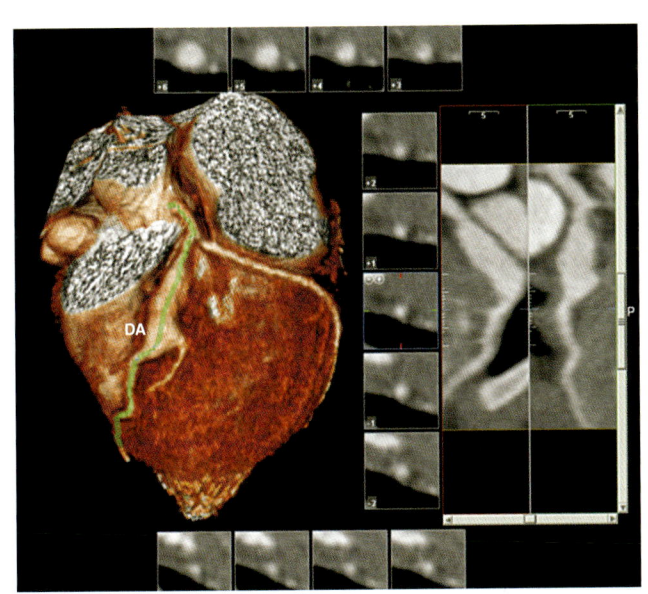

Fig. 19-1. Angiotomografia coronariana com reconstrução tridimensional (à direita) e reconstrução em (maximum intensity projection) MIP da artéria descendente anterior (axiais nos quadros menores e MIP curvo à esquerda).

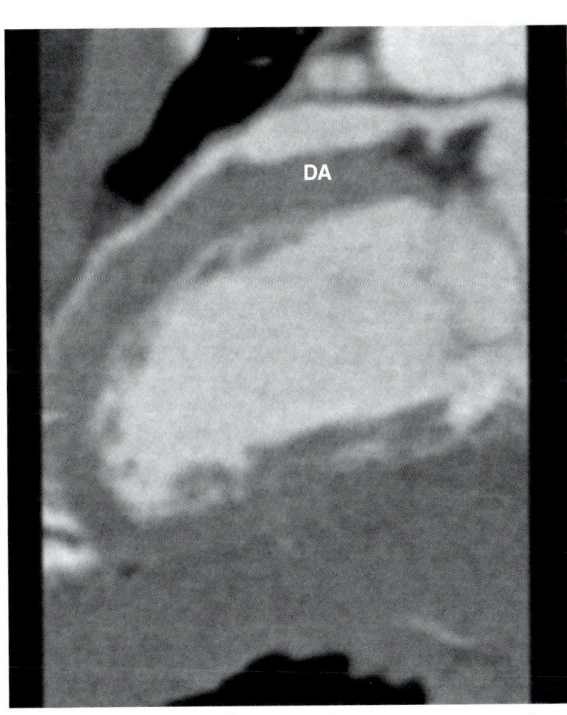

Fig. 19-2. Angiotomografia coronariana com reconstrução em MIP da artéria descendente anterior.

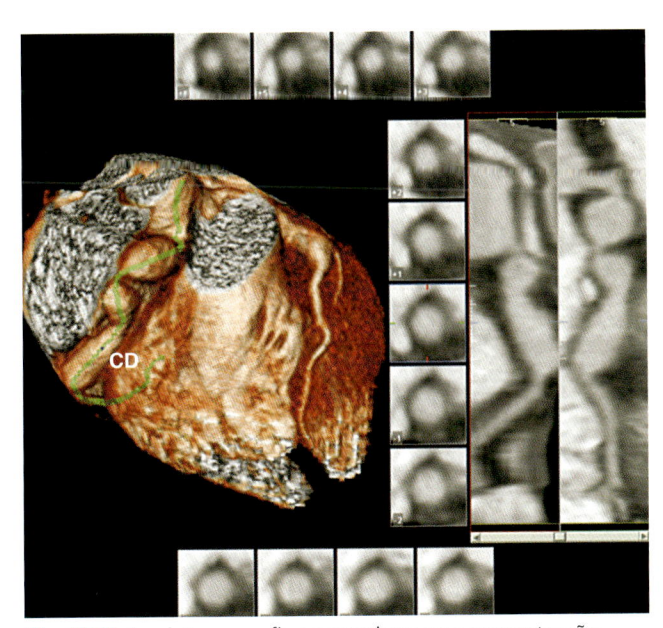

Fig. 19-3. Angiotomografia coronariana com reconstrução tridimensional (à direita) e reconstrução em MIP da coronária direita (axiais nos quadros menores e MIP curvo à esquerda).

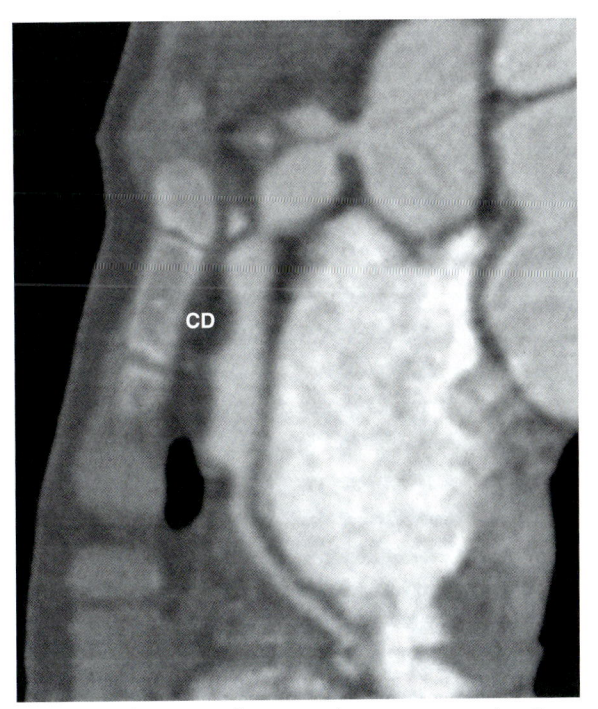

Fig. 19-4. Angiotomografia coronariana com reconstrução em MIP da coronária direita.

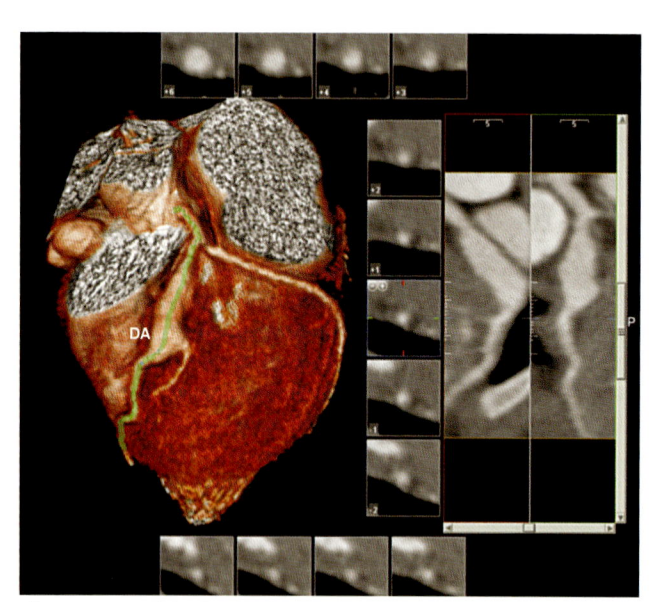

Fig. 19-1. Artéria descendente anterior com dilatação aneurismática fusiforme próxima à sua origem.

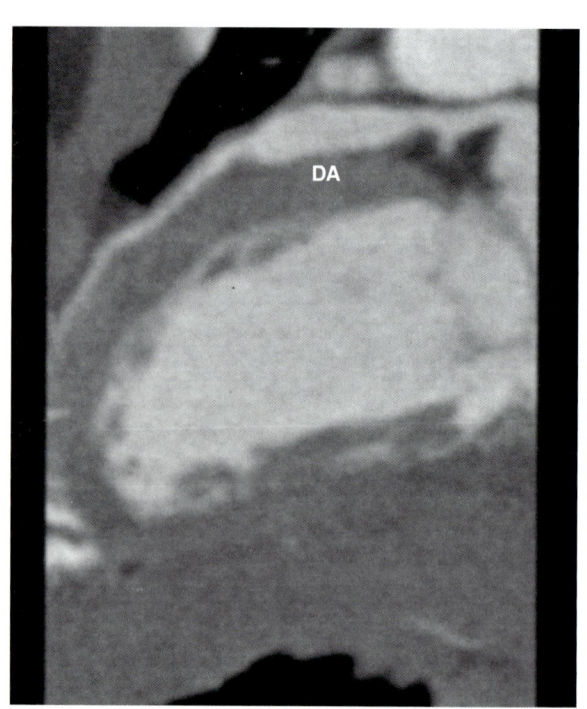

Fig. 19-2. Artéria descendente anterior com dilatação aneurismática fusiforme próxima à sua origem.

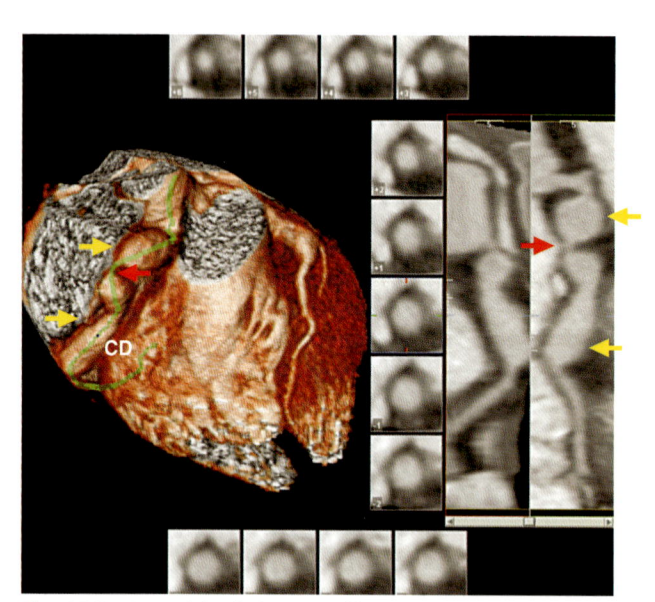

Fig. 19-3. Coronária direita com dilatações (setas amarelas) e estenoses (setas vermelhas) sequenciais no segmento proximal.

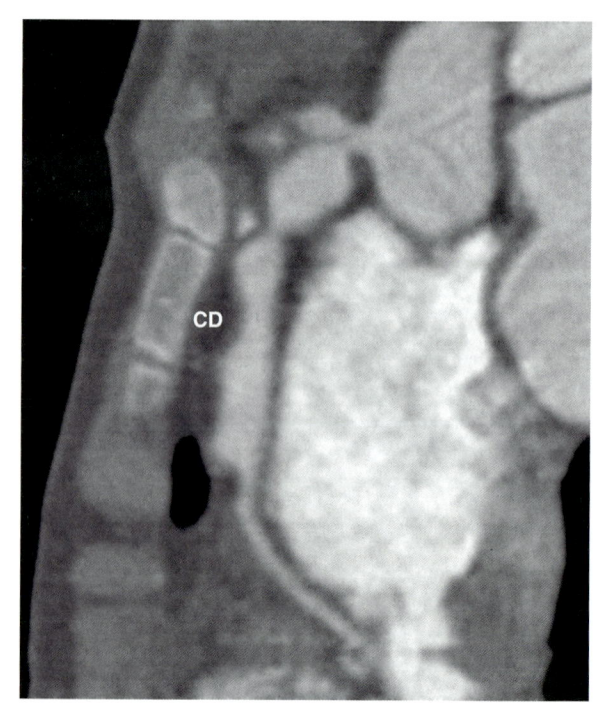

Fig. 19-4. Coronária direita com dilatações e estenoses sequenciais.

DIAGNÓSTICO
Doença de Kawasaki.

DEFINIÇÃO DA DOENÇA
É uma vasculite sistêmica de médias e pequenas artérias de etiologia desconhecida.

O diagnóstico é clínico, com febre prolongada (mais de 5 dias), linfadenopatia cervical, alterações na mucosa oral, *rash* cutâneo polimórfico, hiperemia conjuntival, lesões de pele nas extremidades.

É necessário excluir outras condições clínicas semelhantes, principalmente as infecciosas, para que seja feito o diagnóstico.

As principais complicações são cardíacas e coronarianas, sendo necessárias avaliações de rotina.

ASPECTOS ANATOMOPATOLÓGICOS
Alterações histológicas com vasculite sistêmica de médias e pequenas artérias. Há lesões inflamatórias em praticamente todos os órgãos e sistemas.

ASPECTOS CLÍNICOS
Em geral acomete crianças menores que 5 anos, de todas as raças.

A incidência aumenta no inverno e na primavera, sendo de 3 a 7/100.000 crianças menores que 5 anos.

As manifestações clínicas foram citadas acima.

O tratamento consiste em suporte clínico e administração de gamaglobulinas e AAS.

IMPORTÂNCIA DA AVALIAÇÃO CORONARIANA
A importância da avaliação coronariana nos casos de Doença de Kawasaki é por esta ser a principal causa de cardiopatia adquirida em crianças e pelo fato de a maioria dos óbitos por Kawasaki ocorrerem por alterações coronarianas na fase aguda e por complicações cardíacas.

A incidência de aneurismas coronarianos nas crianças não tratadas com gamaglobulina ou AAS é de 20-25%, e a maioria dos aneurismas ocorre dentro de 3 a 6 meses da fase aguda.

As complicações de maior importância clínica são estenoses arteriais e miocardite.

ACHADOS DE IMAGEM
Aneurismas e estenoses coronarianas, podendo ser sequenciais.

Os aneurismas são classificados como pequenos (< 5 mm), médios (5-8 mm) e gigantes (> 8 mm).

Os aneurismas pequenos podem regredir, entretanto, os médios e gigantes não regridem e podem progredir para estenose e calcificação parietal.

Atualmente a avaliação inicial de um paciente com Doenças de Kawasaki é realizada com ecocardiograma, eletrocardiograma e radiografia de tórax, sendo o cateterismo coronariano indicado em pacientes com aneurismas múltiplos ou gigantes ou suspeita de estenoses. Nestes casos pode ser empregado, também, o uso da ultrassonografia endovascular.

USO DA ANGIOTOMOGRAFIA DE CORONÁRIAS NA DOENÇA DE KAWASAKI
Ainda não é empregada na avaliação de rotina destes pacientes, porém, vem sendo cada vez mais estudada.

Tem como vantagens a avaliação dos segmentos arteriais distais (que o ecocardiograma não consegue acessar), é menos invasiva que o cateterismo coronariano e tem a capacidade de avaliar as paredes arteriais e os trombos murais (o que não é possível com o cateterismo).

As desvantagens são o uso da radiação ionizante em pacientes jovens, o uso do contraste iodado endovenoso, a necessidade de sedação na maioria dos pacientes (crianças) e a dificuldade de controlar a frequência cardíaca de crianças.

LEITURAS RECOMENDADAS
Chung CJ, Stein L. Kawasaki disease: a review. *Radiology* 1998;208:25-33.

Kruskal JB, Hartnell GG. Nonatherosclerotic coronary artery disease: more than just stenosis. *Radiographics* 1995;15:383-96.

Schoenhagen P, Halliburton SS, Stillman AE *et al.* Noninvasive imaging of coronary arteries: current and future role of multi-detector row CT. *Radiology* 2004;232:7-17.

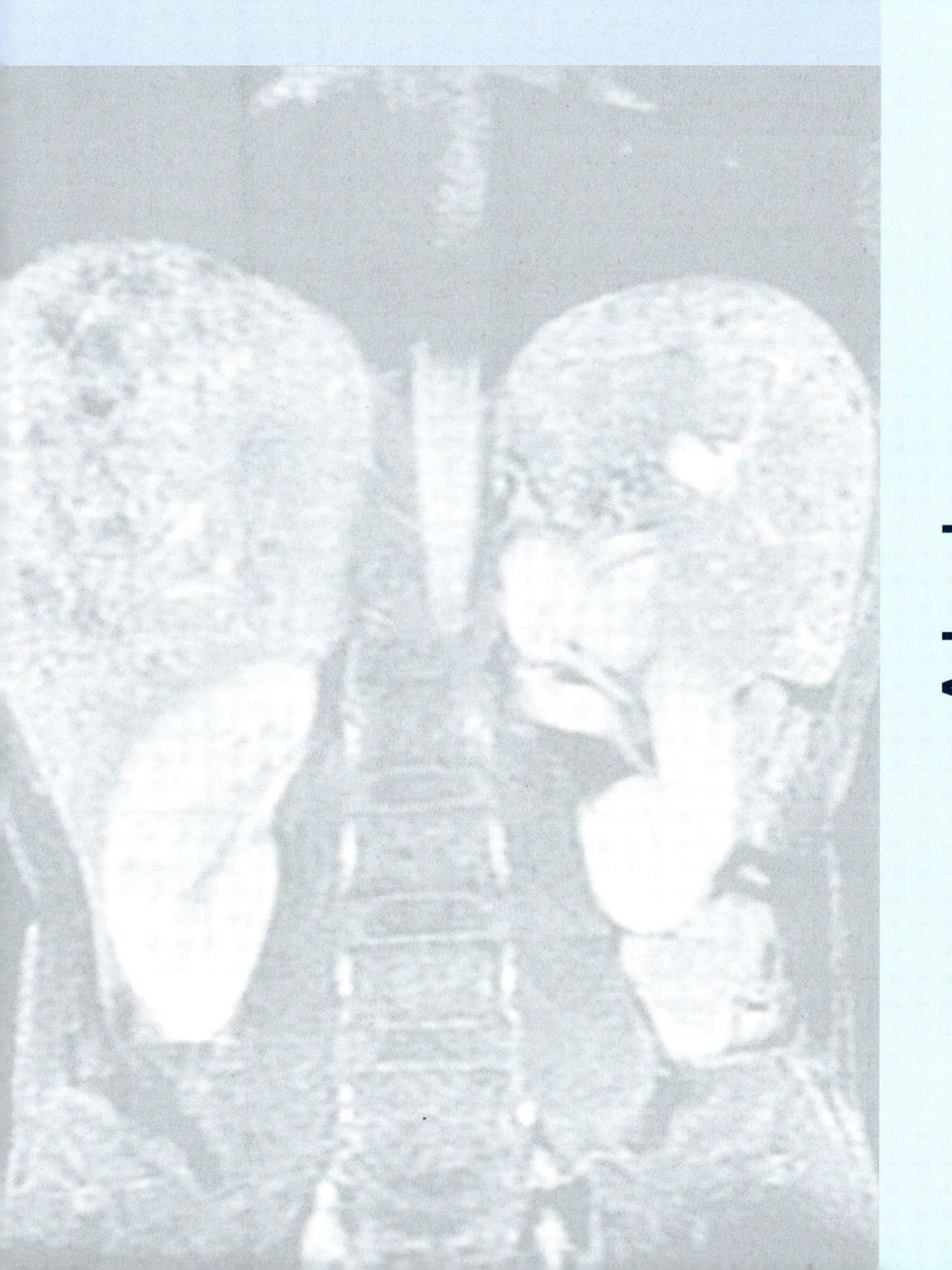

INRAD

QUADRO CLÍNICO

Paciente do sexo masculino, 27 anos, com diagnóstico de síndrome mielodisplásica não classificável, em uso de esteroide para tratamento da trombocitopenia, apresentou febre, calafrios e dor abdominal há 3 dias.

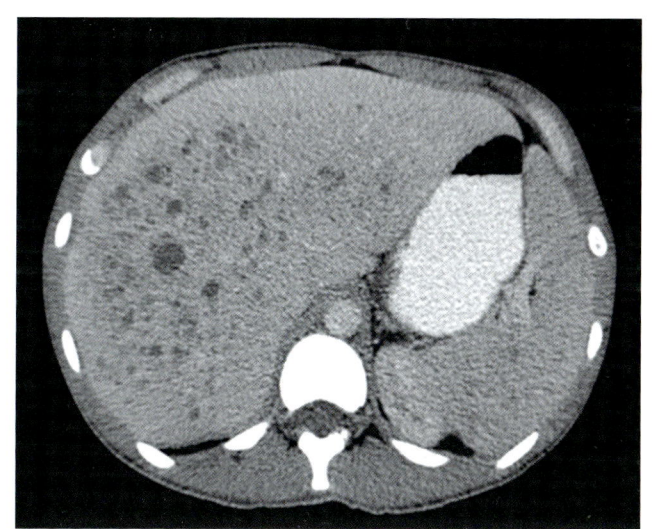

Fig. 20-1. TC de abdome axial com contraste IV.

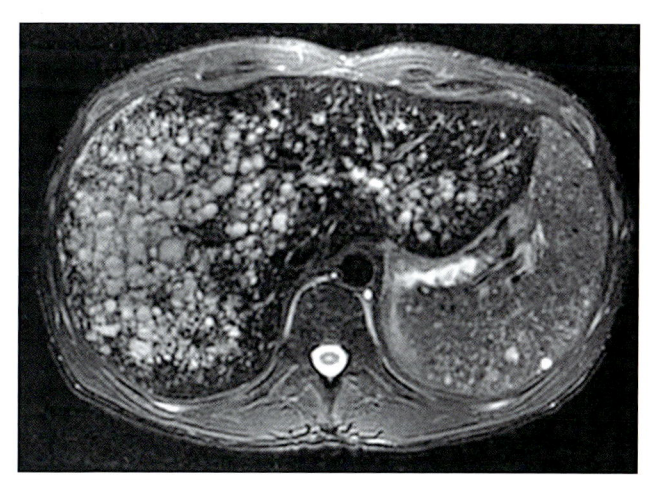

Fig. 20-2. RM de abdome axial ponderada em T2.

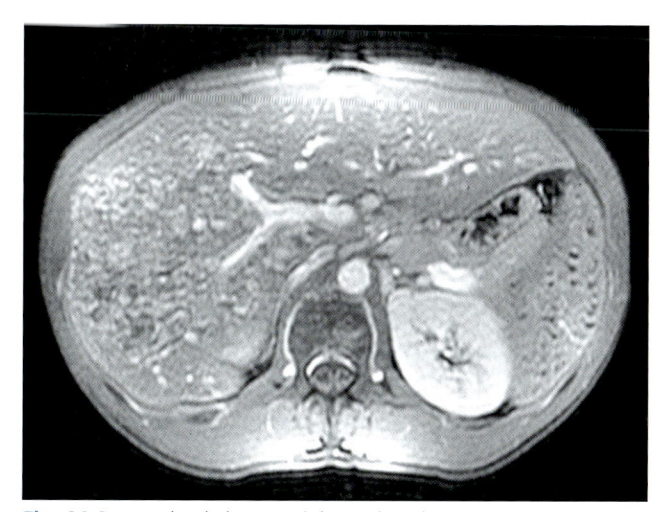

Fig. 20-3. RM de abdome axial ponderada em T1 com gadolínio.

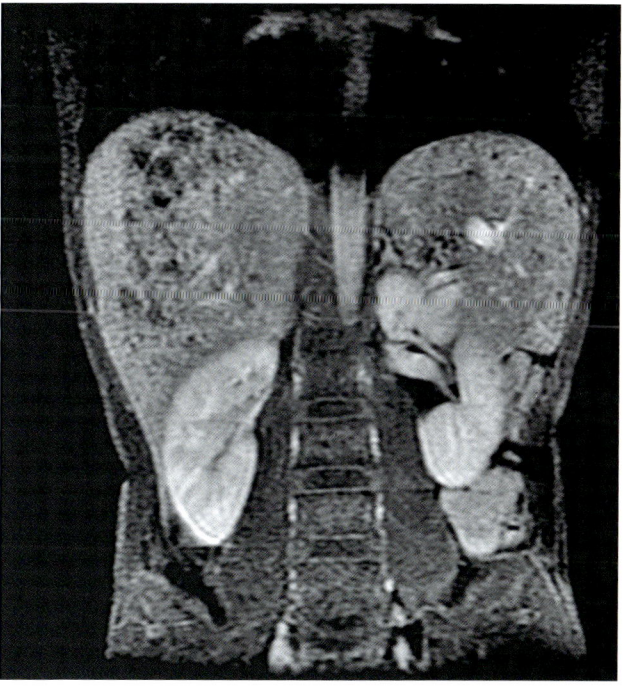

Fig. 20-4. RM de abdome coronal ponderada em T1.

Patrícia Akissue de Camargo Teixeira

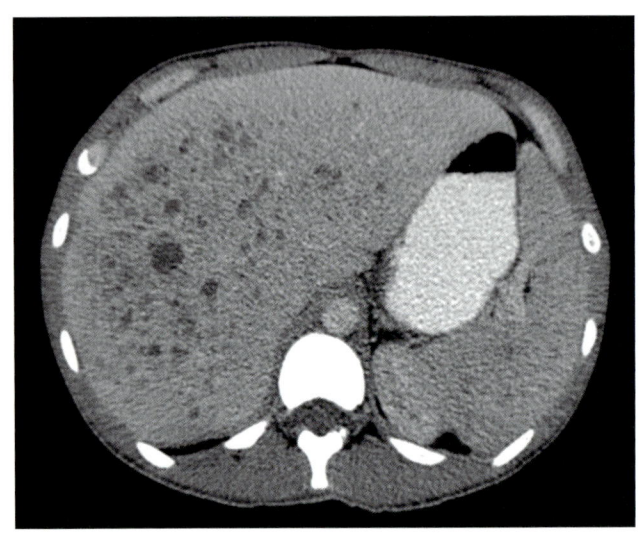

Fig. 20-1. Múltiplas imagens hipoatenuantes no fígado e no baço.

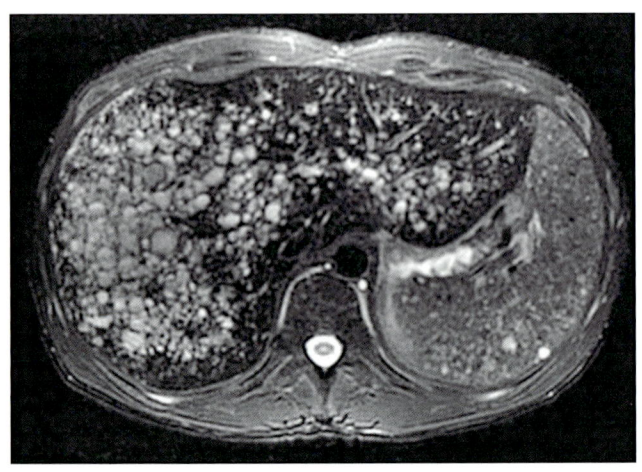

Fig. 20-2. Hepatoesplenomegalia com múltiplas imagens com baixo sinal.

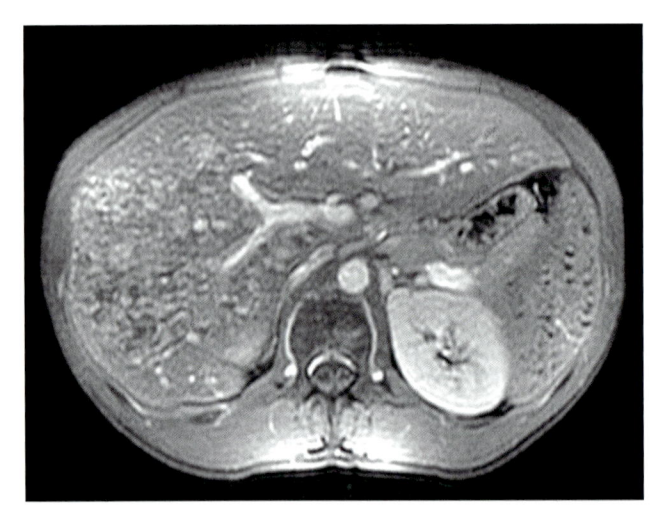

Fig. 20-3. Múltiplas imagens císticas com hipersinal, algumas com conteúdo espesso.

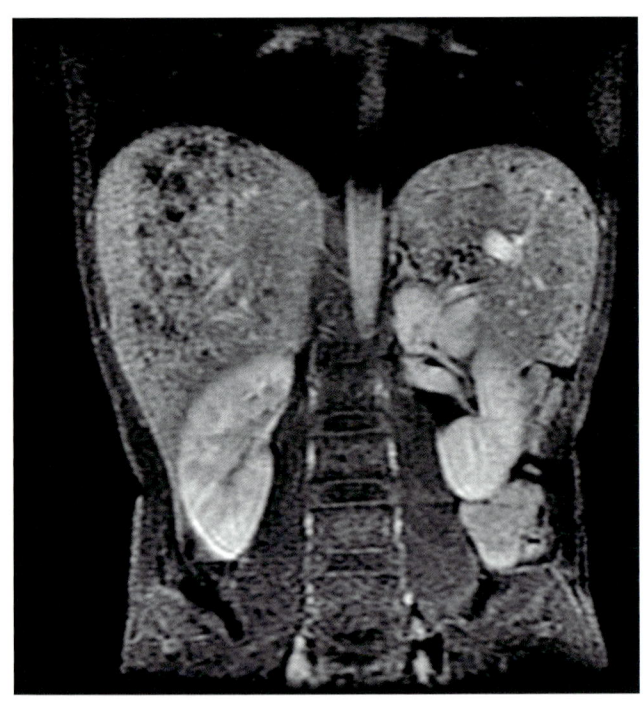

Fig. 20-4. Realce das lesões na fase portal.

DIAGNÓSTICO
Peliose hepática.

DEFINIÇÃO DA DOENÇA
Peliose hepática é uma doença benigna rara caracterizada por cavidades císticas irregulares no parênquima hepático, preenchidas por sangue (forma parenquimatosa) ou dilatações sinusoidais císticas (forma flebectática). Estas cavidades preenchidas por sangue podem ser encontradas em outros órgãos como baço, linfonodos, medula óssea, pulmões, pleura, rins, suprarrenais e íleo. As lesões podem variar de 1 mm a vários centímetros.

ASPECTOS ANATOMOPATOLÓGICOS
A peliose hepática tem sido associada a drogas, incluindo anabolizantes esteroides, anticoncepcionais orais, tamoxifeno, imunossupressores; doenças crônicas como tuberculose, hepatocarcinoma, diabetes, pós-transplante cardíaco ou renal e AIDS, neste caso estando relacionada com infecção por *Bartonella henselae* e *Bartonella Quintana,* sendo denominada peliose bacilar. Em 20-50% dos casos, nenhuma condição associada é identificada.

A patogênese da peliose ainda não está bem estabelecida, havendo a hipótese de que haja, inicialmente, uma obstrução da drenagem sinusoidal, com dilatação da veia central do lóbulo hepático, necrose hepatocelular e posterior formação de cavitação.

ASPECTOS CLÍNICOS
A peliose hepática geralmente é assintomática, acometendo principalmente adultos, sendo, na maioria das vezes, um achado incidental de autópsia. Em alguns casos pode haver hepatomegalia, ascite, hipertensão portal, colestase e insuficiência hepática associada. Em caso de dor abdominal aguda, deve-se suspeitar de ruptura com hemorragia intraperitoneal. As complicações associadas à peliose são insuficiência hepática, hipertensão portal, rupturas das cavidades císticas com hemoperitônio e choque.

ACHADOS DE IMAGEM
- *Ultrassonografia:* múltiplas lesões de ecogenicidade variável.
- *Tomografia computadorizada:* múltiplas lesões hipoatenuantes na fase sem contraste, com realce após a administração endovenosa de meio de contraste.
- *Ressonância magnética:* múltiplas lesões com hipossinal em T1 e hipersinal em T2, notando-se realce nas imagens ponderadas em T1 após o uso de gadolínio.

DIAGNÓSTICOS DIFERENCIAIS
O diagnóstico diferencial se faz com várias outras lesões focais hepáticas, particularmente com metástases, múltiplos hemangiomas e abscessos.

LEITURAS RECOMENDADAS
Gouya H, Vignaux O, Legmann P *et al.* Peliosis hepatis: triphasic helical CT and dynamic MRI findings. *Abdom Imaging* 2001 Sept.-Oct.;26(5):507-9.

Iannaccone R, Federle MP, Brancatelli G *et al.* Peliosis hepatis: spectrum of imaging findings. *AJR Am J Roentgenol* 2006 Jul.;187(1):W43-52.

Kim SH, Lee JM, Kim WH *et al.* Focal peliosis hepatis as a mimicker of hepatic tumors: radiological-pathological correlation. *J Comput Assist Tomogr* 2007 Jan.-Feb.;31(1):79-85.

QUADRO CLÍNICO

Paciente de 26 anos, sexo masculino. Apresenta dor epigástrica há 3 dias, evoluindo com vômitos e parada de eliminação de gases e fezes há 1 dia. Ao exame físico apresenta distensão abdominal, ruídos hidroaéreos presentes na ausculta pulmonar. Refere trauma (acidente de moto) há 1 ano, com fratura de costela e pneumotórax à esquerda.

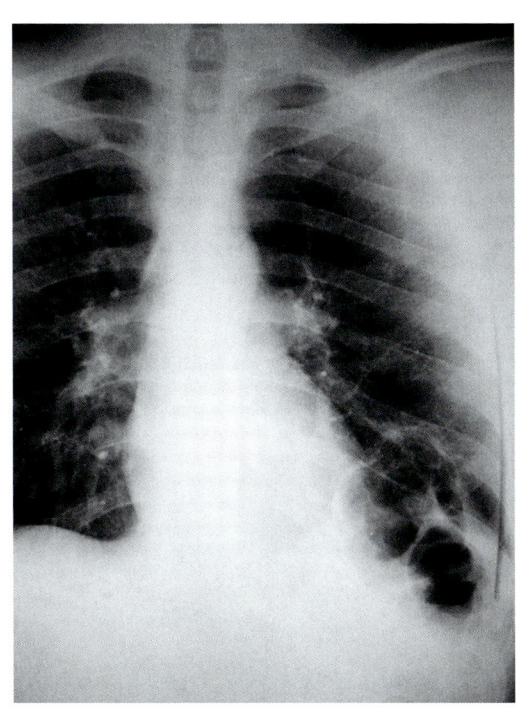

Fig. 21-1. Radiografia de tórax – PA.

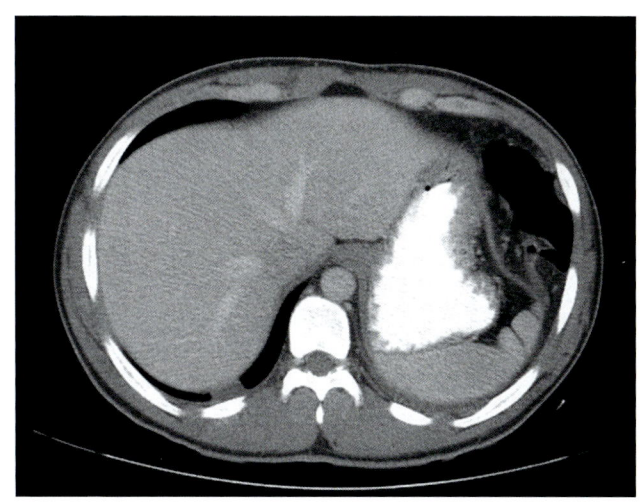

Fig. 21-2. TC de abdome – imagem axial.

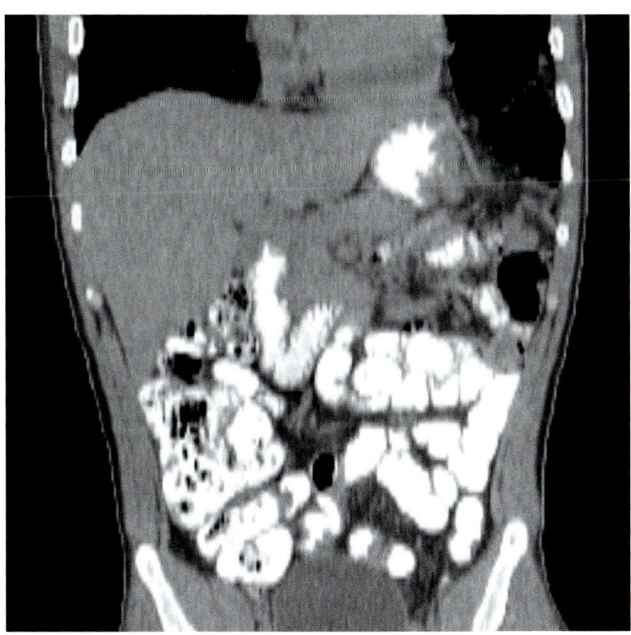

Fig. 21-3. TC de abdome – reconstrução coronal.

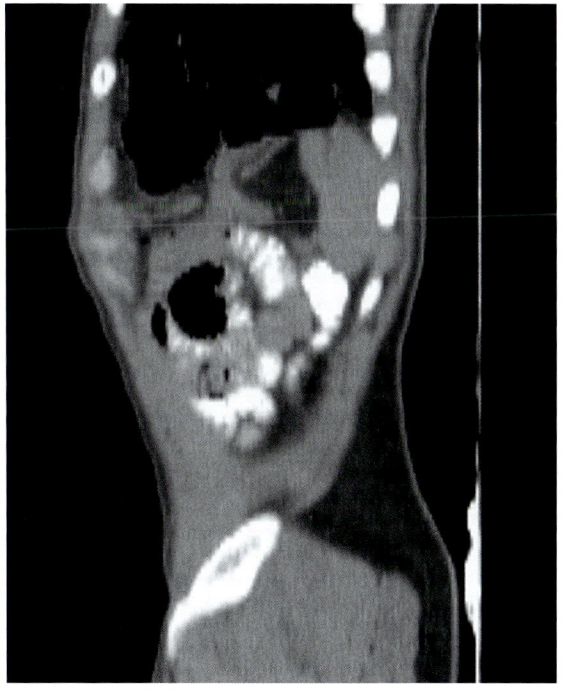

Fig. 21-4. TC de abdome – reconstrução sagital.

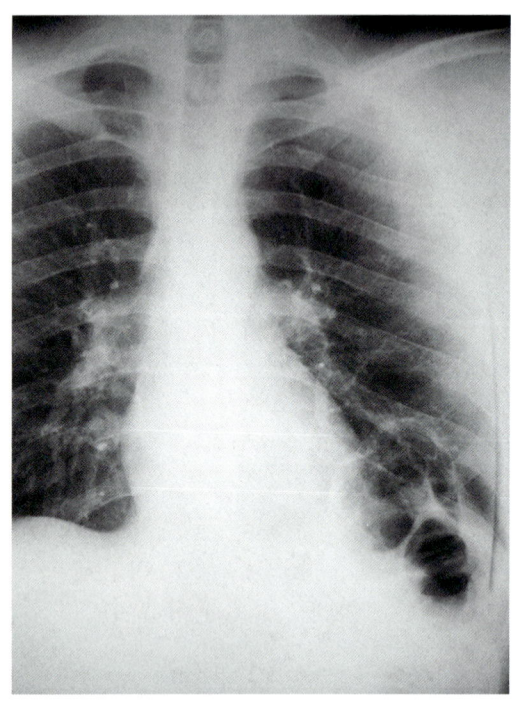

Fig. 21-1. Elevação e indefinição da cúpula frênica esquerda.

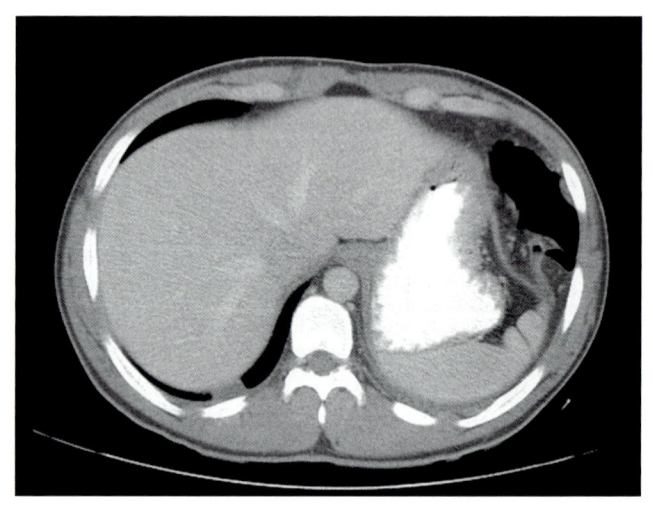

Fig. 21-2. Imagem axial mostra insinuação de alça intestinal no hemitórax esquerdo.

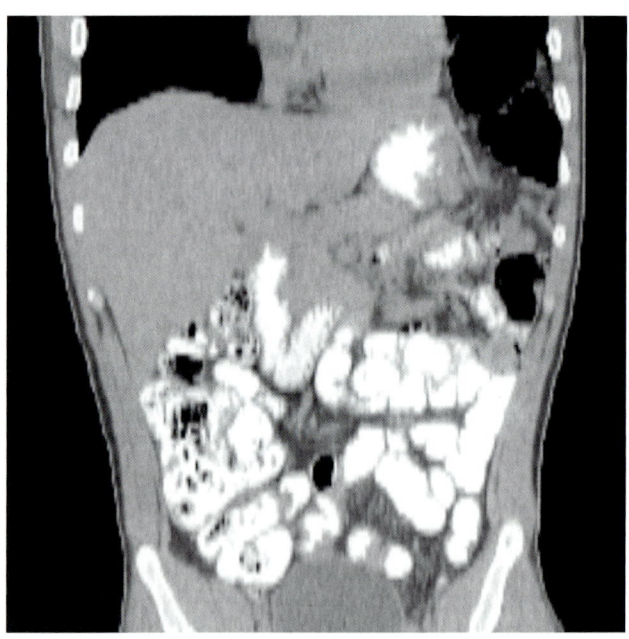

Fig. 21-3. Reconstrução coronal mostra descontinuidade do diafragma à esquerda.

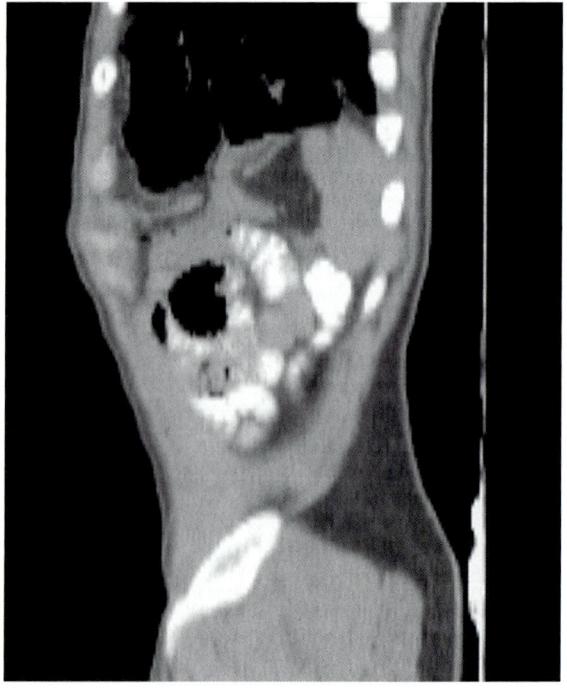

Fig. 21-4. Reconstrução sagital mostra descontinuidade da porção anterior do diafragma.

DIAGNÓSTICO
Hérnia diafragmática traumática.

DEFINIÇÃO DA DOENÇA
A hérnia diafragmática traumática decorre de uma lesão no diafragma, geralmente em algum ponto de fraqueza, com posterior herniação de estruturas da cavidade abdominal para a cavidade torácica.

ASPECTOS ANATOMOPATOLÓGICOS
Normalmente existe um gradiente de pressão entre as cavidades abdominal e torácica. No trauma abdominal fechado, pode haver aumento de 10 vezes na pressão abdominal, com a energia sendo transmitida diretamente para o diafragma, o que favorece pontos de ruptura.

O trauma penetrante é a principal causa de lesão diafragmática, no entanto, tem menores taxas de complicações, pois são mais frequentemente submetidos à cirurgia na fase aguda, sendo as lesões diagnosticadas no intraoperatório.

No trauma fechado frequentemente as lesões diafragmáticas não são reconhecidas na fase inicial do atendimento do paciente.

ASPECTOS CLÍNICOS
A história natural da hérnia diafragmática é descrita em três fases:

- *Fase aguda:* sintomas associados ao trauma. Mortalidade relacionada com lesões associadas que frequentemente mascaram os sinais e sintomas da hérnia na fase inicial pós-trauma e retardam o diagnóstico.
- *Fase de intervalo:* assintomático ou sintomas vagos gastrointestinais ou torácicos. O tempo de intervalo é variável, podendo ocorrer até 3 anos após o trauma.
- *Fase crônica:* é a fase em que ocorrem as complicações, principalmente obstrução e estrangulamento intestinal. A maioria dos casos é diagnosticada nos três primeiros anos da lesão, com sintomas de abdome agudo por obstrução intestinal e estrangulamento.

ACHADOS DE IMAGEM
A radiografia de tórax apresenta baixa sensibilidade para detecção da ruptura diafragmática. O achado mais específico é o encontro de alças intestinais acima do diafragma, mas nem sempre este sinal está presente ou é reconhecido.

Os achados sugestivos são: elevação do hemidiafragma e também seu obscurecimento, assimetria do diafragma ou mudança no nível do mesmo, sendo, geralmente, os primeiros indicadores de lesão. Como achados associados podemos citar: desvio de mediastino, atelectasia, derrame pleural, fratura de costela e pneumotórax.

A tomografia computadorizada é o método seguinte na avaliação, pois permite detecção da maioria das falhas diafragmáticas que resultam de trauma fechado, sendo que as reconstruções sagital e coronal melhoram a sensibilidade e a eficácia do método. Os achados mais comuns incluem defeito localizado do diafragma, ausência do sinal do diafragma e herniação de órgãos e do omento para o tórax. O diagnóstico é indicado pela presença de constrição focal do intestino ou estômago no local da hérnia (sinal do colar).

A ressonância magnética também é uma alternativa diagnóstica, utilizando-se os mesmos sinais descritos na avaliação por tomografia computadorizada.

DIAGNÓSTICO DIFERENCIAL
Os principais diagnósticos diferenciais são hipotonia frênica e malformações pulmonares.

LEITURAS RECOMENDADAS
Gelman R, Mirvis SE, Gens D. Diaphragmatic rupture due to blunt trauma; sensitivity of plain chest radiographs. *AJR* 1991;156:51-57.

Larici AR, Gotway MB, Litt HI *et al.* Helical CT with sagittal and coronal reconstructions: accuracy for detection of diaphragmaticinjury. *AJR* 2002;179:451-57.

Nchimi A, Szapiro D, Ghaye B *et al.* Helical CT of blunt diaphragmatic rupture. *AJR* 2005;184:24-30.

Worthy SA, Kang EY, Hartman TE *et al.* Diaphragmatic rupture: CT findings in 11 patients. *Radiology* 1995;194:885-88.

QUADRO CLÍNICO

Paciente do sexo masculino, 29 anos, notando o crescimento de massa indolor no escroto direito há 1 ano. Nega trauma ou infecções prévias.

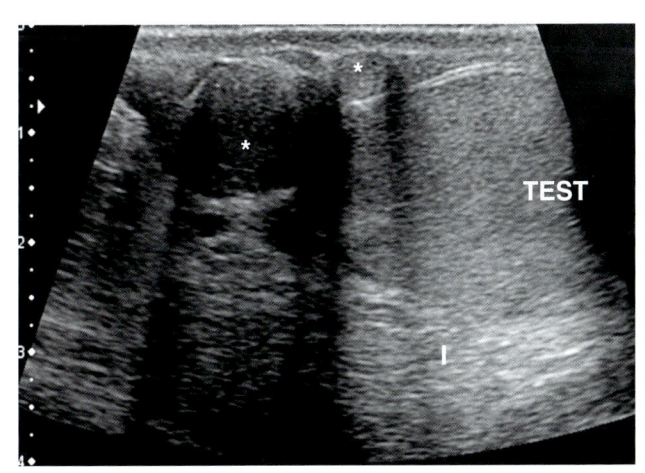

Fig. 22-1. US escrotal.

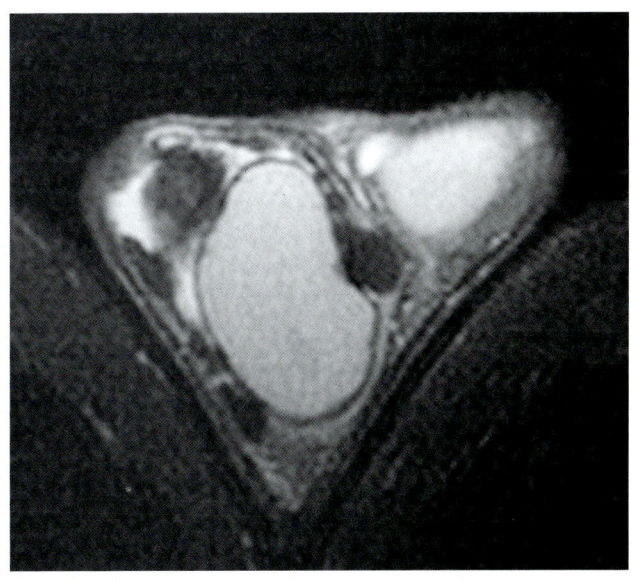

Fig. 22-2. RM – imagem axial ponderada em T2.

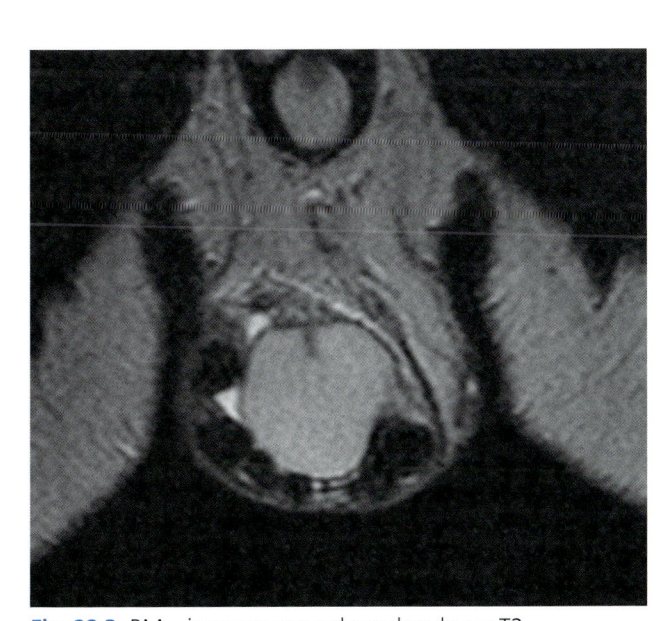

Fig. 22-3. RM – imagem coronal ponderada em T2.

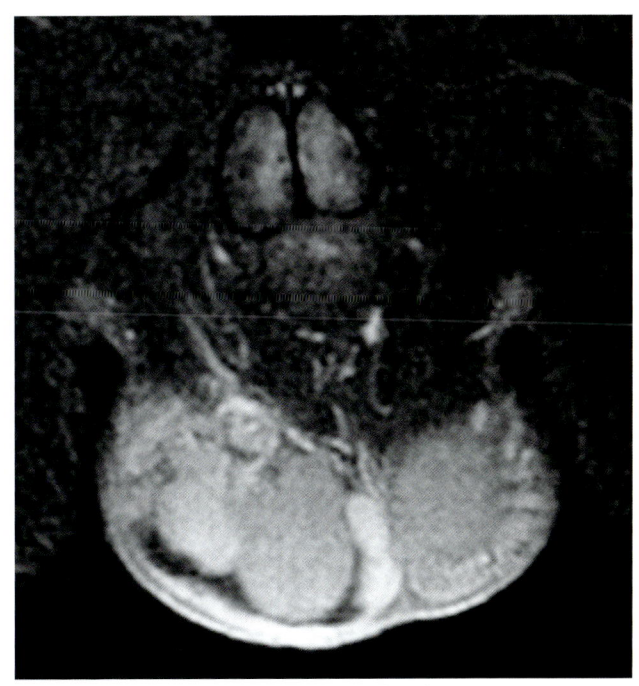

Fig. 22-4. RM – imagem coronal ponderada em T1.

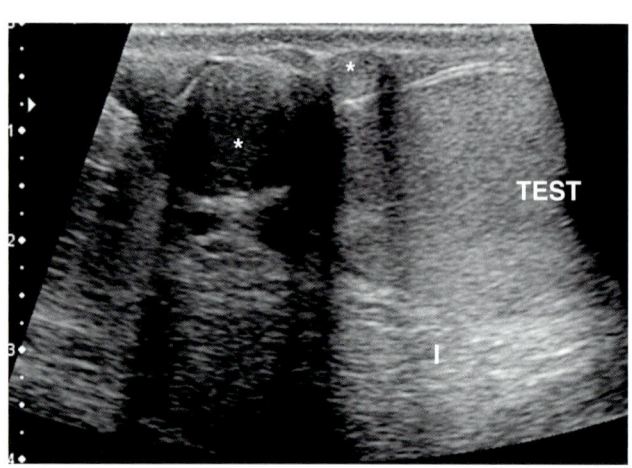

Fig. 22-1. US mostrando lesões nodulares extratesticulares isoatenuantes ao testículo.

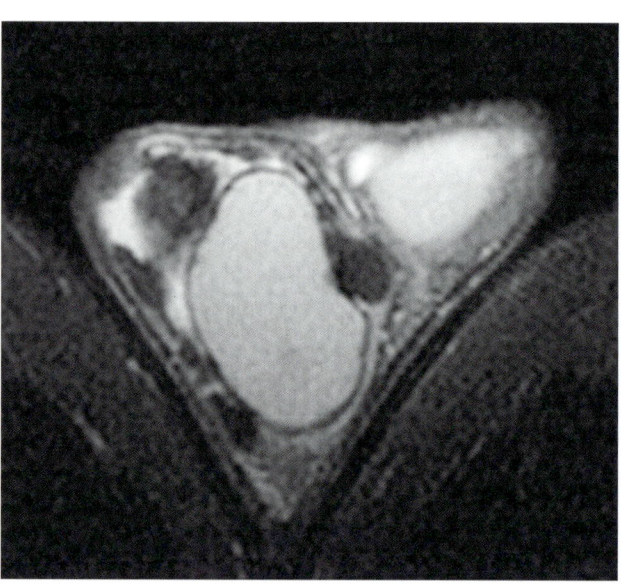

Fig. 22-2. RM – imagem axial ponderada em T2 com múltilpos nódulos extratesticulares à direita com hipossinal.

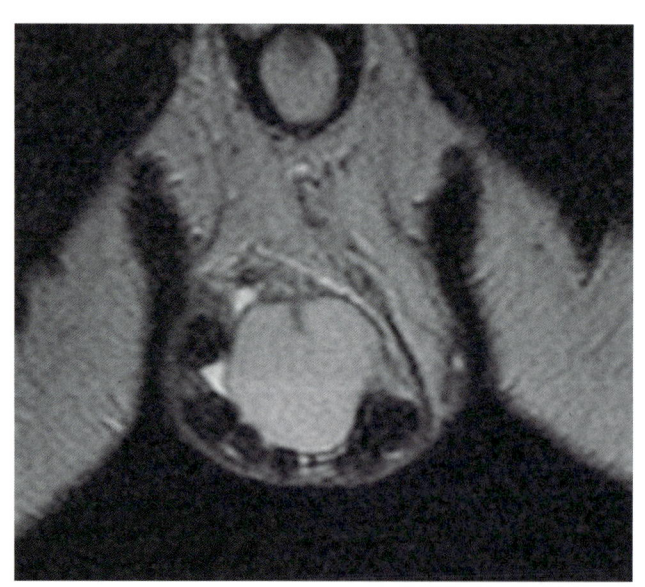

Fig. 22-3. RM – imagem coronal ponderada em T2 mostrando os múltilpos nódulos extratesticulares, à direita, com hipossinal.

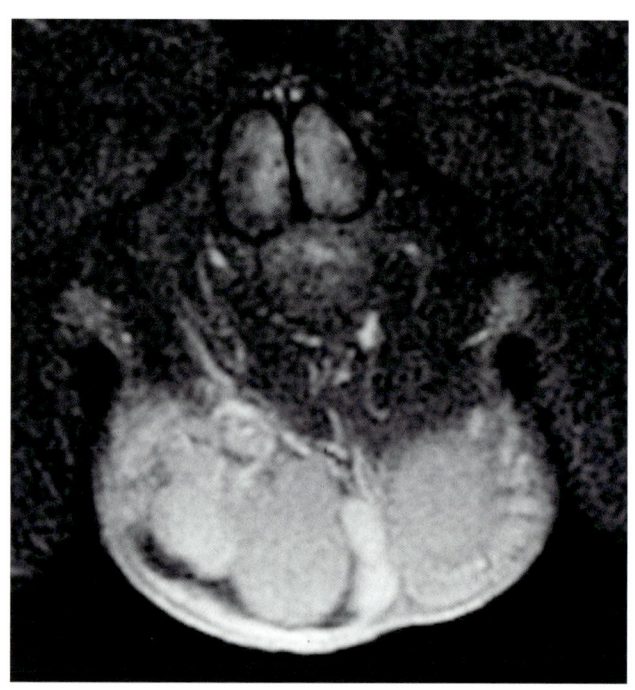

Fig. 22-4. RM – imagem coronal ponderada em T1 pós-gadolínio não evidenciou realce significativo das lesões.

DIAGNÓSTICO
Periorquite fibrosa (pseudotumor fibroso).

DEFINIÇÃO DA DOENÇA
O pseudotumor fiboso é uma lesão extratesticular benigna caracterizada por formação de nódulos de caráter inflamatório. É mais comum na túnica vaginal (75%), mas também pode acometer o epidídimo (10%), o cordão espermático e a túnica albugínea. Está associada a traumas ou orquiepididimite em até 30% dos casos.

É a segunda lesão paratesticular benigna mais comum.

ASPECTOS ANATOMOPATOLÓGICOS
Na periorquite fibrosa há uma reação inflamatória aguda benigna resultando na formação de um ou múltiplos nódulos ou massas. Histologicamente, caracterizam-se por proliferação de fibroblastos associada à estroma colagenoso hialinizado. Pode ser extensamente calcificada. A causa é desconhecida.

ASPECTOS CLÍNICOS E LABORATORIAIS
Clinicamente manifesta-se por nódulos ou massas escrotais indolores. Frequentemente o paciente apresenta antecedente de trauma ou infecção. As massas podem atingir grandes volumes e mimetizar neoplasias malignas. Acomete principalmente homens na 3ª década de vida.

O tratamento preconizado é a ressecção dos nódulos e das túnicas testiculares.

ACHADOS DE IMAGEM
A ultrassonografia escrotal geralmente mostra uma ou múltiplas massas sólidas junto à cápsula do testículo. A ecogenicidade dessas massas é variável, mas quando associada a calcificações, pode ter sombra acústica posterior. Hidrocele está frequentemente presente (cerca de 50% dos casos).

A ressonância magnética (RM) permite melhor precisão no diagnóstico pré-operatório. As lesões apresentam intensidade de sinal intermediária a baixa nas imagens ponderadas em T1 (semelhante aos testículos), e baixo sinal com relação aos testículos nas sequências ponderadas em T2. Após a injeção do meio de contraste, não há realce ou há um realce discreto. A presença do parênquima testicular com sinal normal na RM exclui a possibilidade de malignidade do testículo.

O pseudotumor da túnica albugínea deve ser considerado se a túnica estiver acentuadamente espessada e com hipossinal nas imagens ponderadas em T2.

Apesar de poucos casos descritos na literatura, esses achados à ressonância magnética parecem bem específicos, permitindo reconhecer a natureza benigna dessas lesões para uma abordagem terapêutica mais conservadora.

LEITURAS RECOMENDADAS
Akbar AS, Sayyed TA, Jafri SZSH *et al.* Multimodality imaging of paratesticular neoplasms and their rare mimics. *RadioGraphics* 2003;23:1461-76.

Kim W, Rosen MA, Langer JE *et al.* US–MR imaging correlation in pathologic conditions of the scrotum. *RadioGraphics* 2007;27:1239-53.

Parker PM, Pugliese JM, Allen Júnior RC. Benign fibrous pseudotumor of tunica vaginalis testis. *Urology* 2006;68:427–e17-9.

Tobias-Machado M, Lopes Neto AC, Simardi LH *et al.* Fibrous pseudotumor of tunica vaginalis and epididymus. *Urology* 2000;56:670xx-670xxii.

Woodward PJ, Schwab CM, Sesterhenn IA. From the archives of the AFIP. extratesticular scrotal masses: radiologic-pathologic correlation. *RadioGraphics* 2003;23:215-40.

MINHAS ANOTAÇÕES

QUADRO CLÍNICO

Paciente do sexo feminino, 63 anos, com antecedente de transplante renal há 29 anos apresentou piora da função renal durante o acompanhamento ambulatorial, associada à dor abdominal e diarreia. Inicialmente internada para fazer diálise, evoluiu com choque séptico decorrente de foco infeccioso no cateter de diálise. A tomografia computadorizada foi solicitada durante sua permanência na UTI da nefrologia para investigação de piora clínica.

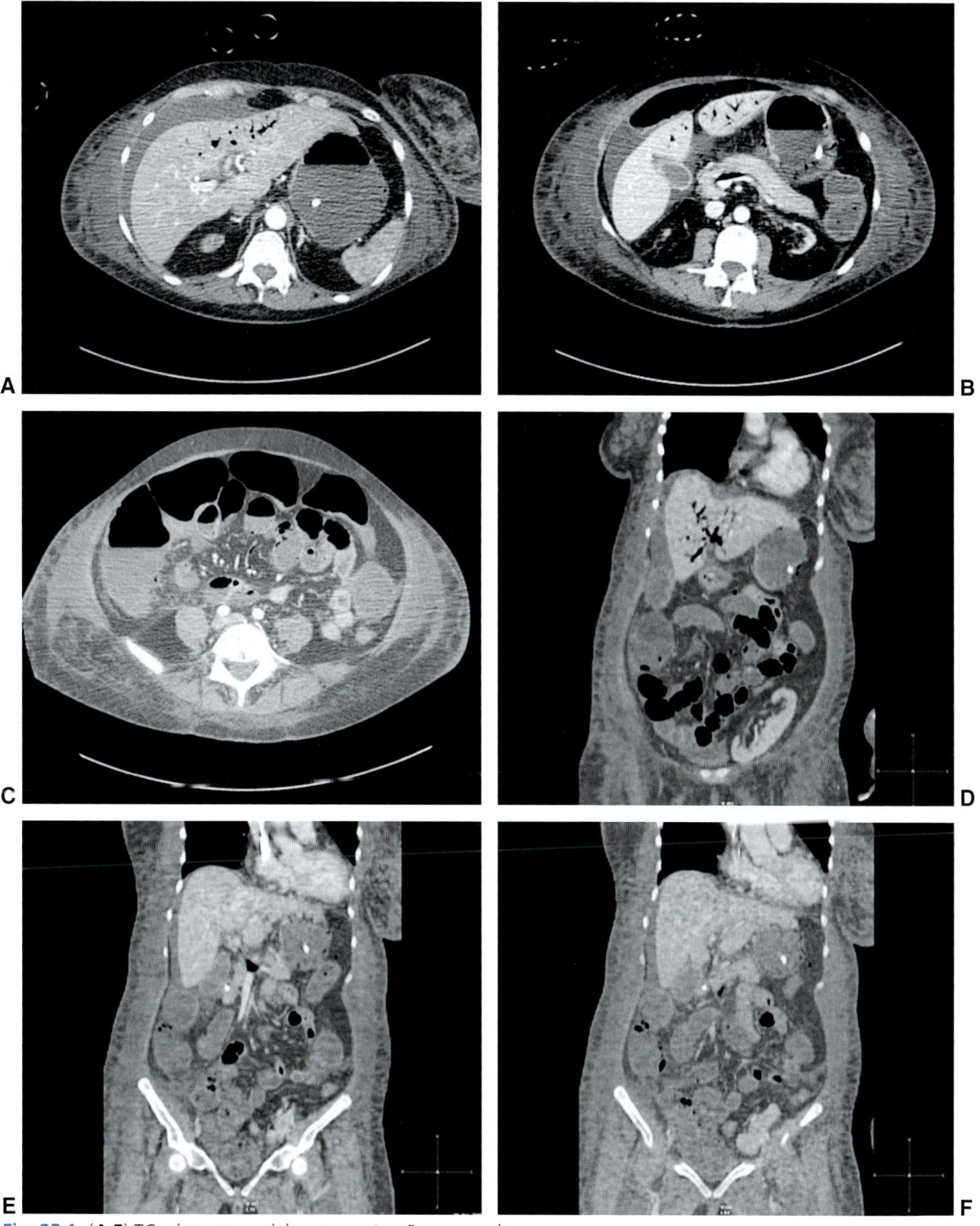

Fig. 23-1. (**A-F**) TC – imagens axiais e reconstruções coronais.

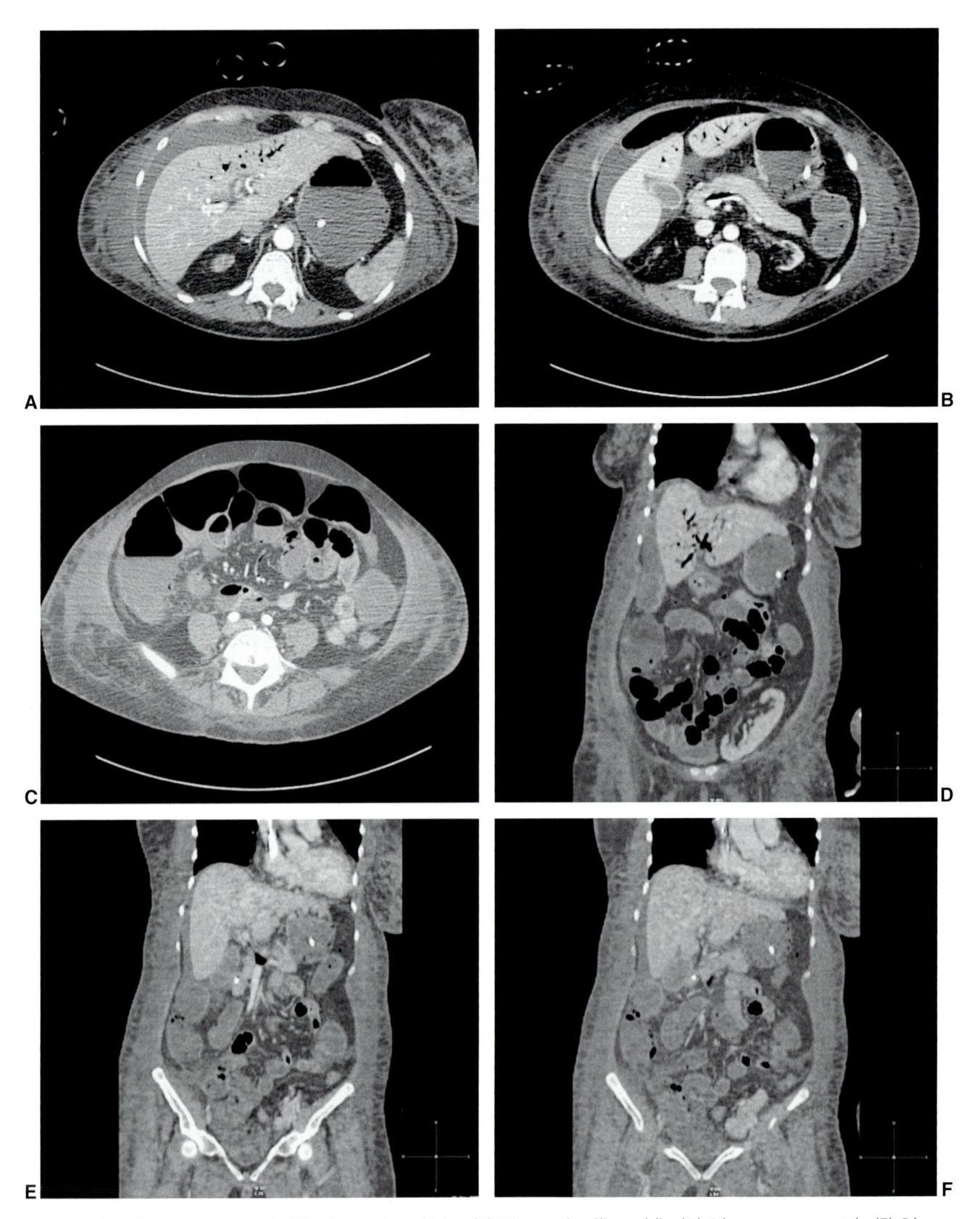

Fig. 23-1. (**A**) Gás nos ramos portais. (**B**) Gás na veia esplênica. (**C**) Gás na veia cólica média. (**D**) Gás nos ramos portais. (**E**) Gás na junção esplenomesentérica. (**F**) Pneumatose intestinal.

QUADRO CLÍNICO

Paciente de 47 anos, sexo feminino, procurou o pronto-socorro com queixa de dispneia progressiva há 2 anos e dor abdominal vaga. Referia um ferimento por arma branca no dorso há 25 anos. Ao exame físico abdominal apresentava uma massa pulsátil no mesogastro e, à ausculta abdominal, um sopro contínuo com reforço sistólico.

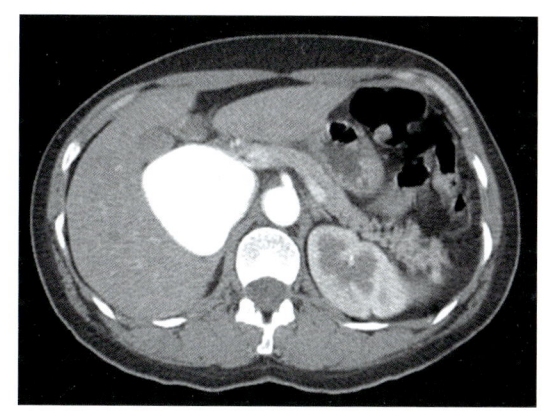

Fig. 24-1. Angiotomografia de abdome, corte axial na altura da emergência da artéria mesentérica superior.

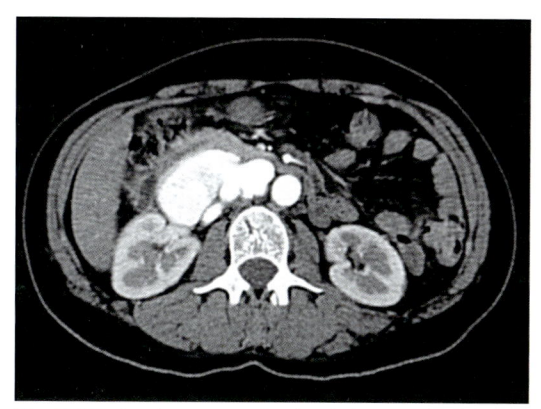

Fig. 24-2. Angiotomografia de abdome corte axial.

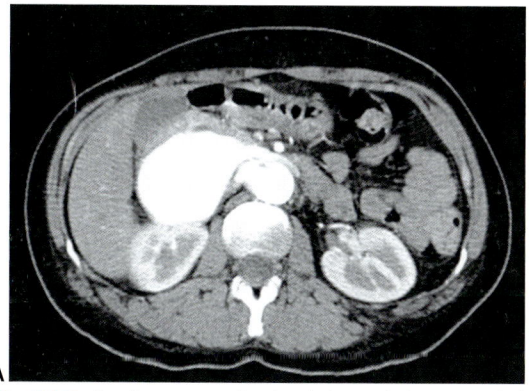
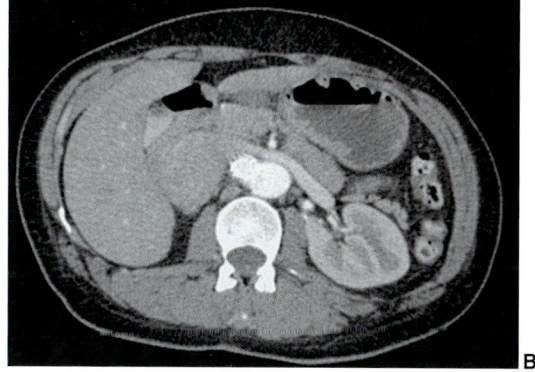

A B

Fig. 24-3. Angiotomografia de abdome (**A**) antes e (**B**) após tratamento.

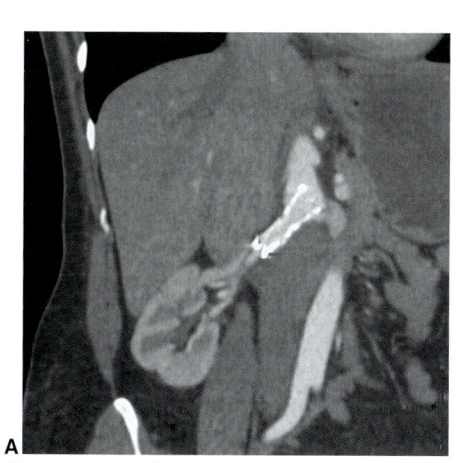
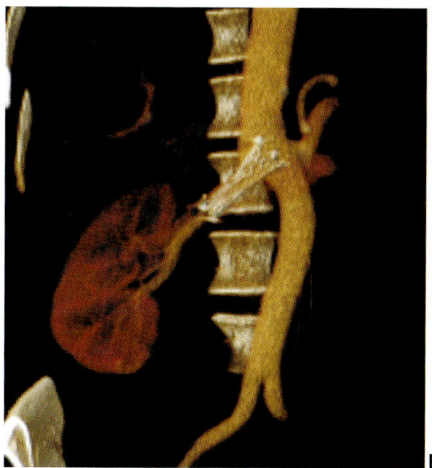

A B

Fig. 24-4. (**A**, **B**) Reformatação coronal e em *volume rendering* após tratamento.

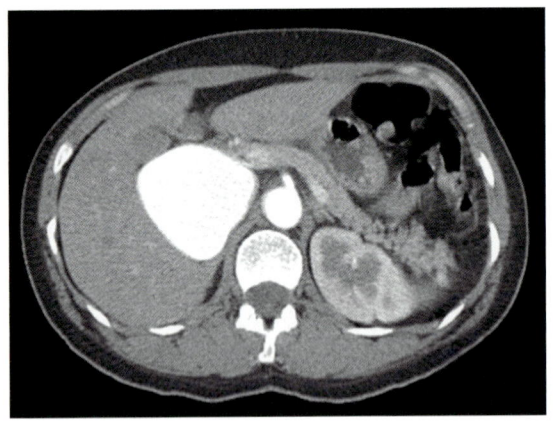

Fig. 24-1. Angiotomografia de abdome, no nível da emergência da artéria mesentérica superior, mostra a veia cava inferior com calibre aumentado e atenuação semelhante à da aorta.

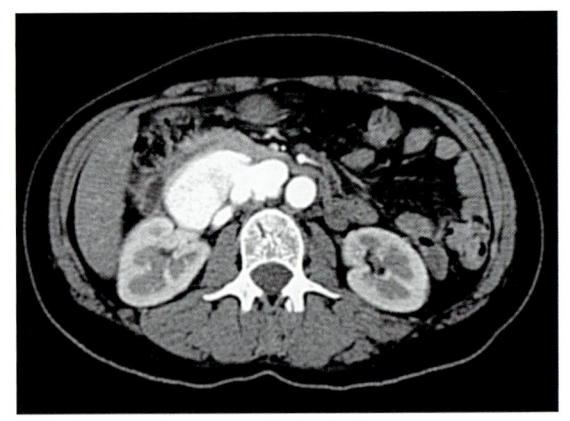

Fig. 24-2. Angiotomografia de abdome mostra pseudoaneurisma sacular da artéria renal direita com erosão de sua parede anterolateral, determinando fístula com a veia cava inferior.

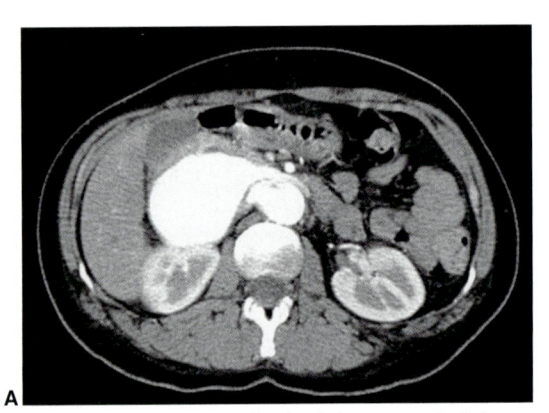
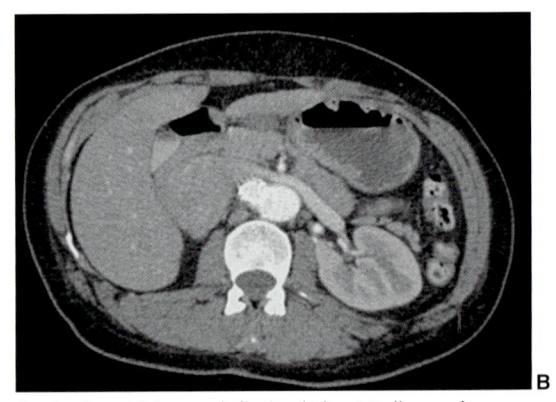

Fig. 24-3. Angiotomografia de abdome ao nível da emergência da artéria renal direita (**A**) e 15 dias após o tratamento endovascular (**B**). (**A**) Veia cava inferior de dimensões aumentadas e com contrastação precoce semelhante à aorta. (**B**) Veia cava inferior ainda de dimensões aumentadas, mas menor em relação ao exame pré-correção e endoprótese caracterizada na emergência da artéria renal direita.

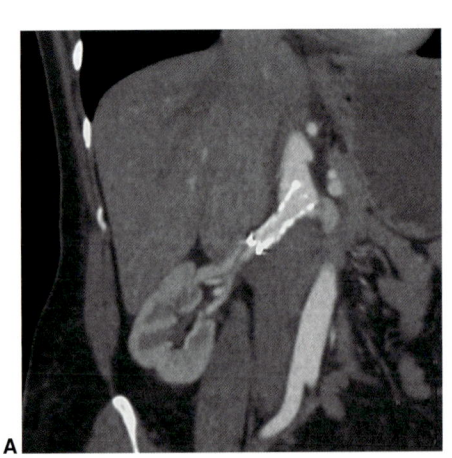
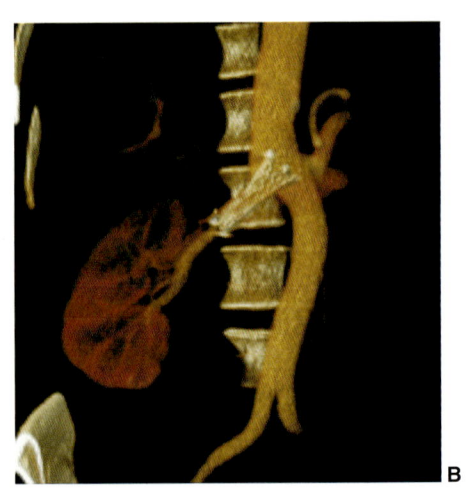

Fig. 24-4. (**A**, **B**) Reformatação coronal demonstra a endoprótese na artéria renal direita, com fluxo preservado no seu interior.

DIAGNÓSTICO
Fístula renocaval.

DEFINIÇÃO DA DOENÇA
A fístula renocaval é um evento raro, com poucos casos descritos na literatura até o momento, podendo ser secundária a trauma (fechado ou penetrante) ou iatrogênica (um caso descrito após colecistectomia laparoscópica).

ASPECTOS CLÍNICOS
As manifestações clínicas podem ocorrer em algumas horas ou muito tempo após o fator desencandeante.

A apresentação é variável, os achados abdominais incluem dor, massa pulsátil e sopro, além de sinais e sintomas de insuficiência cardíaca congestiva por aumento do retorno venoso para o átrio direito e expansão intravascular compensatória à hipovolemia periférica à fistula, hipertensão renovascular secundária à hipoperfusão renal e instabilidade hemodinâmica nos casos mais graves.

CONDUTA
A conduta depende das manifestações clínicas do paciente e do tempo do trauma.

No trauma recente, o objetivo inicial é o controle da hemorragia e a cirurgia é realizada no caso de instabilidade hemodinâmica ou lesão associada a outros órgãos.

Nos pacientes estáveis, a angiotomografia é o exame de escolha na suspeita de lesão vascular intra-abdominal.

A angiografia é uma opção quando há a possibilidade de embolização.

ACHADOS DE IMAGEM
A angiotomografia é o exame de escolha na maioria dos casos.

O principal sinal indireto da fístula renocaval é a contrastação precoce da veia cava inferior, que pode se apresentar com aumento do seu calibre. Em alguns casos pode-se identificar o local da fístula. O aumento das câmaras cardíacas está presente nos pacientes com trauma de longa data.

A contrastação precoce da veia cava inferior também pode ocorrer em outras situações, considerando a velocidade de infusão do meio de contraste menor que 3 mL/segundo, como na disfunção cardíaca direita, fístula aortocaval, *shunt* arteriovenoso em tumores hepáticos hipervascularizados e obstrução da veia cava superior com enchimento da veia cava inferior via colaterais (ázigo-hemiázigos e mamária interna).

TRATAMENTO
O tratamento pode ser cirúrgico, com o reparo direto dos vasos envolvidos e nefrectomia, se necessária.

A embolização é uma opção menos invasiva, no entanto, contraindicada no caso de fístulas grandes pelo risco de embolia pulmonar.

O tratamento endovascular com o uso de *stent* recoberto na artéria renal é uma possibilidade. O tratamento da lesão na veia cava inferior é conservador e espera-se que ocorra o fechamento do orifício com a interrupção do fluxo arterial. O prognóstico é incerto, uma vez que não há estudos que tenham acompanhado os pacientes a longo prazo. As complicações possíveis desse tipo de intervenção incluem estenose da artéria renal e pseudoaneurisma da veia cava inferior.

LEITURAS RECOMENDADAS
Kandpal H, Sharma R, Gamangatti S et al. Imaging the inferior vena cava: a road less traveled. *RadioGraphics* 2008;28:669-89.

Kavic SM, Atweh N, Ivy ME et al. Renal artery to inferior vena cava fistula following gunshot wound to the abdomen annals of vascular. *Surgery* 2002;16:666-70.

Stasi C, Pedicelli A, Manfrdi R et al. Renocaval arteriovenous fistula as a complication of laparoscopic cholecystectomy. *AJR* 2001;176:261-62.

Tam J, Kossman T, Lyon S. Acute traumatic renal artery to inferior vena cava fistula treated with a covered stent cardiovascular and interventional. *Radiology* 2006;29:1129-31.

MINHAS ANOTAÇÕES

QUADRO CLÍNICO

Paciente de 28 anos, sexo masculino, natural de São Bernardo do Campo. Apresenta massa na região inguinal direita, com crescimento progressivo, há 6 meses. História pregressa de Leucemia Mieloide Aguda (LMA) há 5 anos, com transplante de medula óssea alógeno. Criptorquidia à direita, sem intervenção cirúrgica prévia. Ultrassonografia de testículo evidenciou bolsa escrotal direita livre (testículo e epidídimo direitos não caracterizados). Na região inguinal direita observou-se massa heterogênea, localizada medialmente aos vasos ilíacos direitos.

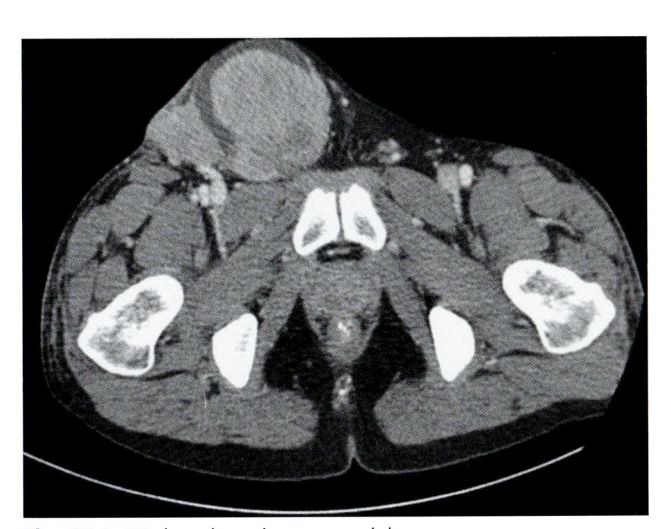

Fig. 25-1. TC de pelve – imagem axial.

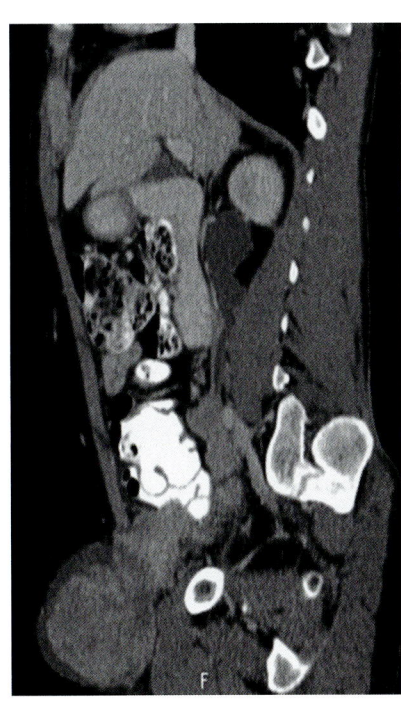

Fig. 25-2. TC de abdome e pelve – reconstrução sagital.

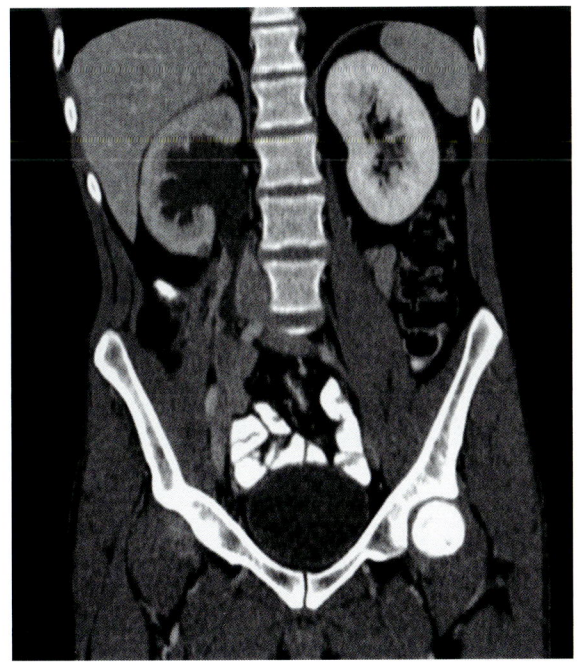

Fig. 25-3. TC de abdome e pelve – reconstrução coronal.

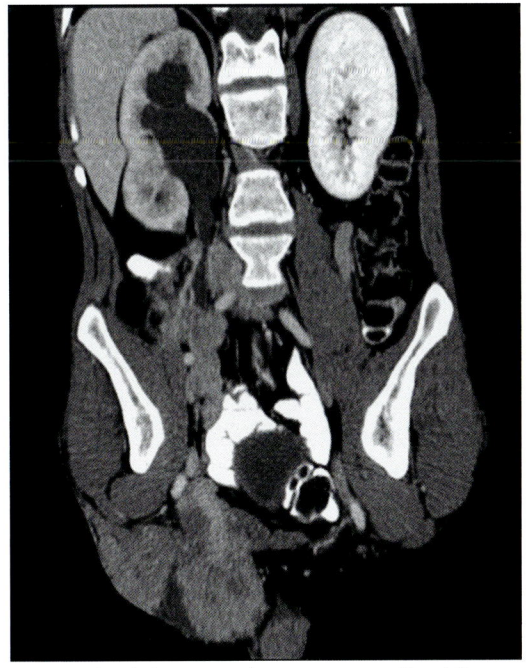

Fig. 25-4. TC de abdome e pelve – reconstrução oblíqua.

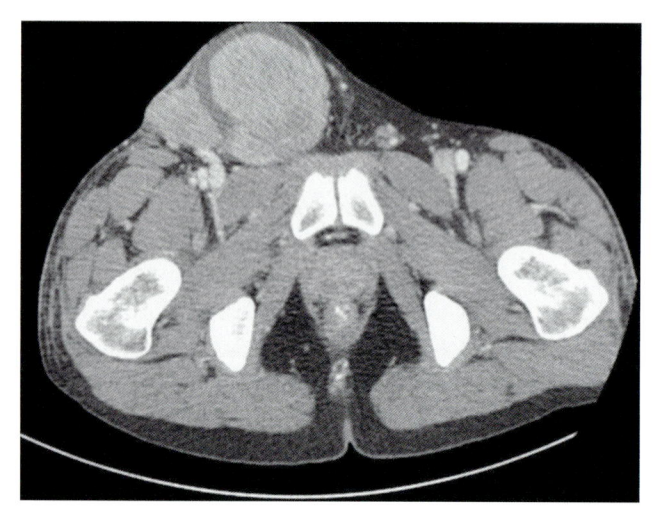

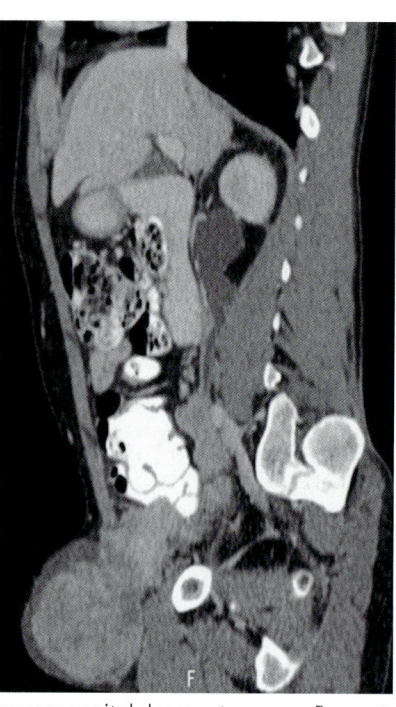

Fig. 25-1. Imagem axial. Massa sólida heterogênea, com áreas de necrose/liquefação na região inguinal direita, adjacente aos vasos ilíacos. Pequena quantidade de líquido perilesional.

Fig. 25-2. Imagem sagital demonstra a porção posterior da lesão, que se estende à cavidade abdominal. Observa-se, também, ectasia ureteral proximal à direita.

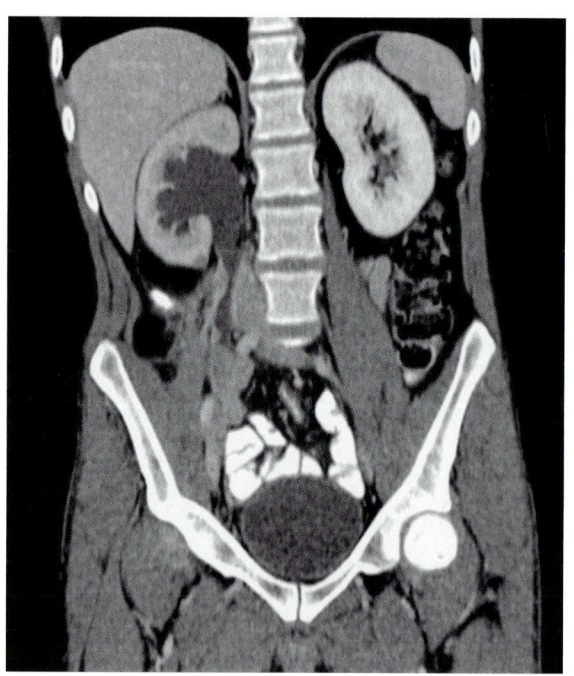

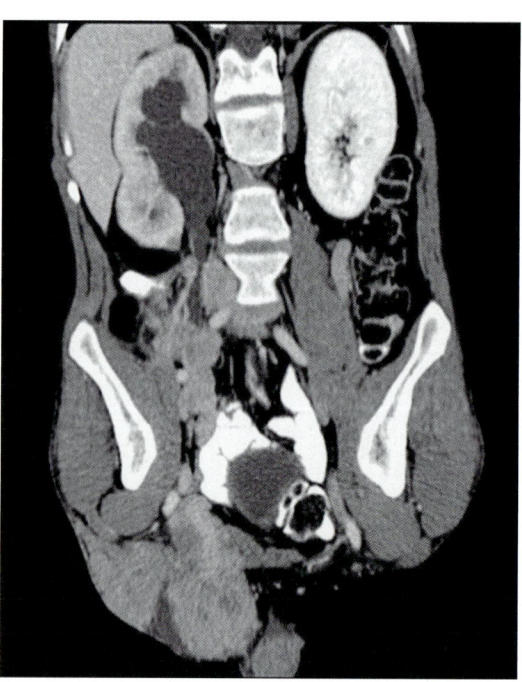

Fig. 25-3. Imagem coronal. Linfonodomegalias nas cadeias ilíacas à direita, que envolvem o ureter distal direito e provocam hidronefrose a montante.

Fig. 25-4. Reconstrução oblíqua. Formação expansiva heterogênea inguinal direita, linfonodomegalias nas cadeias ilíacas direitas, com envolvimento ureteral distal e hidronefrose a montante.

DIAGNÓSTICO

Infiltração testicular por células da linhagem mieloide (leucemia mieloide aguda).

ASPECTOS ANATOMOPATOLÓGICOS

A análise anatomopatológica (material obtido em orquiectomia radical direita, por via inguinal) evidenciou infiltração difusa do interstício testicular por células da linhagem mieloide, com compressão, mas sem destruição dos túbulos seminíferos.

ASPECTOS CLÍNICOS

Aumento progressivo do volume testicular, com nódulo/massa palpável ao exame físico.

O acometimento testicular primário pela leucemia é raro. Os testículos são sítios comuns de recorrência da leucemia após tratamento quimioterápico, pois a barreira hematogonadal limita a ação dos agentes quimioterápicos, principalmente em crianças com leucemia linfoide aguda.

O acometimento testicular pode ser uni ou bilateral, e representa fator de mau prognóstico na evolução da doença leucêmica.

Assim, todo paciente com massa testicular durante o curso da leucemia necessita de avaliação anatomopatológica.

ACHADOS DE IMAGEM

A ultrassonografia pode evidenciar testículo homogeneamente hipoecogênico ou com múltiplas lesões hipoecogênicas, de dimensões variadas. Na análise com Doppler colorido as lesões são hipervascularizadas. Na maior parte dos casos a conformação ovoide testicular é preservada.

A TC é indicada para a avaliação do comprometimento linfonodal.

LEITURAS RECOMENDADAS

Hachui M. Tumors and tumorlike lesions of the testis: radiologic-pathologic correlation. *RadioGraphics* 2002;22:189-216.

Hricak H, Filly RA. Sonography of the scrotum. *Radiology* 2003;227:18-36.

Mazzu D, Jeffrey Júnior RB, Ralls PW. Lymphoma and leukemia involving the testicles. *AJR* 1995;164:645-47.

CASO CLÍNICO

Paciente do sexo masculino, 17 anos. Queixas vagas de astenia, desconforto gastrointestinal e emagrecimento.

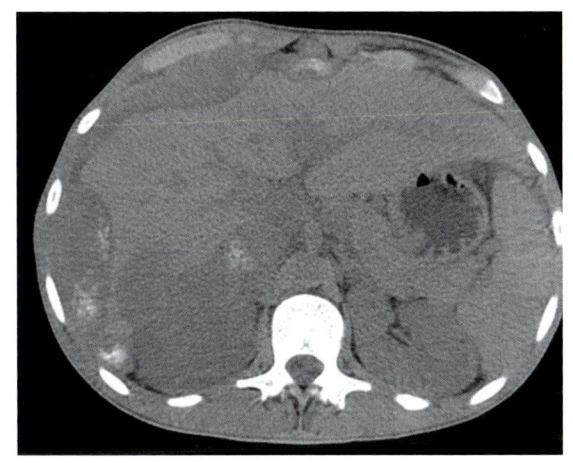

Fig. 26-1. TC de abdome sem contraste.

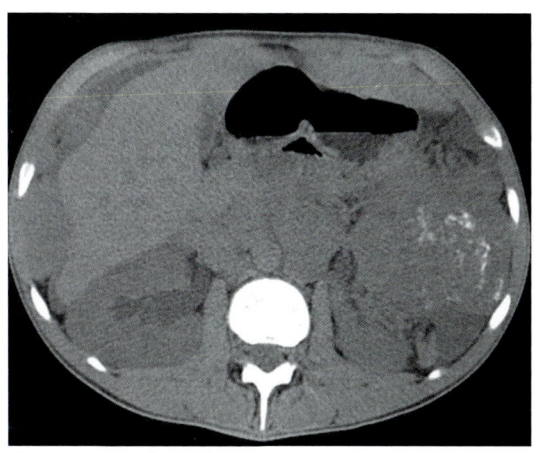

Fig. 26-2. TC de abdome sem contraste.

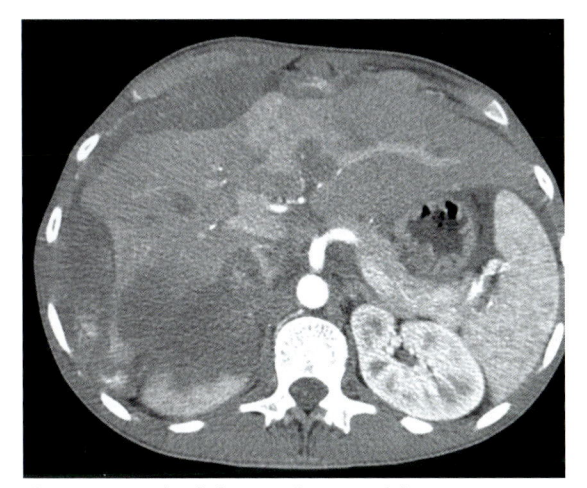

Fig. 26-3. TC de abdome – fase arterial.

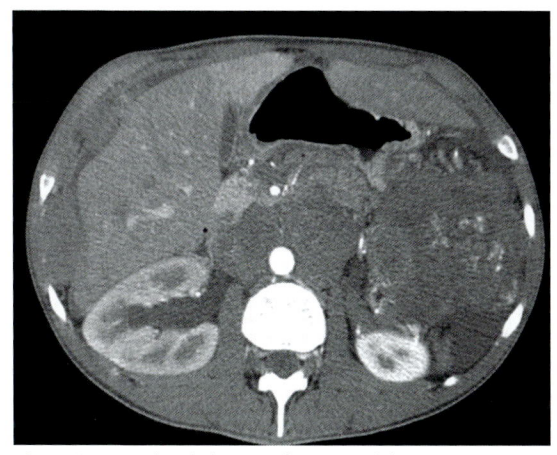

Fig. 26-4. TC de abdome – fase arterial

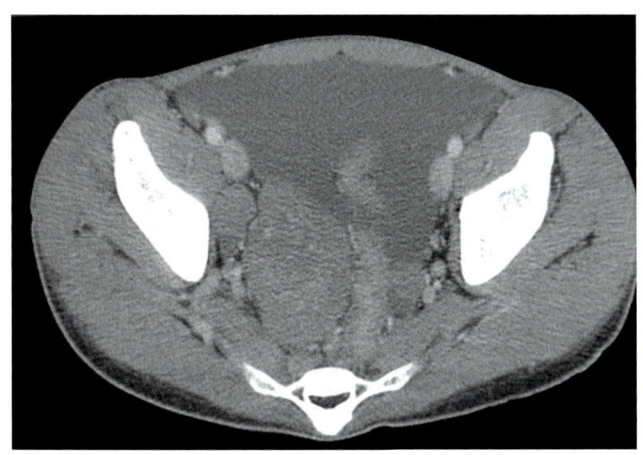

Fig. 26-5. TC de abdome – fase portal.

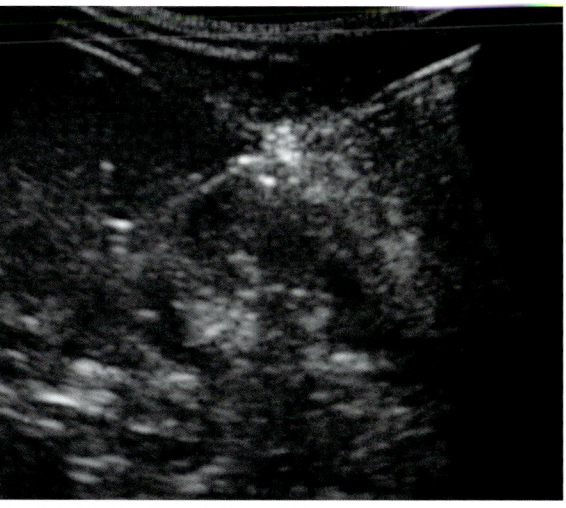

Fig. 26-6. Biópsia guiada por US.

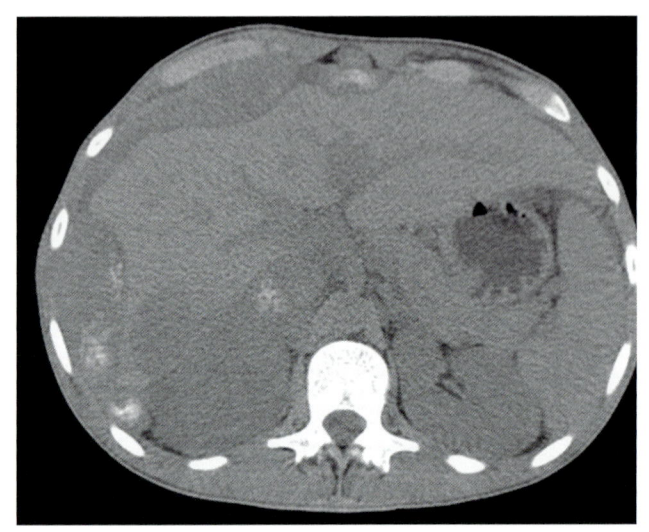

Fig. 26-1. Massas subdiafragmáticas que deformam o contorno hepático. Calcificações difusas no interior das massas.

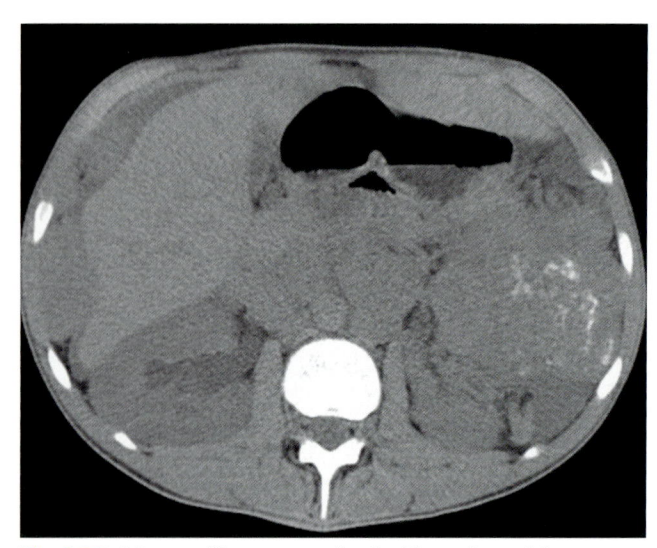

Fig. 26-2. Massas difusamente distribuídas pelo peritôneo.

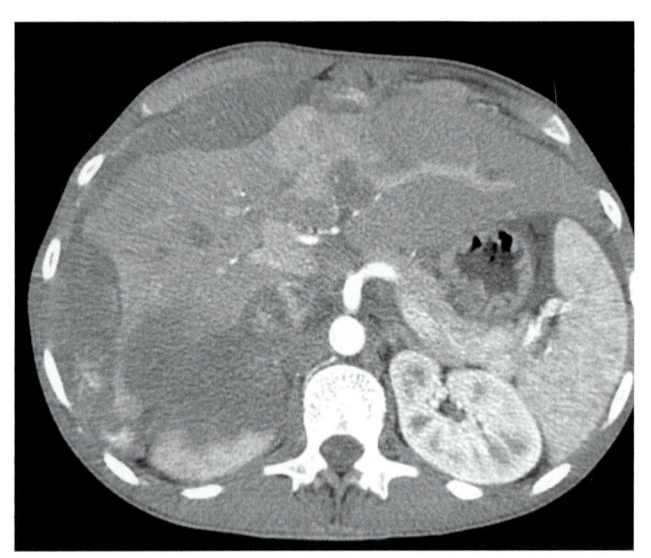

Fig. 26-3. Lesão junto ao ligamento falciforme hepático, com distúrbio perfusional adjacente.

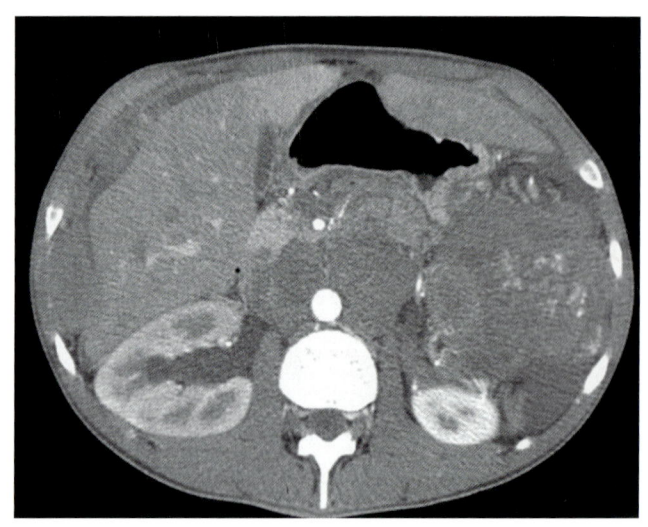

Fig. 26-4. Realce heterogêneo das lesões. Linfonodomegalias periaórticas.

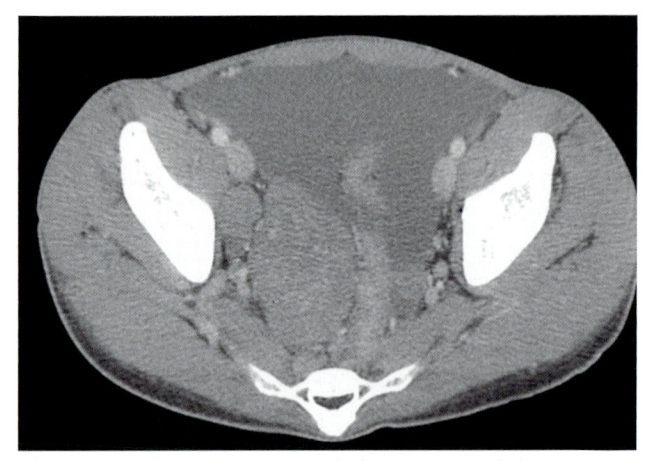

Fig. 26-5. Ascite. Massa retrovesical com características semelhantes.

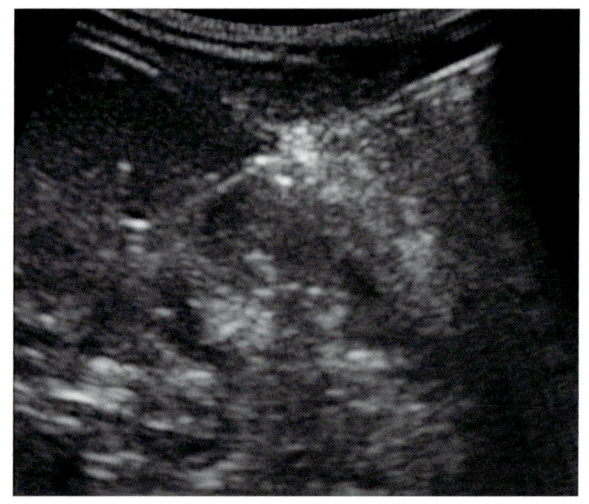

Fig. 26-6. Biópsia guiada por US da lesão do flanco esquerdo.

DIAGNÓSTICO

Tumor desmoplásico de células pequenas e redondas (TDCPR).

INTRODUÇÃO

A identificação de doença peritoneal exige que se considerem as possibilidades de doenças inflamatórias/infecciosas, neoplasias primárias e neoplasias secundárias, estas as mais frequentemente observadas em um hospital geral.

CLASSIFICAÇÃO

Tumores primários peritoneais são raros. Devem ser lembrados nos diagnósticos diferenciais de lesões peritoneais, na ausência de sítio visceral de origem. Tais lesões podem ser divididas de acordo com a histogênese, podendo ser de origem mesotelial (p. ex., mesoteliomas e suas variantes histológicas), epitelial (p. ex., tumores serosos), músculo liso (p. ex., leiomiomatose peritoneal disseminada) e, ainda, de origem incerta (p. ex., tumor desmoplásico de células pequenas e redondas).

EPIDEMIOLOGIA

O TDCPR é um tumor raro, com menos de 200 casos descritos na literatura. Possui predileção pelo sexo masculino (3,8H:1M), acometendo indivíduos jovens com faixa etária em torno de 18 a 25 anos.

ASPECTOS CLINICOPATOLÓGICOS

O TDCPR pertence ao grupo dos tumores primitivos, que expressam em sua histologia células pequenas, redondas e azuis. Também fazem parte deste grupo de neoplasias neuroblastoma, linfoma, rabdomiossarcoma, tumor de Wilms, sarcoma de Ewing e o tumor neuroectodérmico primitivo (PNET).

O TDCPR é um tumor extremamente agressivo, e na maior parte dos casos, em estágio avançado quando do diagnóstico. Possui prognóstico muito ruim, com sobrevida inferior a 30% em 3 anos, a despeito da instituição de tratamento, e sobrevida média de 17 meses.

A característica histológica mais marcante desses tumores é a presença de estroma desmoplásico, que envolve células pequenas, redondas e azuis. Na imuno-histoquímica, apresentam padrão polifenotípico, possuindo reação a marcadores mesenquimais, epiteliais e neurais, o que os diferem dos demais tumores do grupo de tumores primitivos.

ACHADOS DE IMAGEM

Os achados de imagem incluem múltiplas massas omentais e/ou mesentéricas, sem distinção de órgão de origem.

As lesões geralmente apresentam calcificações difusas nas fases pré-contraste e realce heterogêneo, com centro hipoatenuante nas fases pós-contraste.

Complicações relacionadas com o efeito de massa das lesões podem ocorrer, como obstruções do trato urinário e do trato gastrointestinal.

Ascite pode ou não estar presente, bem como linfonodomegalias e metástases a distância.

LEITURAS RECOMENDADAS

Bellah R, Suzuki-Bordalo L, Brecher E *et al.* Desmoplastic small round cell tumor in the abdomen and pelvis: report of CT findings in 11 affected children and young adults. *AJR* 2005;184:1910-14

Levy AD, Arnáiz J, Shaw JC *et al.* From the archives of the AFIP – primary peritoneal tumors: imaging features with pathologic correlation. *RadioGraphics* 2008;28:583-607.

Pickhardt PJ, Bhalla S. Primary neoplasms of peritoneal and subperitoneal origin: CT findings. *RadioGraphics* 2005;25:983-95.

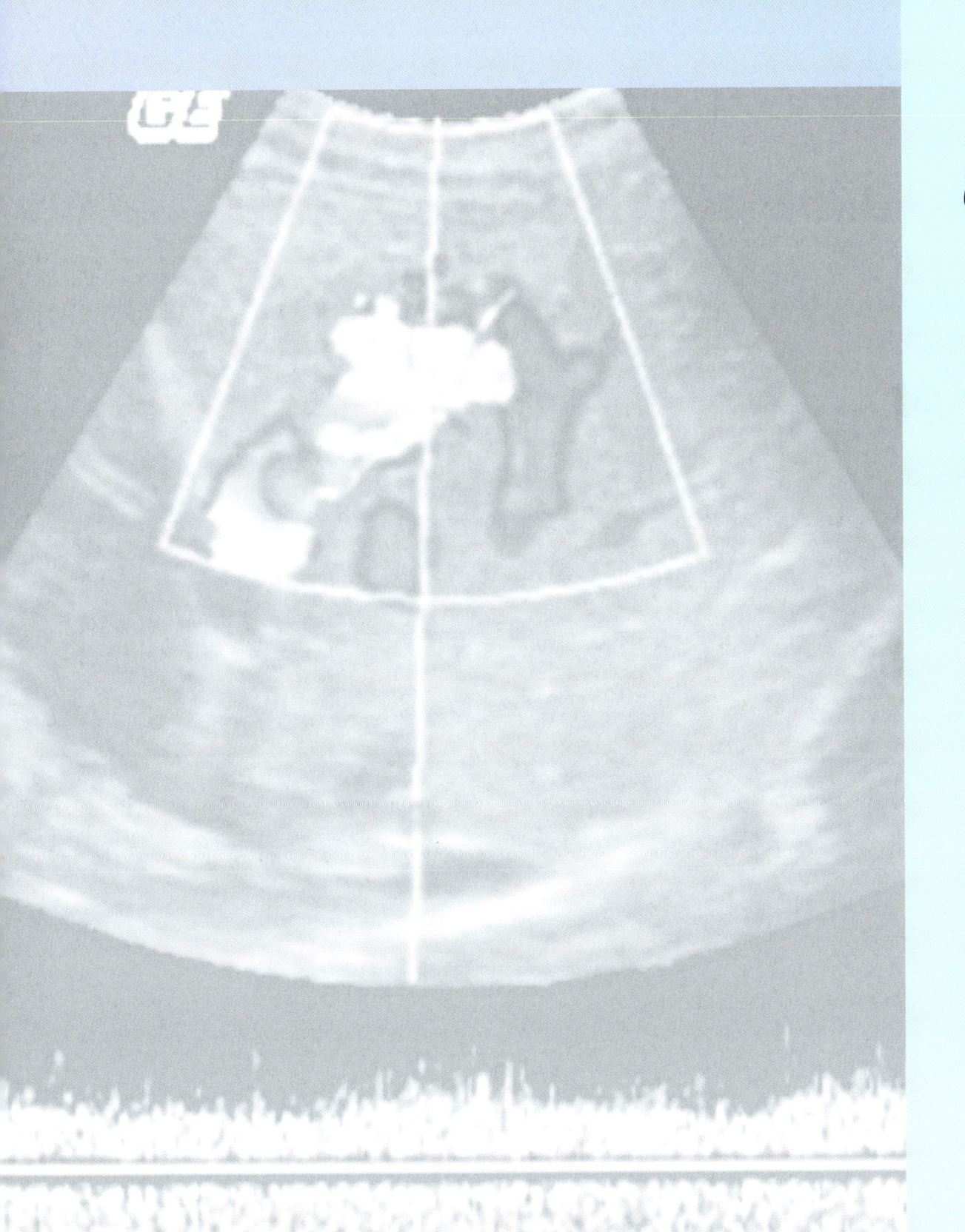

INRAD

QUADRO CLÍNICO

Paciente de 7 anos, sexo feminino. Realizou transplante hepático intervivos há 2 anos por hepatite fulminante. Teve necessidade de algumas biópsias por piora da função hepática. Há 2 meses apresentou episódios de hematêmese.

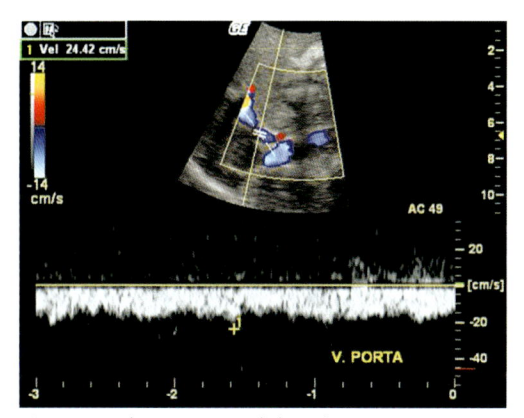

Fig. 27-1. Fluxo espectral da veia porta no ramo esquerdo.

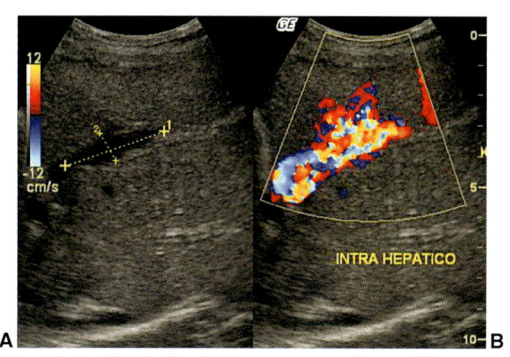

Fig. 27-2. (**A**) Lesão cística encontrada no lobo esquerdo. (**B**) Análise com Doppler colorido.

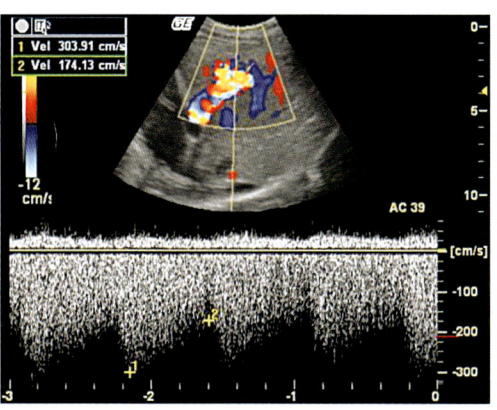

Fig. 27-3. Análise espectral do fluxo na lesão.

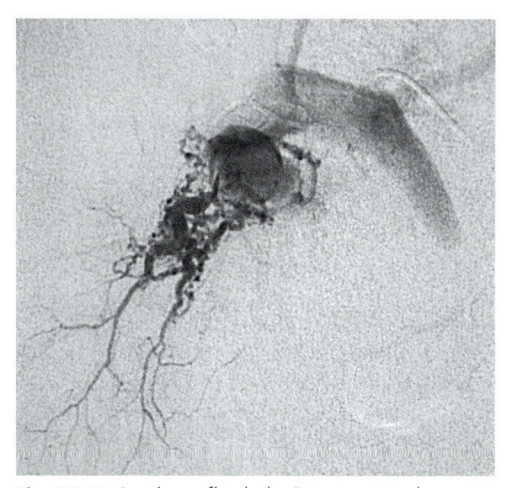

Fig. 27-4. Angiografia da lesão encontrada.

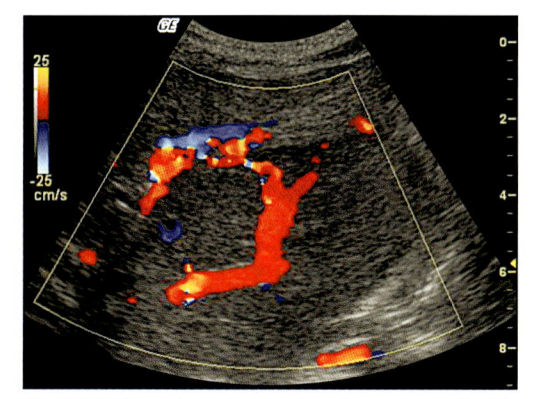

Fig. 27-5. Doppler colorido da veia porta, após 1º dia da embolização.

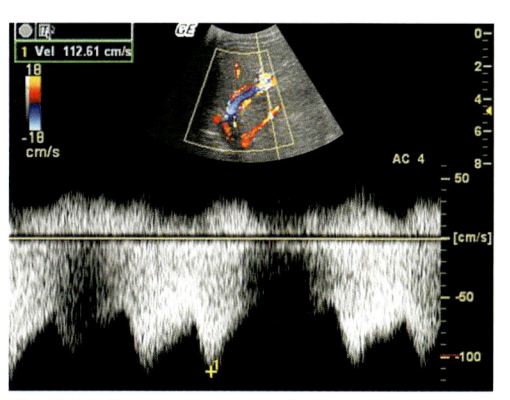

Fig. 27-6. Fluxo espectral da lesão após embolização (6º dia).

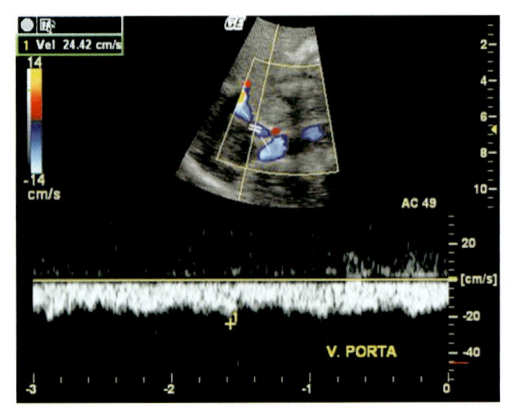

Fig. 27-1. Fluxo hepatofugal da veia porta.

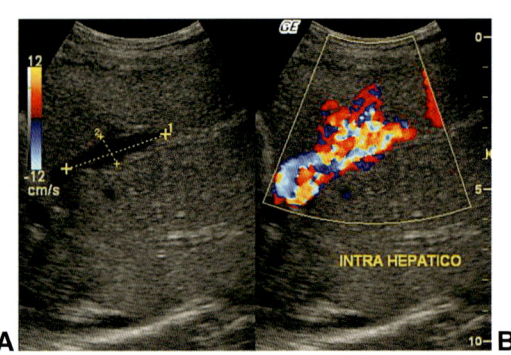

Fig. 27-2. (**A**) Imagem cística intraparenquimatosa. (**B**) Mapeamento com Doppler colorido que mostra fluxo turbulento na topografia de ramo subsegmentar do ramo esquerdo da veia porta.

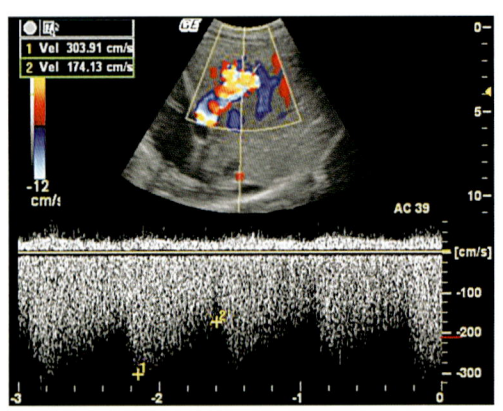

Fig. 27-3. Análise espectral com fluxo turbulento de alta velocidade de pico sistólico e baixa resistência, compatível com fístula.

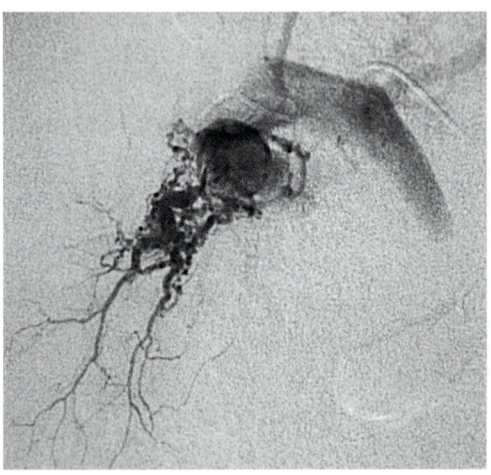

Fig. 27-4. Angiografia da lesão encontrada, demonstrando contrastação de ramos da artéria hepática e precoce de ramos da veia porta.

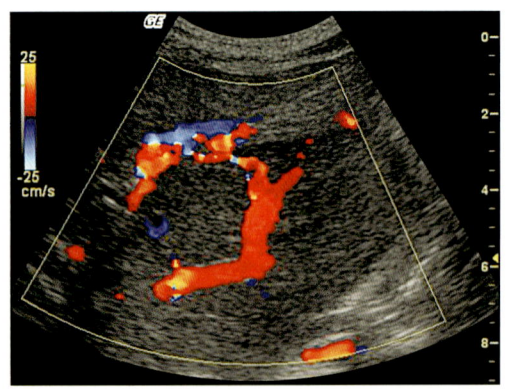

Fig. 27-5. Doppler colorido da veia porta, após primeiro dia da embolização, notando-se fluxo hepatopetal no tronco do ramo esquerdo, contudo, nota-se ainda pequeno subsegmento com fluxo hepatofugal.

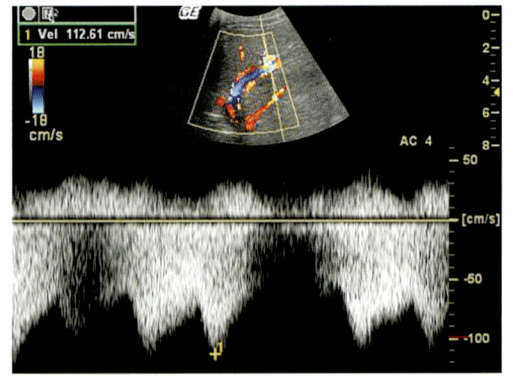

Fig. 27-6. Análise espectral com fluxo na lesão após embolização (6º dia), com persistência do fluxo hepatofugal no subsegmento e padrão espectral compatível, ainda, com fístula.

DIAGNÓSTICO
Fístula arterioportal com fluxo hepatofugal na veia porta.

DEFINIÇÃO DA DOENÇA
A fístula arterioportal (FAP) consiste em uma comunicação direta entre os ramos da artéria hepática e veia porta.

O fluxo hepatofugal na veia consiste na inversão do fluxo neste vaso, considerado anormal em qualquer segmento.

DISCUSSÃO
As conexões arterioportais são predominantemente adquiridas, tendo como causas principais as biópsias, traumas penetrantes e complicações de cirurgias hepáticas. De acordo com sua localização, pode-se classificá-la em intra ou extra-hepática.

A grande maioria dos pacientes com esta patologia são assintomáticos, contudo, manifestações clínicas da hipertensão portal podem ocorrer. A detecção do fluxo hepatofugal na veia porta, nestes casos, é clinicamente importante para o diagnóstico de hipertensão portal, determinação da patência da FAP e, também, no prognóstico de pacientes cirróticos.

O tratamento da FAP é necessário quando se observam sinais de hipertensão portal e realizado através de angiografia com embolização, sendo utilizados espirais metálicas, agentes particulados, fluidos esclerosantes e balão destacável.

ACHADOS DE IMAGEM
Na ultrassonografia com Doppler do fígado da FAP, pode-se observar aumento do calibre da artéria hepática, segmentos ou tronco da veia porta com fluxo hepatofugal, além de área com fluxo turbulento e/ou de baixa resistência com velocidades de pico sistólico elevadas.

A tomografia computadorizada pode demonstrar realce precoce de ramos portais periféricos na fase arterial e antes do tronco da veia porta; realce de ramos e tronco da veia porta antes da chegada do contraste nas veias esplênica e mesentérica superior; e área com realce transitório bem delimitada de parênquima hepático durante a fase arterial.

Na ressonância magnética, observam-se sinais similares à tomografia, como o realce precoce de ramos periféricos da veia porta e área bem delimitada com realce homogêneo durante a fase arterial.

A angiografia geralmente é utilizada para guiar o tratamento e na confirmação do diagnóstico da FAP, que pode apresentar contrastação de ramos com comunicação entre a veia porta e a artéria hepática, e realce precoce dos ramos portais envolvidos.

LEITURAS RECOMENDADAS
Gallego C, Velasco M, Marcuello P *et al.* Congenital and acquired anomalies of the portal venous system. *RadioGraphics* 2002;22:141-59.

Quiroga S, Sebastià C, Margarit C *et al.* Complications of orthotopic liver transplantation: spectrum of findings with helical CT. *RadioGraphics* 2001;21:1085-102.

Tasar M, Gulec B, Bozlar U *et al.* Intrahepatic arterioportal fistula and its treatment with detachable balloon and transcatheter embolization with coils and microspheres. *Journal of Clinical Imaging* 2005;29:325-30.

Wachsberg RH, Bahramipour P, Sofocleous CT *et al.* Hepatofugal flow in the portal venous system: pathophysiology, imaging findings, and diagnostic pitfalls. *RadioGraphics* 2002;22:123-40.

QUADRO CLÍNICO

Paciente de 32 anos, sexo feminimo, do lar. Apresenta placas eritematosas hipoestésicas na face, braços e perna esquerda há 6 meses, com piora progressiva. Nega lesões semelhantes em familiares.

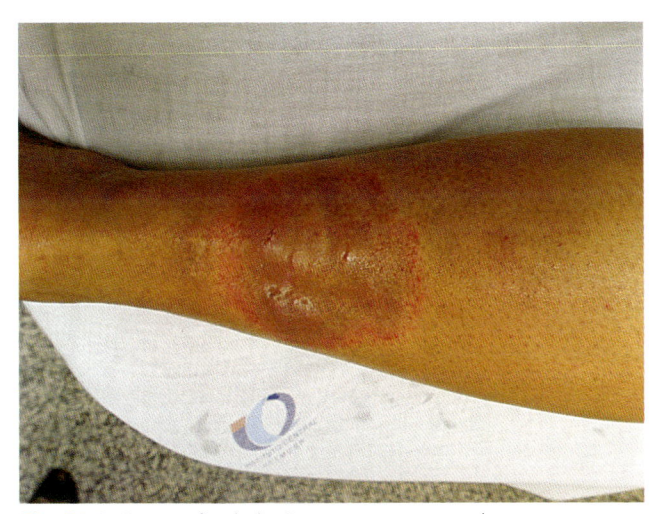

Fig. 28-1. Fotografia de lesão na perna esquerda.

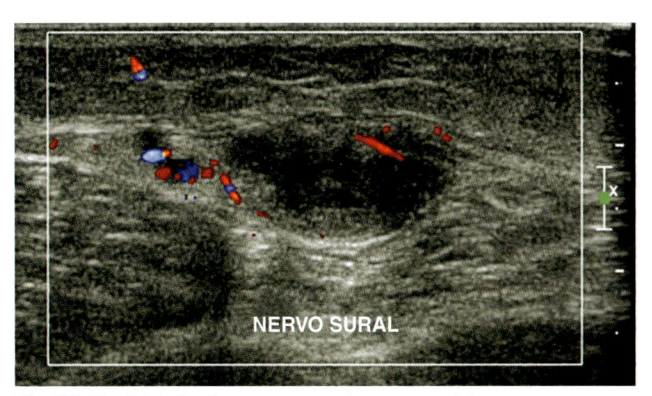

Fig. 28-2. US da lesão na perna – imagem axial.

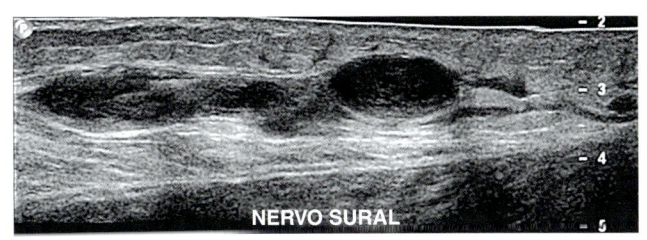

Fig. 28-3. US da lesão na perna – reconstrução longitudinal.

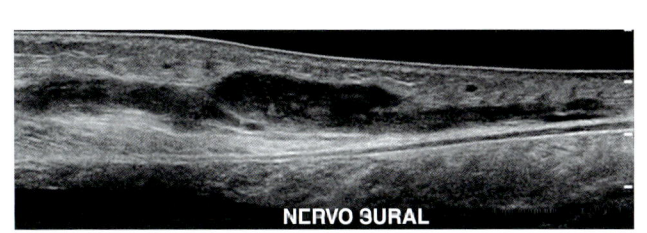

Fig. 28-4. US da lesão na perna – reconstrução longitudinal.

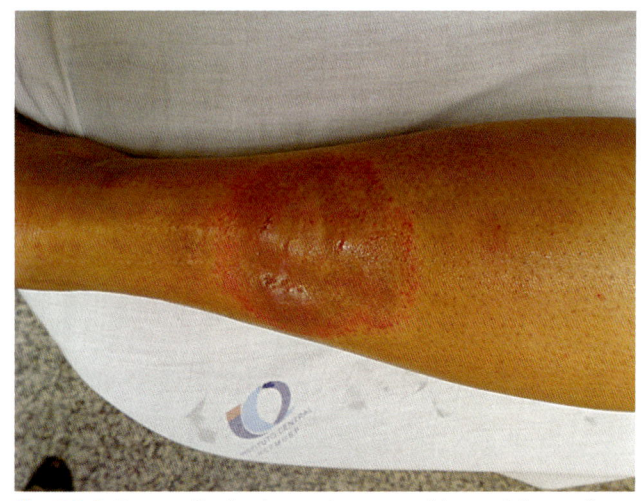

Fig. 28-1. Fotografia de placa eritematosa hipoestésica na face medial da perna esquerda.

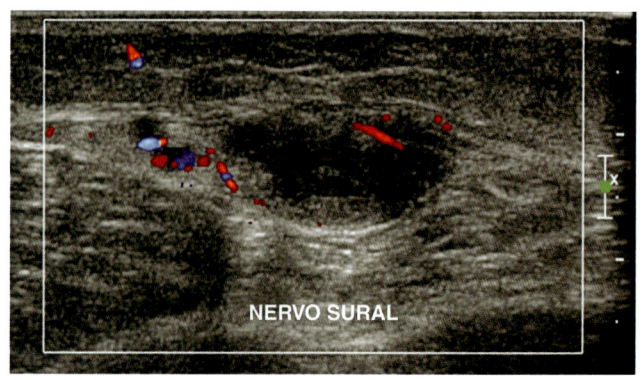

Fig. 28-2. US mostra espessamento do nervo sural.

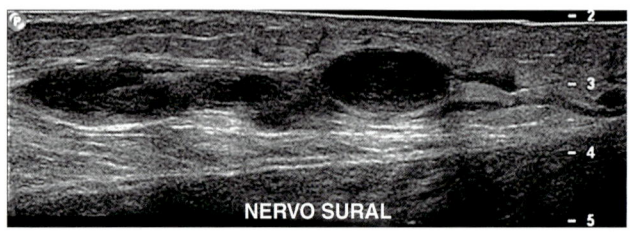

Fig. 28-3. US da lesão na perna – reconstrução longitudinal mostra espessamento do nervo sural, espessamento de tecido celular subcutâneo.

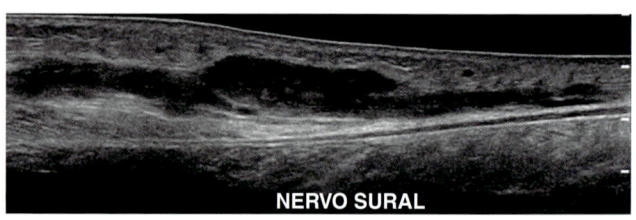

Fig. 28-4. US da lesão na perna – reconstrução longitudinal mostra espessamento do nervo sural, com perda do padrão fibrilar e área de necrose associada.

DIAGNÓSTICO

Espessamento e necrose do nervo sural esquerdo causados pelo *Mycobacterium leprae*.

DEFINIÇÃO DA DOENÇA

A hanseníase é uma doença infecciosa causada pelo bacilo *Mycobacterium leprae,* que afeta os nervos e a pele. É uma doença endêmica no Brasil, tendo 2º lugar em prevalência. No ano de 2004, dos 407 mil novos casos de hanseníase detectados no mundo, 49 mil foram identificados no Brasil.

DISCUSSÃO

O bacilo tem predileção por células da pele e nervos periféricos e o diagnóstico definitivo se dá pela presença de lesões cutâneas típicas, espessamento neural periférico e baciloscopia positiva.

A hanseníase apresenta um amplo espectro de formas clínicas, que vai desde o polo tuberculoide, onde o organismo apresenta alta resistência ao bacilo, ao polo Virchowiano, onde o hospedeiro apresenta alta susceptibilidade ao bacilo.

É caracterizada, primariamente, por comprometimento de nervos periféricos. O processo inflamatório pode se dar por ação direta do bacilo ou pela reação imunológica do organismo à presença do bacilo.

O processo inflamatório resulta em espessamento e diminuição da elasticidade do nervo, podendo haver compressão do nervo com isquemia.

Classicamente, são descritas artropatias neuropáticas, artrites sépticas específicas pela presença do bacilo intra-articular e artrites sépticas não específicas, secundárias às infecções piogênicas decorrentes das ulcerações cutâneas.

A ultrassonografia é útil para auxiliar no diagnóstico do acometimento nervoso periférico e seleção dos nervos mais comprometidos, para os quais estaria indicada a descompressão cirúrgica, ou mesmo a neurólise.

Martinoli et al. descrevem três padrões ultrassonográficos na avaliação dos nervos periféricos. São eles:

- Normal (padrão *honey comb* produzido pelos fascículos nervosos hipoecoicos circundados pelo epineuro hiperecoico) nos pacientes que não fizeram episódios reacionais.
- Edema fusiforme dos fascículos e alterações hipoecoicas do epineuro nos pacientes com vários episódios de reação.
- Anormalidades estruturais avançadas como ausência de ecotextura fascicular, nos casos de doença de longa data.

DIAGNÓSTICO DIFERENCIAL

Afecções localizadas nos nervos (schwannomas, neurofibromas) e lesões resultantes de síndrome compressiva (tenossinovites).

LEITURAS RECOMENDADAS

Fornage BD, Nerot C. Sonographic diagnosis of tuberculoid leprosy. *J Ultrasound Med* 1984;6:105-7.

Martinoli C, Derchi E, Bertolotto M *et al.* US and RM imaging of peripheral nerves in leprosy. *Skeletal Radiol* 2000;29:142-150.

Pereira HLA, Ribeiro SLE, Ciconelli RM *et al.* Avaliação por imagem do comprometimento osteoarticular e de nervos periféricos na hanseníase. *Rev Bras Reumatol* 2006;46(Supl 1):30-35.

QUADRO CLÍNICO

Paciente de 37 anos, sexo masculino. Apresenta-se ao serviço de emergência para tratamento de fratura em braço direito. Refere quadro de fraturas patológicas de repetição e deformidades ósseas. Tem antecedente de fixação cirúrgica de úmero e fêmur.

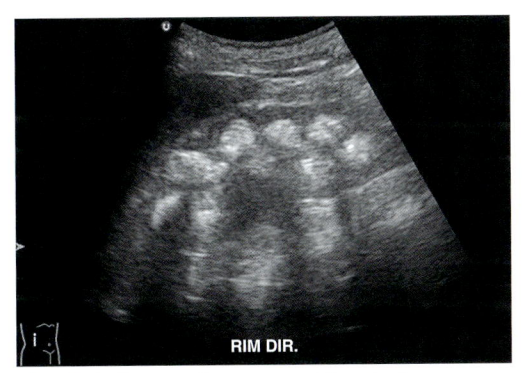

Fig. 29-1. Exame ultrassonográfico do flanco direito.

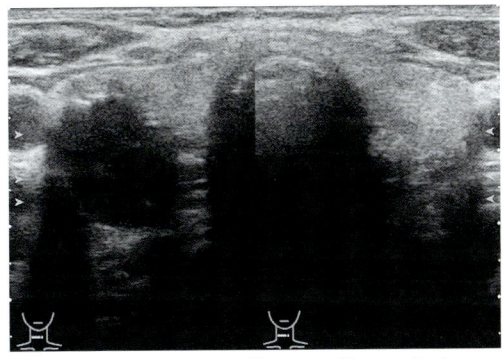

Fig. 29-2. Ultrassonografia da região cervical anterior, glândula tireoide.

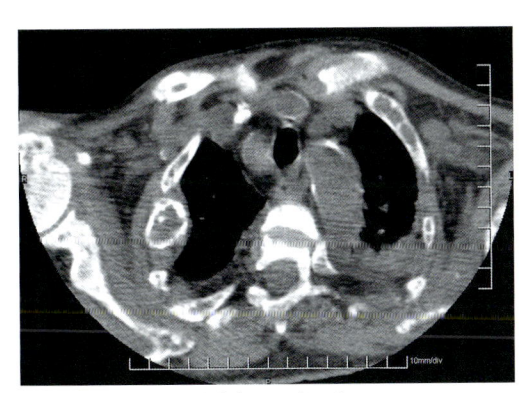

Fig. 29-3. Corte axial de TC de tórax sem contraste, no nível das clavículas.

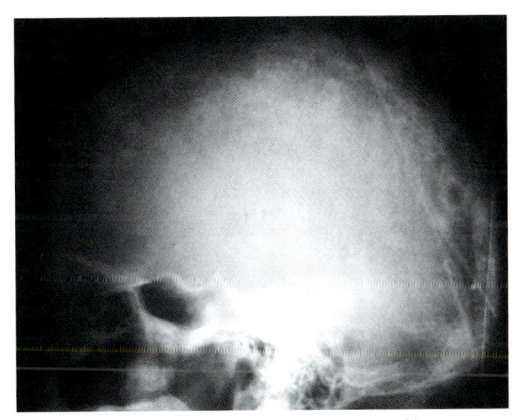

Fig. 29-4. Radiografia de crânio em perfil.

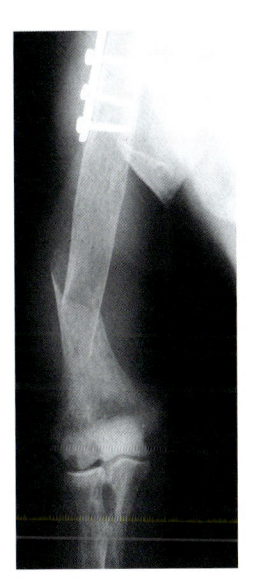

Fig. 29-5. Radiografia de úmero.

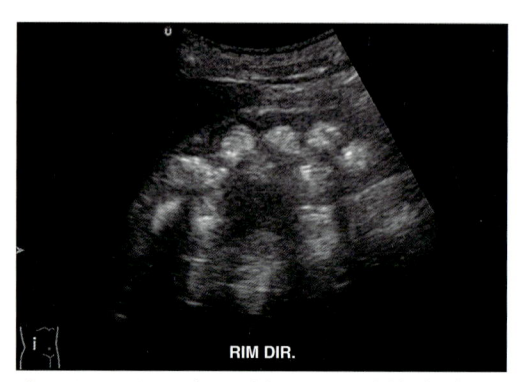

Fig. 29-1. US renal com hiperecogenicidade das pirâmides, sendo que algumas delas contêm focos de calcificação com sombra posterior (porção medular renal).

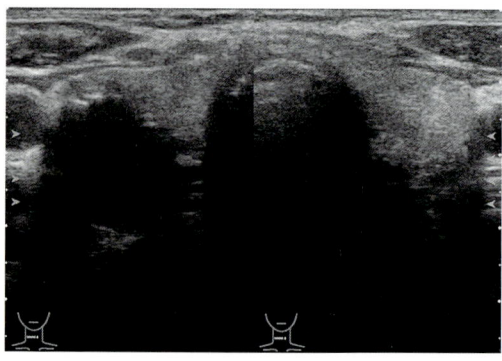

Fig. 29-2. US de tireoide mostra formação nodular retrotireoidiana inferior direita, com calcificações grosseiras em seu interior. Adenoma de paratireoide.

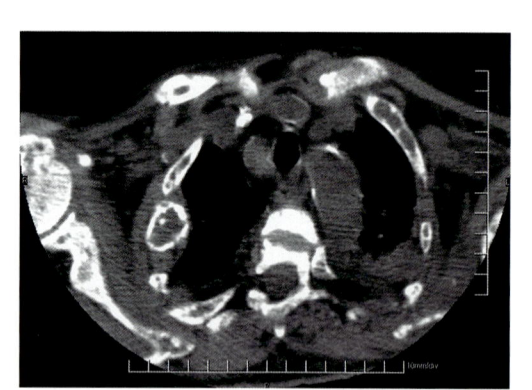

Fig. 29-3. TC axial de tórax. Na porção lateral do 2º arco costal direito nota-se lesão insuflativa que acarreta deformidade da parede torácica, comprimindo a pleura e pulmão adjacentes, o que pode corresponder a tumor marrom. São achados adicionais: rarefação e espessamento ósseo difuso, calcificações parietais vasculares e derrame pleural.

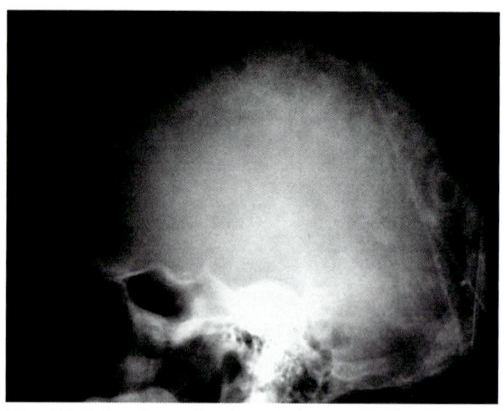

Fig. 29-4. Radiografia de crânio em perfil evidenciando múltiplas lesões radiolucentes de pequeno diâmetro (padrão sal e pimenta).

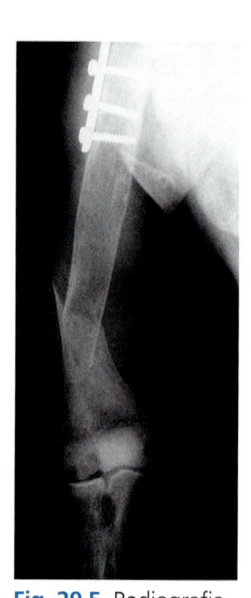

Fig. 29-5. Radiografia de úmero que mostra traço linear de fratura, com desalinhamento na diáfise mediodistal, densificação de partes moles por provável hematoma e osteopenia. Hastes e parafusos metálicos de fixação em decorrência de antecedentes de fraturas de repetição.

DIAGNÓSTICO
Nefrocalcinose associada à hiperparatireoidismo.

DEFINIÇÃO DA DOENÇA
A nefrocalcinose é a presença de deposição de cálcio no parênquima renal detectável por imagem radiográfica.

ASPECTOS ANATOMOPATOLÓGICOS
O depósito de cálcio renal tem dois padrões principais: o medular e o cortical. São três os principais mecanismos de deposição: metastático (deposição de cálcio decorrente de anormalidade metabólica), estase urinária (precipitação de cálcio em ductos coletores) e distrófica (deposição de cálcio em tecido renal lesado). Neste paciente o padrão apresentado foi o medular, decorrente de mecanismo metastático com deposição de cálcio por uma anormalidade metabólica, o hiperparatireoidismo associado.

ASPECTOS CLÍNICOS E LABORATORIAIS
A nefrocalcinose é mais comumente assintomática. São sintomas associados: dor lombar e hematúria (quando associados à ureterolitíase). Os quadros de padrão cortical são mais raros (5%) e, geralmente, associados a mecanismo distrófico. São causas de nefrocalcinose cortical a necrose cortical aguda (secundária a drogas ou insulto vascular), glomerulonefrite crônica e síndrome de Alport (nefrite hereditária associada à surdez).

Os quadros de padrão medular podem estar presentes em um grande número de doenças. Desmineralização óssea por hiperparatireoidismo (40%), por metásta-ses ósseas ou por imobilização prolongada. Pode ocorrer na sarcoidose por aumento na absorção intestinal de cálcio. Finalmente, os quadros de hiperoxalúria e alguns tipos de acidose tubular renal (tipo 1) estão associadas à nefrocalcinose.

ACHADOS DE IMAGEM
Nas radiografias observam-se finas calcificações nas pirâmides renais (medular) ou calcificações mais grosseiras na cortical (cortical). Na tomografia computadorizada, apresenta padrão de calcificações confluentes no parênquima renal. Padrão em anel pode ocorrer pela deposição preferencial do cálcio na transição corticomedular.

Na ultrassonografia o padrão mais comum é o de pirâmides renais hiperecogênicas. O padrão em anel também pode estar presente, sendo que nem sempre apresenta sombra acústica posterior.

DIAGNÓSTICO DIFERENCIAL
- Resto de contraste iodado de exame anterior.
- Necrose papilar.
- Tuberculose renal (calcificação amorfa parenquimatosa em granuloma caseoso).
- Infecção renal por *P. Jiroveci* no paciente com AIDS.

LEITURAS RECOMENDADAS
Dyer RB, Chen MY, Zagoria RJ. Abnormal calcifications in the urinary tract. *RadioGraphics* 1998;18(6):1405-24.

Peacock M. Primary hyperparathyroidism and the kidney: biochemical and clinical spectrum. *J Bone Miner Res* 2002;17(Suppl 2):N87-94.

INRAD

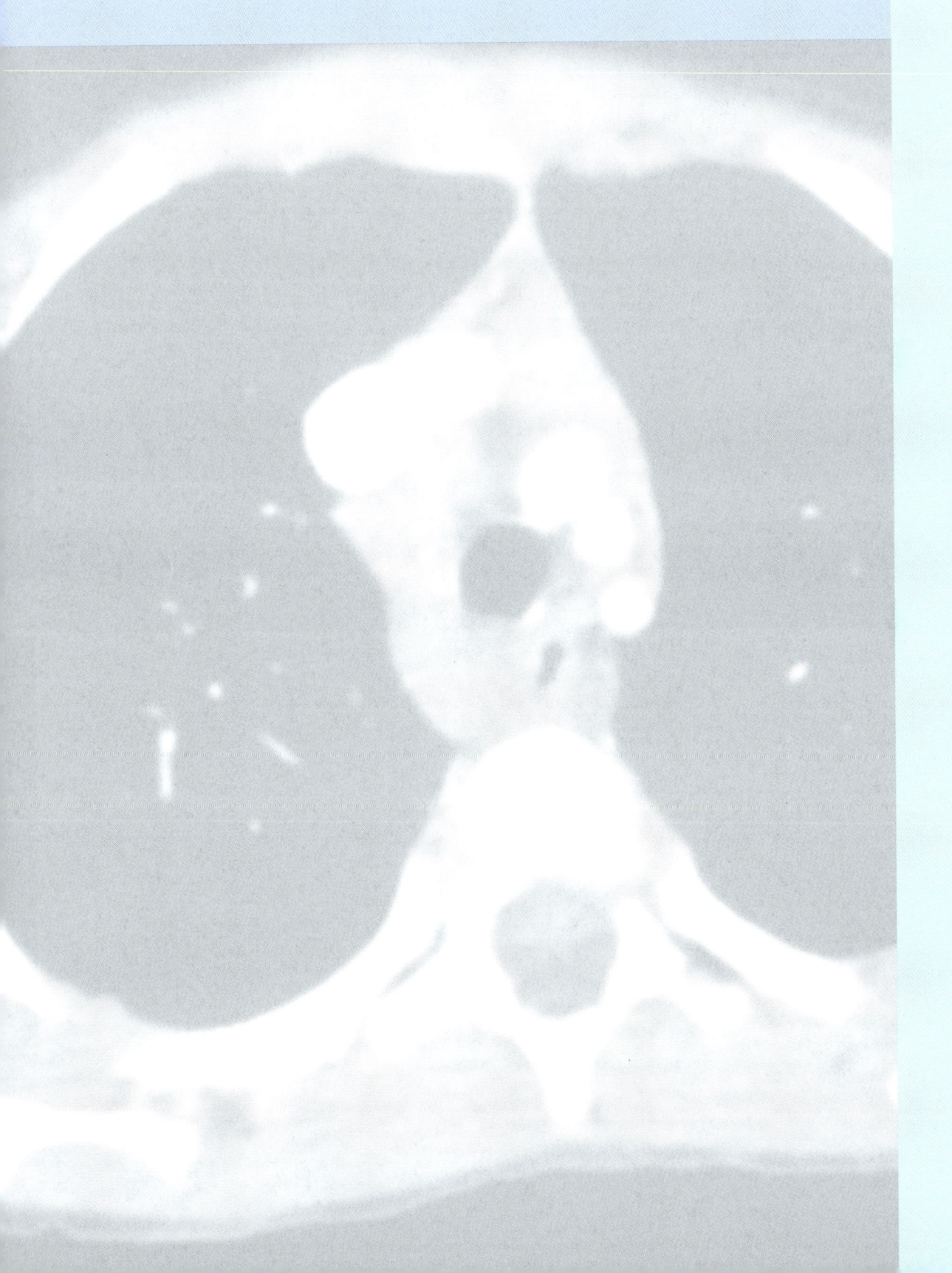

QUADRO CLÍNICO

Paciente de 8 anos com linfonodomegalia generalizada desde os primeiros anos de vida. Também apresentou esplenomegalia com hiperesplenismo. Histórias de múltiplas infecções de repetição. Submetido à esplenectomia.

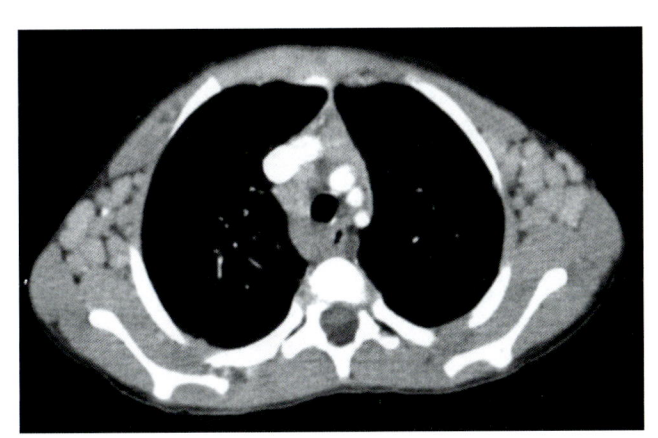

Fig. 30-1. Tomografia computadorizada (TC) do tórax com contrate EV, corte axial – nível dos vasos da base.

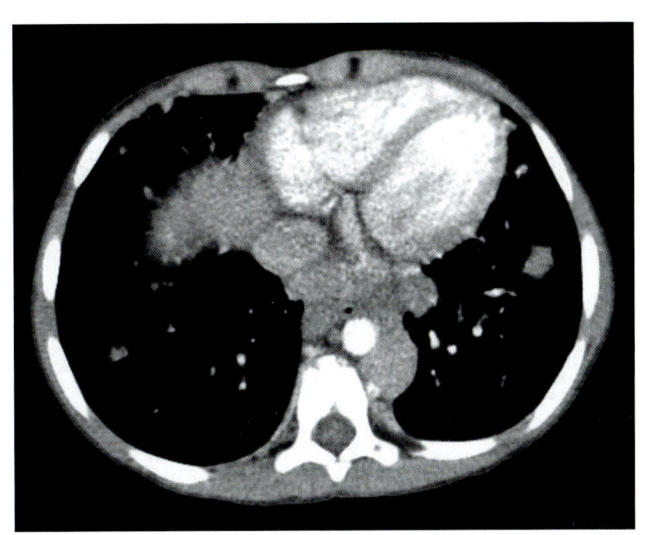

Fig. 30-2. TC em corte axial – nível da transição toracoabdominal.

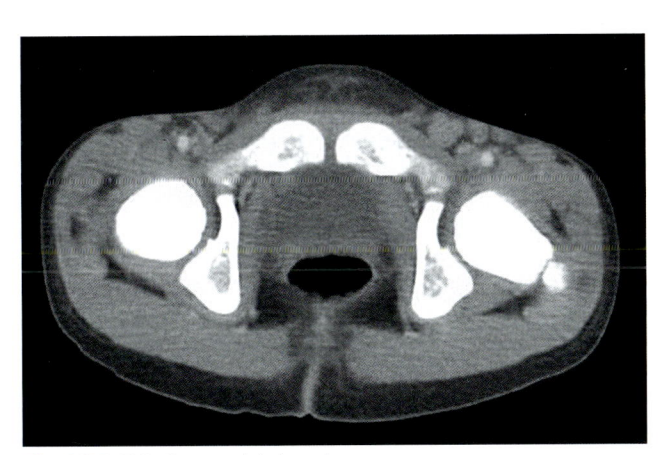

Fig. 30-3. TC. Corte axial da pelve.

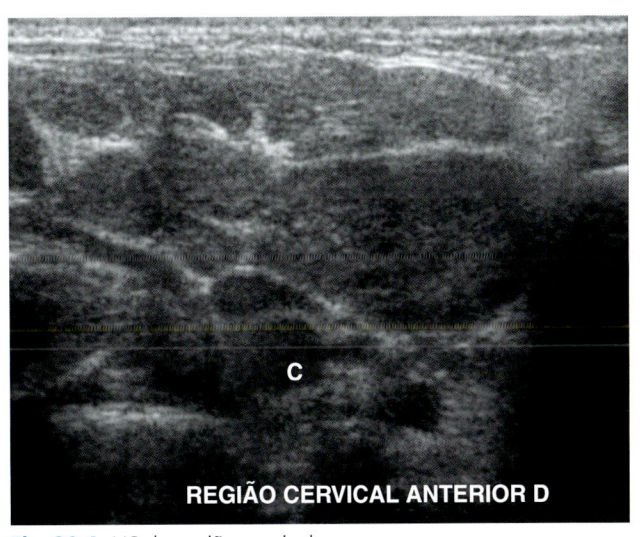

REGIÃO CERVICAL ANTERIOR D

Fig. 30-4. US da região cervical.

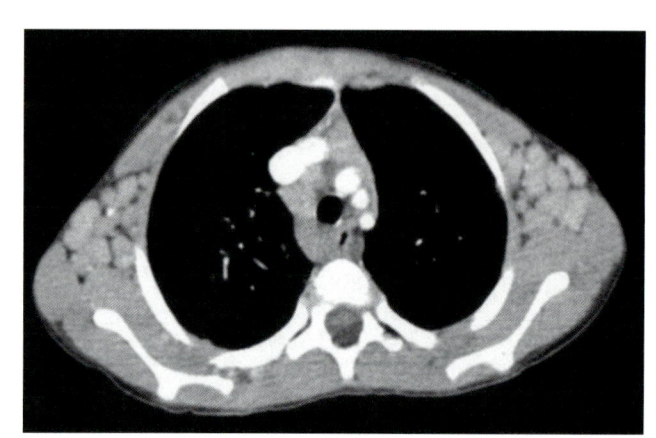

Fig. 30-1. TC – inúmeros linfonodos axilares e alguns mediastinais, aumentados de dimensões e com discreto realce após a injeção do meio de contraste iodado não iônico.

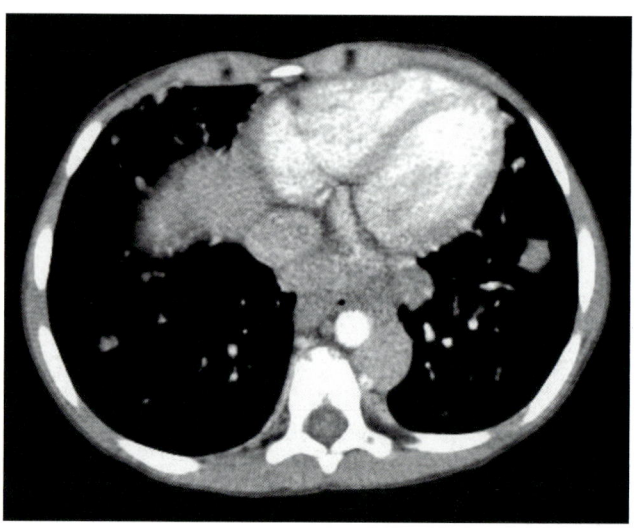

Fig. 30-2. TC – linfonodomegalias na crura diafragmática e nódulos pulmonares.

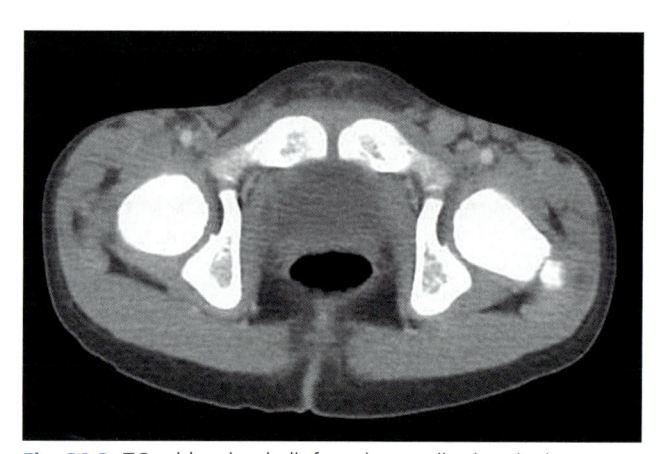

Fig. 30-3. TC evidenciando linfonodomegalias inguinais.

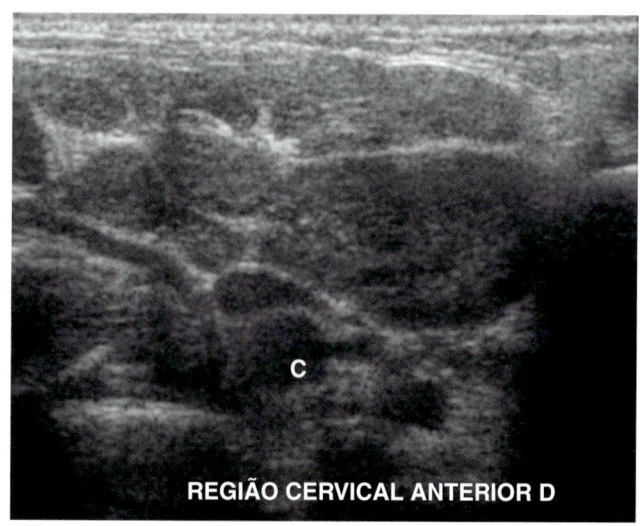

Fig. 30-4. US cervical mostra linfonodos aumentados de tamanho e número que eram isoecogênicos ou levemente hipoecogênicos em relação à tireoide.

DIAGNÓSTICO

Síndrome linfoproliferativa autoimune (ALPS).

DEFINIÇÃO DA DOENÇA

ALPS é uma síndrome decorrente da mutação no gene responsável pela apoptose das células linfoides. Mutações funcionais são encontradas no gene APT1 que codifica a *Fas*, uma proteína-chave na sinalização da apoptose.

ASPECTOS ANATOMOPATOLÓGICOS

Histologicamente, os linfonodos apresentam arquitetura preservada com hiperplasia folicular reativa e extensão paracortical, com um marcante aumento de linfócitos T $CD3^+CD4^-CD8^-$.

ASPECTOS CLÍNICOS E LABORATORIAIS

Essa síndrome pode se manifestar na infância precoce com 1 ano de vida e até os 5 anos já está bastante evidente. Suas características clínicas são: linfonodomegalias crônica e difusa não maligna e esplenomegalia, em alguns casos de grandes proporções. Sintomas associados, como febre, sudorese noturna e perda de peso, são raros. Pode ocorrer remissão do quadro linfoproliferativo na adolescência.

Doenças autoimunes, que incluem anemia autoimune e trombocitopenia mediadas por autoanticorpos, estão presentes em todos os pacientes e se apresentam com episódios de exacerbação e remissão.

São indicações de esplenectomia: hiperesplenismo, anemia hemolítica grave, trombocitopenia refratária e suspeita de linfoma.

O tratamento é imunossupressão e esplenectomia quando indicada.

ACHADOS DE IMAGEM

A ultrassonografia cervical mostra linfonodos aumentados de dimensões e número que eram isoecogênicos ou levemente hipoecogênicos em relação à tireoide.

A ultrassonografia abdominal evidencia linfonodos periportais e retroperitoneais que eram isoecogênicos em relação ao fígado. O que ajuda na diferenciação com linfoma que apresenta linfonodos hipoecogênicos, na maioria das vezes.

A tomografia computadorizada de tórax e abdome apresenta-se com linfonodomegalia axilar, mediastinal, periportal, retroperitoneal, mesentérica, pélvica e inguinal, alguns deles com realce pós-contraste.

O timo está aumentado na maioria dos pacientes submetidos à TC, quando comparado a padrões para a idade, e apresenta atenuação do músculo peitoral, como critério de comparação. Em alguns casos o timo está difusamente aumentado e preserva seu formato habitual, e em outros casos pode ser multilobulado.

Alguns pacientes apresentam hepatomegalia associada sem lesões focais.

Esplenomegalia é encontrada em todos os pacientes.

DIAGNÓSTICO DIFERENCIAL

Anemia hemolítica idiopática, IPEX (síndrome de desregulação imune com poliendocrinopatia e enteropatia, ligada ao X), IDCV (imunodeficiência comum variável) e linfoma.

LEITURAS RECOMENDADAS

Avila NA, Dwyer AJ, Dale JK *et al.* Autoimmune lymphoproliferative syndrome: a syndrome associated with inherited genetic defects that impair lymphcytic apoptosis – CT and US features. *Radiology* 1999;212:257-63.

Bleesing JJ. Autoimmune lymphoproliferative syndrome (ALPS). *Curr Pharm Des* 2003;9:265-78.

Oliveira JB, Fleisher TA. Autoimmune lymphoproliferative syndrome. *Curr Opin Allergy Clin Immunol* 2004;4:497-503.

QUADRO CLÍNICO

Paciente de 11 anos, sexo masculino, natural de Rondônia. Apresenta quadro de emagrecimento e nódulos subcutâneos há 2 meses, com febre, anorexia e queda do estado geral nos últimos 15 dias.

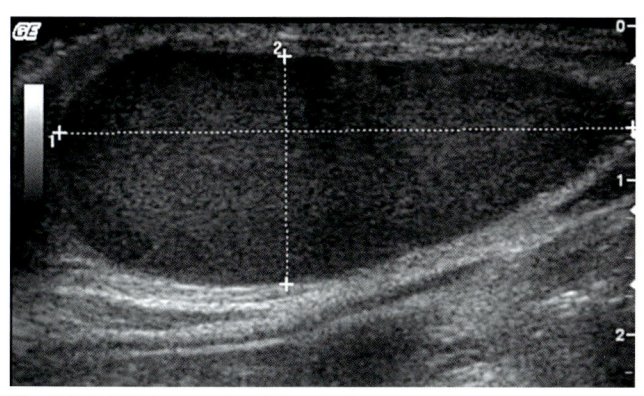

Fig. 31-1. US de parede abdominal.

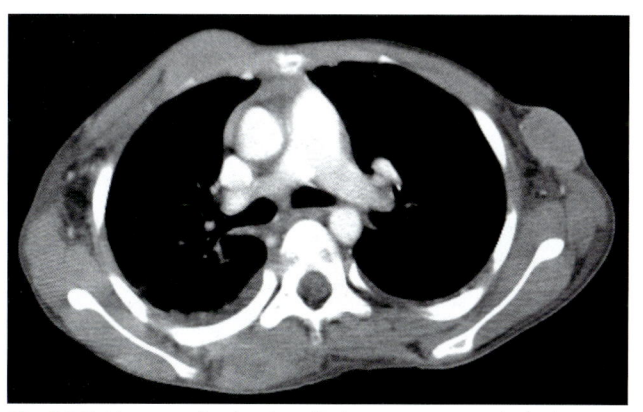

Fig. 31-2. Tomografia de tórax (TC) com contraste iodado – nível da carina.

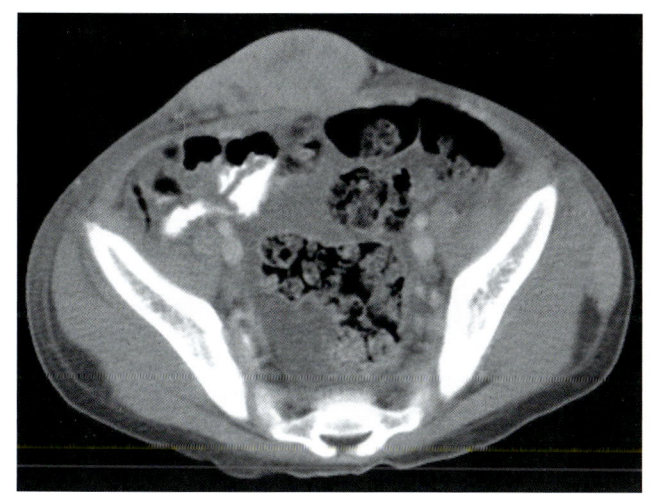

Fig. 31-3. TC de abdome inferior com contraste via oral e endovenoso.

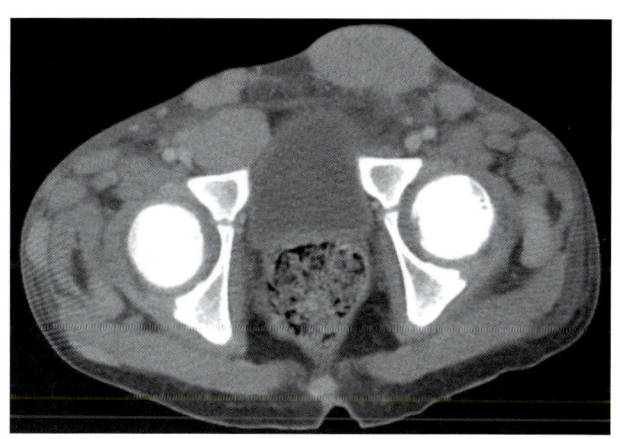

Fig. 31-4. TC da pelve.

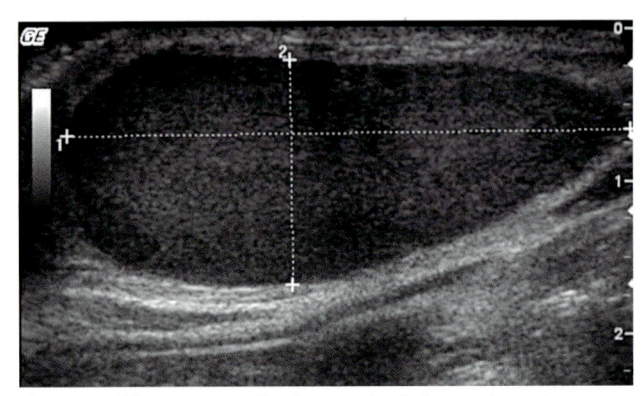

Fig. 31-1. Ultrassonografia de parede abdominal mostra nódulo sólido, heterogêneo, bem delimitado, localizado acima da musculatura abdominal anterior.

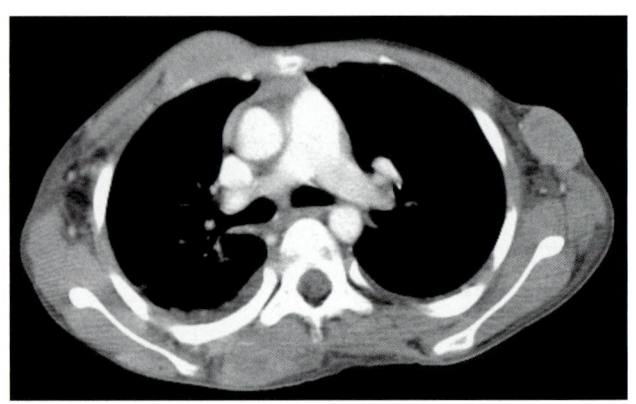

Fig. 31-2. TC de tórax com contraste evidencia presença de lesões nodulares na parede torácica, que apresentam realce ao meio de contraste. Derrame pleural laminar à direita.

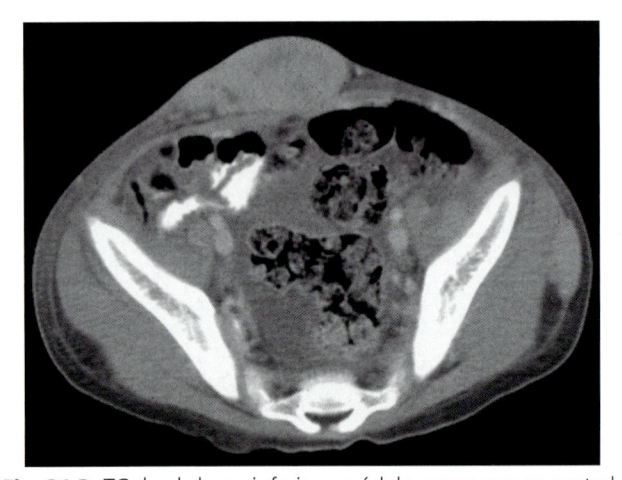

Fig. 31-3. TC de abdome inferior – nódulo com necrose central na parede abdominal anterior. Pequena quantidade de líquido livre intraperitonial.

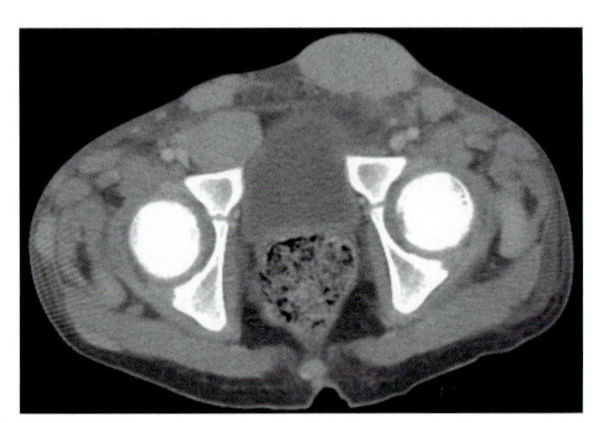

Fig. 31-4. TC da pelve – outros nódulos com realce na parede abdominal. Presença de linfonodomegalias inguinais bilaterais.

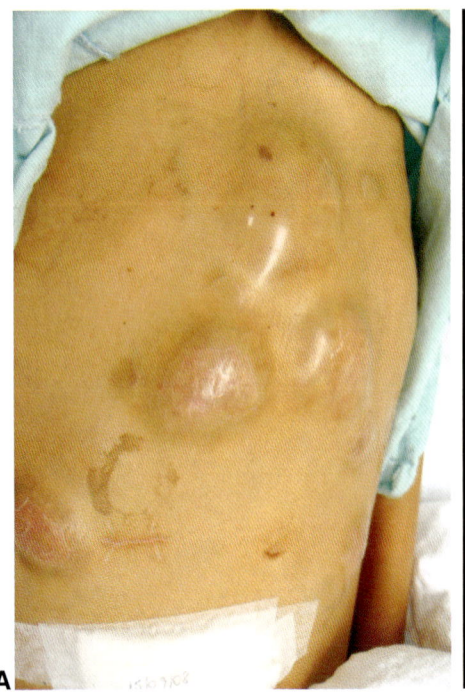

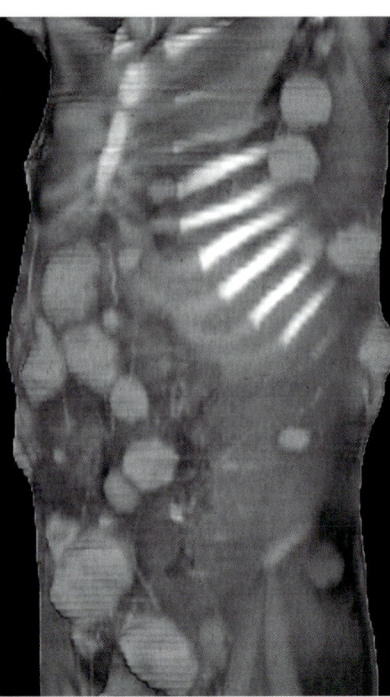

Fig. 31-5. Imagem dos nódulos subcutâneos, fotográfica (**A**) e por reconstrução tomográfica (**B**).

DIAGNÓSTICO
Linfoma cutâneo anaplásico de grandes células T.

DEFINIÇÃO DA DOENÇA
O linfoma anaplásico representa aproximadamente 5% dos linfomas não Hodgkin.

A biópsia é obrigatória para confirmação histológica e imunofenotipagem. Podem ser classificados como: pleomórfico, imunoblástico, monomórfico, linfo-histiocítico, de células T, de células B e misto de células T e B.

DISCUSSÃO
O linfoma anaplásico apresenta uma incidência de cerca de 2.500 casos/ano (EUA). Responde por cerca de 10% das doenças linfoproliferativas cutâneas primárias, sendo a mais comum a micose fungoide, que representa 60% do total. Tem um acometimento preferencial no sexo masculino, numa razão de 3H:2M. A forma cutânea primária apresenta um pico de incidência entre os 60-70 anos, sendo raro na infância e adolescência.

Pacientes que apresentam lesões disseminadas na pele têm maiores chances de progressão para acometimento de órgãos extracutâneos, sendo os locais com acometimento secundário mais frequentes: medula óssea (30%), ossos (17%) e pulmão (10%).

Possui duas formas de apresentação clinicorradiológica:

- *Forma cutânea primária sem envolvimento extracutâneo:* linfonodo regional.

- *Forma sistêmica com envolvimento cutâneo secundário:* linfonodo sistêmica.

Os exames de imagem evidenciam lesões nodulares nas paredes abdominal e torácica, de aspecto sólido, que podem apresentar ou não áreas de necrose central. Os demais achados de imagem são variados e dependem, fundamentalmente, dos órgãos acometidos secundariamente.

A tomografia computadorizada tem papel fundamental para o estadiamento e avaliação da resposta ao tratamento.

DIAGNÓSTICO DIFERENCIAL
- Tumores mesenquimais (leiomiossarcoma, rabdomiossarcoma, histiocitoma fibroso maligno, neuroblastoma/ganglioneuroblastoma, condrossarcoma, lipoma/lipossarcoma).
- Tumores metastáticos (carcinoma, melanoma, mieloma).
- Lesões inflamatórias (granulomatosas).

LEITURAS RECOMENDADAS
Beaman FD, Andrews TR. Superficial soft-tissue masses: analysis, diagnosis, and differential considerations. *RadioGraphics* 2007;27:509-23.

Hung T, Lin C. Primary cutaneous anaplastic large cell lymphoma in a young child. *Eur J Pediatr* 2008;167:111-13.

Miket LM, Chambers TP. Cutaneous T-Cell lymphoma: value of CT in staging and determining prognosis. *AJR* 1993;160:1129-32.

Zinzani PL, Bendandi M, Martelli M. Anaplastic large-cell lymphoma: clinical and prognostic evaluation of 90 patients. *J Clin Oncol* 1996;14(3):955-62.

MINHAS ANOTAÇÕES

INRAD

Musculoesquelético

QUADRO CLÍNICO

Paciente do sexo feminino com 8 anos de idade, apresentando quadro de aumento do volume da região inferoposterior da coxa esquerda há 1 mês, associado à dor local.

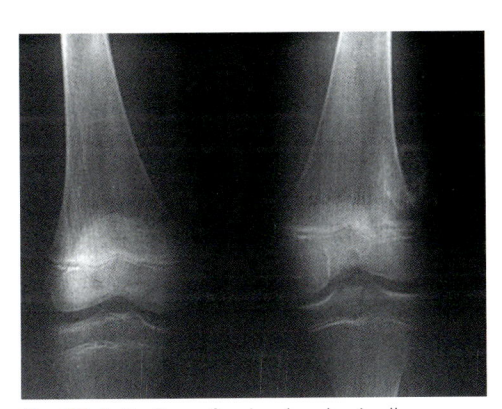

Fig. 32-1. Radiografia simples dos joelhos (incidência AP).

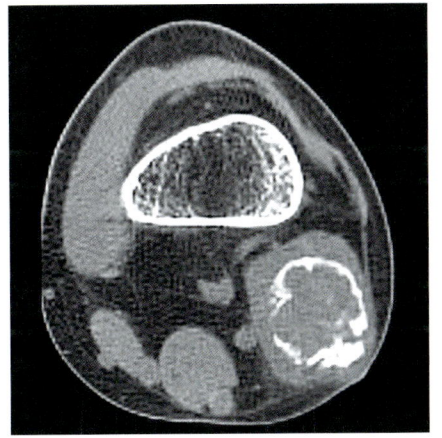

Fig. 32-2. TC – imagem axial com janela de partes moles do joelho na altura do fêmur distal.

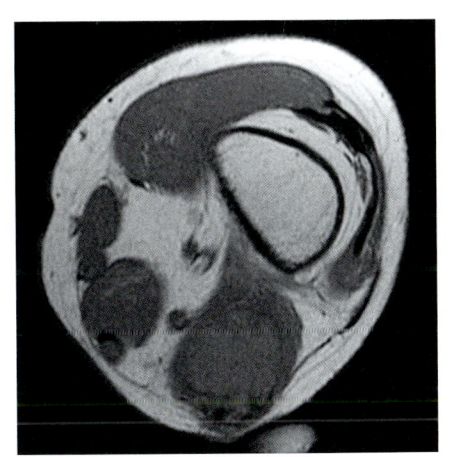

Fig. 32-3. RM – imagem axial do joelho na altura do fêmur distal – ponderada em T1.

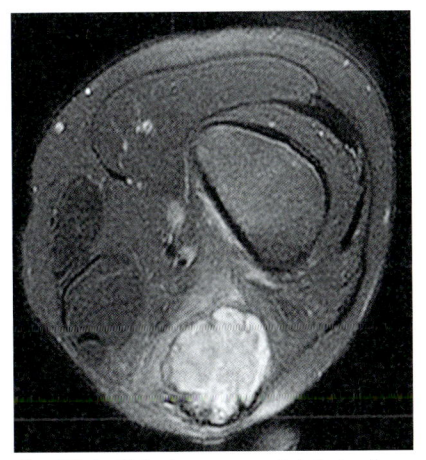

Fig. 32-4. RM – imagem axial do joelho na altura do fêmur distal – ponderada em T2 com saturação do sinal da gordura.

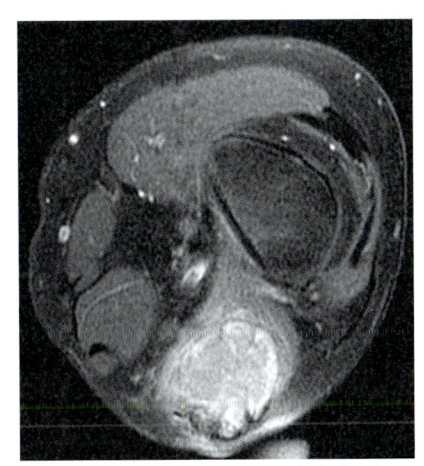

Fig. 32-5. RM – imagem axial do joelho na altura do fêmur distal – ponderada em T1 com saturação do sinal da gordura e obtida após a administração endovenosa do meio de contraste paramagnético.

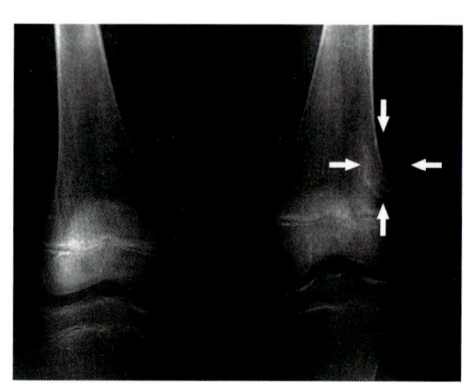

Fig. 32-1. Lesão ossificada na projeção da região metafisária distal e lateral do joelho (setas).

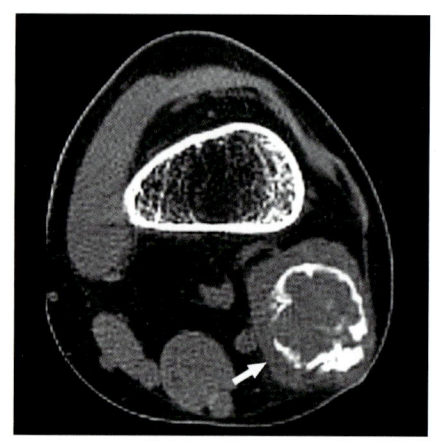

Fig. 32-2. Massa de partes moles com ossificação de padrão periférico na fossa poplítea (seta), sem relação com a cortical posterior do fêmur do joelho na altura do fêmur distal.

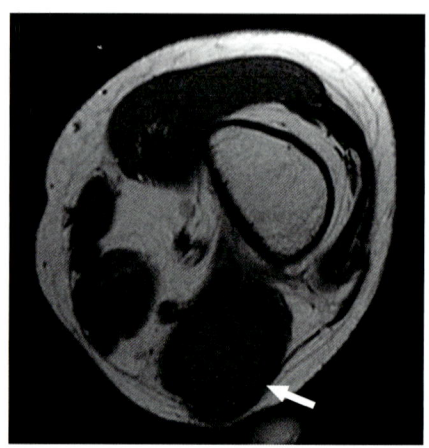

Fig. 32-3. Massa de partes moles apresenta margens com baixo sinal em T1 (seta).

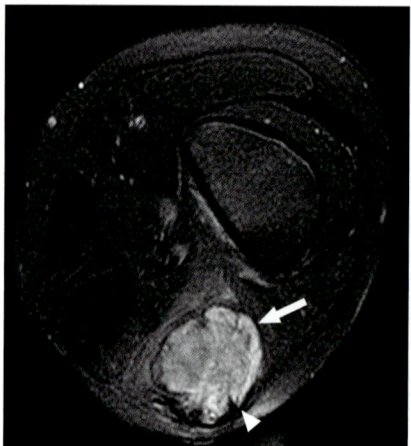
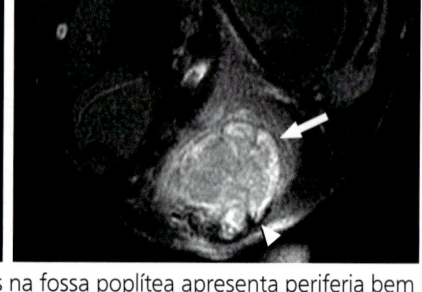

Figs. 32-4 e 32-5. Massa de partes moles na fossa poplítea apresenta periferia bem delimitada, com baixo sinal (cabeças de seta) e, mais internamente, uma área mais hidratada e com realce pós-contraste (setas). Nota-se mínimo edema ao redor da massa.

DIAGNÓSTICO
Miosite ossificante.

DEFINIÇÃO DA DOENÇA
Miosite ossificante é uma lesão ossificante, benigna, solitária e autolimitada de partes moles. Também conhecida como tumor ósseo pseudomaligno de partes moles, miosite circunscrita, miosite ossificante pseudomaligna e ossificação heterotópica. É distinta da miosite ossificante progressiva, uma doença hereditária do tecido conectivo que evolui com lesões progressivas em grupamentos musculares estriados, eventualmente levando à substituição destes por osso lamelar.

ASPECTOS ANATOMOPATOLÓGICOS
Lesões precoces consistem em um núcleo central não ossificado de fibroblastos e miofibroblastos em proliferação, com um pequeno componente de osso lamelar e osteoide na periferia. Cartilagem hialina pode estar presente como parte da calcificação encondral.

Lesões intermediárias apresentam um núcleo com pouca ou nenhuma proliferação fibroblástica. Consiste em osteoide circundado por osteoblastos ativos envolvidos por uma concha de osso lamelar maduro.

Lesões tardias são formadas, exclusivamente, de osso lamelar maduro.

Inflamação intralesional, hemorragia, aprisionamento ou atrofia muscular, vascularização intralesional, fibrose perilesional com ou sem formação de cápsula, edema e alteração mixoide são alterações que podem ser encontradas.

O aspecto cirúrgico é, comumente, de lesões multicísticas, com conteúdo leitoso amarelo-esbranquiçado, cuja análise bioquímica revela cristais de hidroxiapatita de cálcio, carbonato de cálcio amorfo e fosfato de cálcio.

Os achados ao exame histopatológico são grânulos de cálcio encapsulados ou cercados por tecido fibrótico e infiltrado inflamatório, particularmente tecido epitelioide e células gigantes multinucleadas.

ASPECTOS CLÍNICOS E LABORATORIAIS
Quadro clínico é de inchaço, dor local e restrição à movimentação. História de trauma nem sempre está presente, não havendo distinção entre a forma traumática e não traumática da miosite ossificante circunscrita. As áreas mais comumente afetadas são as coxas e os braços, seguidas de espaços intercostais, músculos espinais, peitorais, glúteos e parede abdominal. Apresenta uma leve predileção pelo sexo masculino, que pode ser atribuída à diferença de atividade física em ambos os sexos.

ACHADOS DE IMAGEM
A radiografia convencional e a tomografia computadorizada mostram lesão de partes moles com calcificação progressiva periférica ao longo da evolução da doença. Nas lesões precoces, a calcificação tende a ser mais tênue e incaracterística, assumindo um aspecto ósseo na fase intermediária. Reação periosteal pode ocorrer, mais frequentemente, em lesões próximas ao tecido ósseo. Acomete mais comumente, região próxima à diáfise dos ossos e tende a reduzir seu volume em exames seriados. O aspecto de lesão de partes moles envolvida por cápsula de calcificação óssea é bastante característico de miosite ossificante, sendo suficiente para o diagnóstico.

Na ressonância magnética, seu aspecto depende da fase. Nos estágios precoces e intermediários apresenta-se como massa de partes moles heterogênea com hipersinal e com edema circundante. As lesões intermediárias apresentam áreas curvilíneas e irregulares de hipossinal envolvendo a lesão e formando margens relativamente bem definidas.

Na fase tardia as lesões apresentam sinal semelhante ao da gordura (alto sinal em T1 e em T2), indicando a ossificação, sem edema associado, mantendo margens com baixo sinal.

DIAGNÓSTICO DIFERENCIAL
Mais importante com osteossarcoma de partes moles/de superfície, por causa do aspecto histológico muito semelhante, principalmente, nas fases precoces, em que o erro diagnóstico leva a condutas terapêuticas completamente diferentes. Os aspectos de imagem são cruciais, portanto, nesta diferenciação. Características como zona lucente entre a lesão e o osso, córtex intacto, localização diafisária, perda de volume em filmes seriados e, principalmente, o padrão de ossificação periférica são sinais que favorecem a miosite ossificante com relação ao osteossarcoma.

LEITURA RECOMENDADA
Amendola MA, Glazer GM, Agha FP *et al.* Myositis ossificans circumscripta: computed tomographic diagnosis. *Radiology* 1983;149(3):775.

Goldman AB. Myositis ossificans circumscripta: a benign lesion with a malignant differential diagnosis. *AJR* 1976;126(1):32.

Hanquinet S, Ngo L, Anooshiravani M *et al.* Magnetic resonance imaging helps in the early diagnosis of myositis ossificans in children. *Pediatr Surg Int* 1999;15(3-4):287-89.

Kransdorf MJ, Meis JM, Jelinek JS *et al.* Myositis ossificans: MR appearance with radiologic-pathologic correlation. *AJR* 1991;157(6):1243.

Olsen KM, Chew FS. Tumoral calcinosis: pearls, polemics, and alternative possibilities. *RadioGraphics* 2006;26:871-85.

QUADRO CLÍNICO

Paciente do sexo masculino, com 13 anos de idade, apresenta queixa de aumento volumétrico indolor do joelho direito há 1 ano.

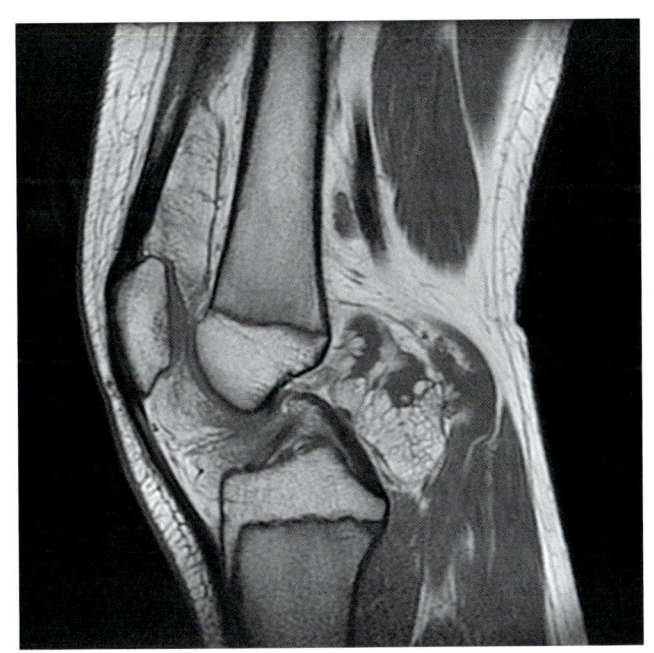

Fig. 33-1. RM – imagem sagital ponderada em T1.

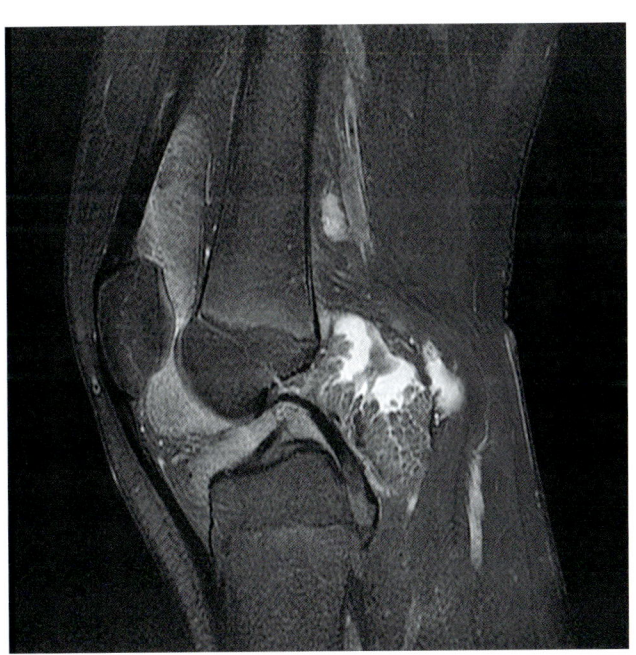

Fig. 33-2. RM – imagem sagital ponderada em T2 com saturação do sinal da gordura.

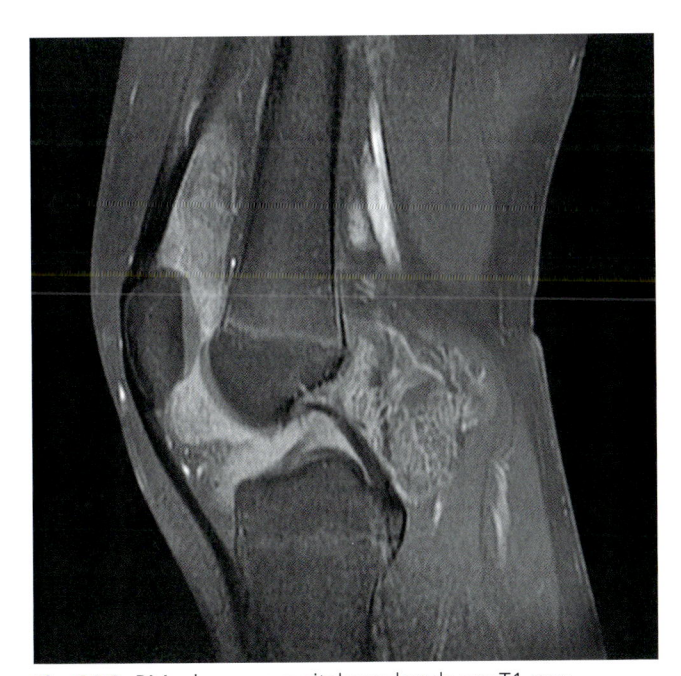

Fig. 33-3. RM – imagem sagital ponderada em T1 com saturação do sinal da gordura, após a injeção endovenosa do meio de contraste paramagnético (gadolínio).

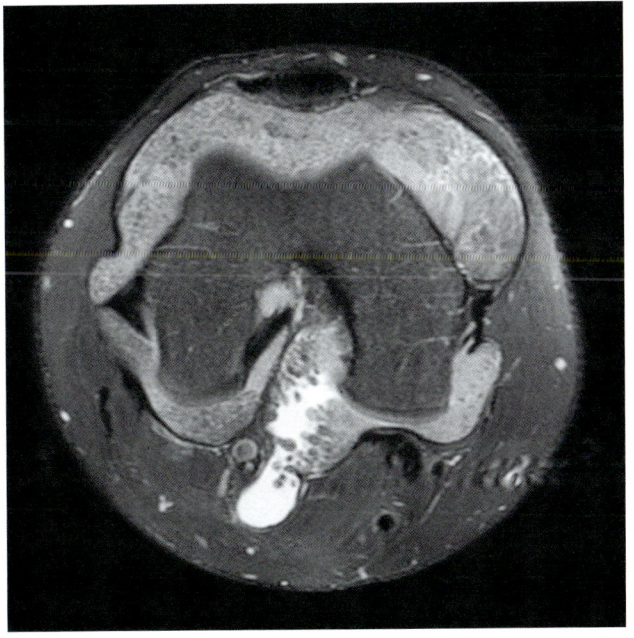

Fig. 33-4. RM – imagem axial ponderada em T2 com saturação do sinal da gordura.

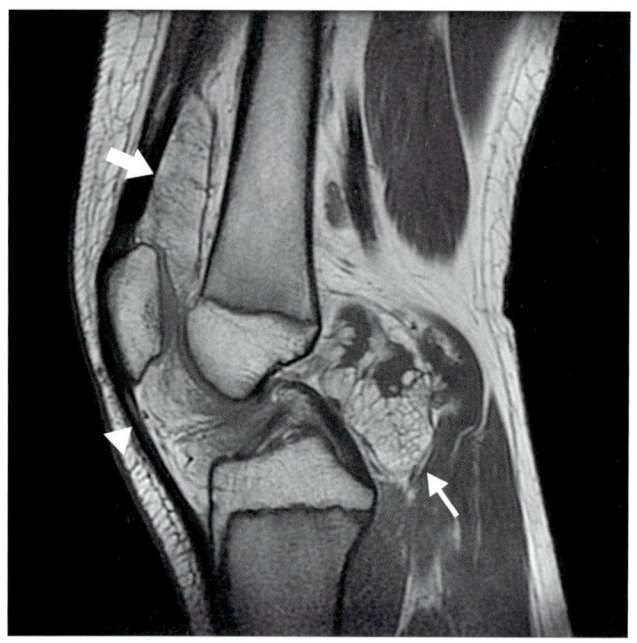

Fig. 33-1. Volumoso espessamento sinovial com hipersinal em T1 (sugerindo matriz gordurosa), acometendo a bursa suprapatelar (seta vazada), gordura de Hoffa (cabeça de seta) e recesso articular posterior (seta).

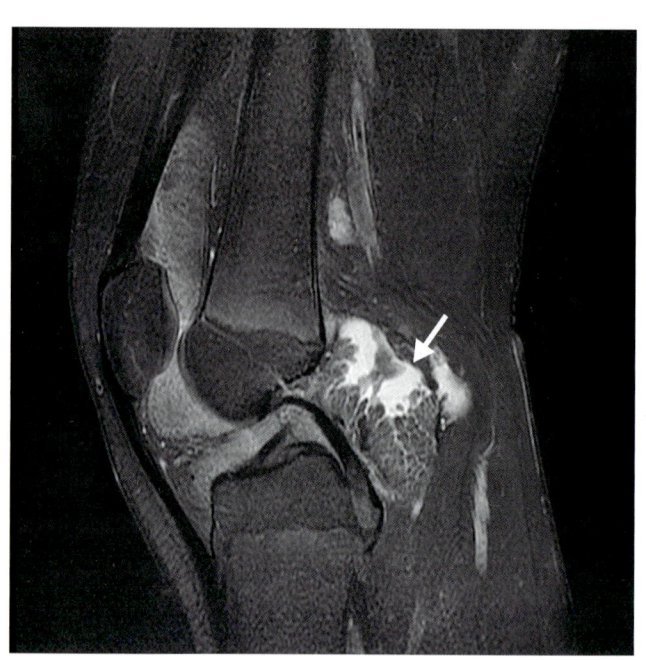

Fig. 33-2. Queda no sinal do espessamento sinovial, indicando matriz gordurosa. Associa-se derrame articular, evidente no recesso articular posterior (seta).

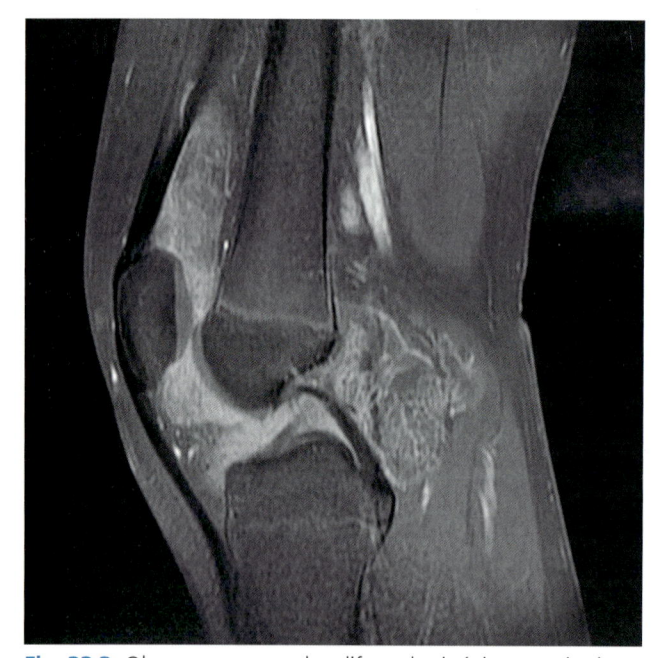

Fig. 33-3. Observa-se um realce difuso da sinóvia ao meio de contraste paramagnético.

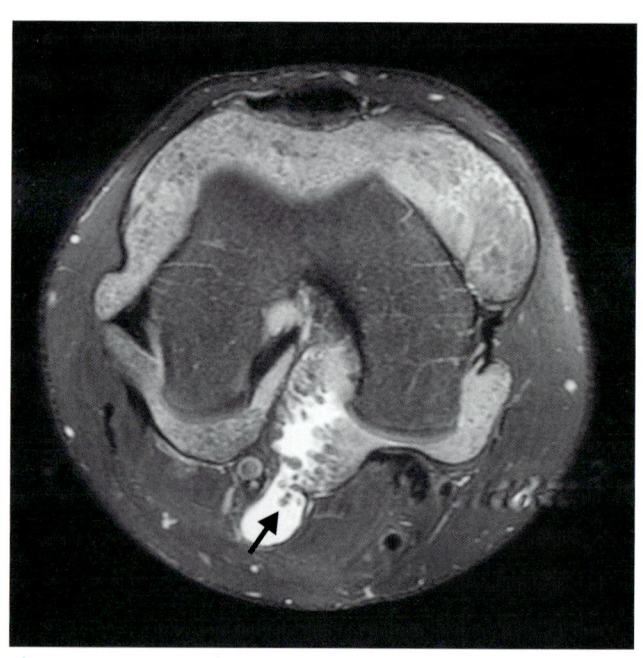

Fig. 33-4. Aspecto arborescente do espessamento sinovial com projeções vilosas (seta), associado ao derrame articular, que se estende para o recesso articular posterior.

DIAGNÓSTICO
Lipoma arborescente.

DEFINIÇÃO DA DOENÇA
Condição caracterizada por proliferação sinovial vilosa de adipócitos, geralmente associada a algum grau de inflamação sinovial. Pode ser primária ou estar associada a outras doenças, como osteoartrite, artrite reumatoide crônica e trauma.

ASPECTOS CLÍNICOS
O lipoma arborescente é mais frequente no sexo masculino, com pico de incidência entre a 3ª e 5ª décadas de vida. A articulação mais acometida é o joelho, particularmente o compartimento suprapatelar, sendo bilateral em cerca de 20% dos casos.

O quadro clínico mais comum é de aumento volumétrico indolor, lento e progressivo da articulação, com derrames articulares intermitentes. No entanto, sintomas como dor ou redução da amplitude de movimento articular podem sobrevir.

O tratamento de escolha é a sinovectomia.

ACHADOS DE IMAGEM
Apesar de o único método diagnóstico definitivo ser a ressonância magnética (RM), a radiografia simples e, particularmente, a ultrassonografia, podem ajudar. A radiografia simples em perfil pode evidenciar um aumento de partes moles, notadamente suprapatelar, com áreas lucentes sugestivas de gordura. A ultrassonografia, além de demonstrar a presença de derrame articular, mostra massa hiperecogênica de base sinovial com múltiplas projeções frondosas móveis à compressão dinâmica.

O achado diagnóstico à RM consiste na presença de massa sinovial com aspecto viloso e sinal semelhante ao da gordura em todas as sequências de pulso, associado a derrame articular e ausência de sinais de deposição de hemossiderina, além do realce sinovial ao contraste paramagnético endovenoso.

DIAGNÓSTICOS DIFERENCIAIS
Os dois principais diagnósticos diferenciais são a sinovite vilonodular pigmentada (SVNP) e a osteocondromatose sinovial, sendo a diferenciação do lipoma arborescente feita, principalmente, pelo sinal do processo sinovial nas diferentes sequências de pulso à RM.

A SVNP caracteriza-se por hipossinal da sinóvia, tanto nas sequências ponderadas em T1 quanto em T2, relacionado com a deposição de hemossiderina decorrente de sangramentos múltiplos.

Na osteocondromatose sinovial, observa-se sinal baixo a intermediário em T1 e sinal variável em T2, dependendo do grau de ossificação/calcificação da matriz cartilaginosa, com formação de múltiplos nódulos intra-articulares.

LEITURAS RECOMENDADAS
Learch TJ, Braaton M. Lipoma arborescens: high-resolution ultrasonographic findings. *J Ultrasound Med* 2000;19:385-89.

Ryu KN, Jaovisidha S, Schweitzer M *et al.* MR imaging of lipoma arborescens of the knee joint. *AJR* 1996;167:1229-32.

Sheldon PJ, Forrester DM, Learch TJ. Imaging of intra-articular masses. *RadioGraphics* 2005;25:105-19.

QUADRO CLÍNICO

Paciente do sexo masculino com 7 anos de idade. Apresentava abaulamento na região supraciliar esquerda há 1 ano, foi submetido à biópsia percutânea.

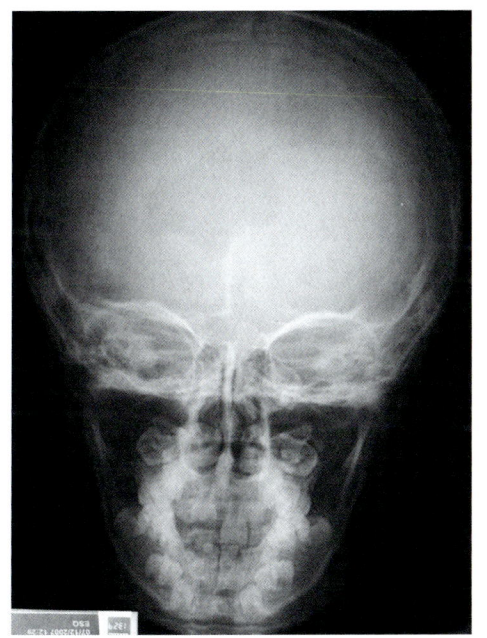

Fig. 34-1. Radiografia simples anteroposterior (AP) do crânio.

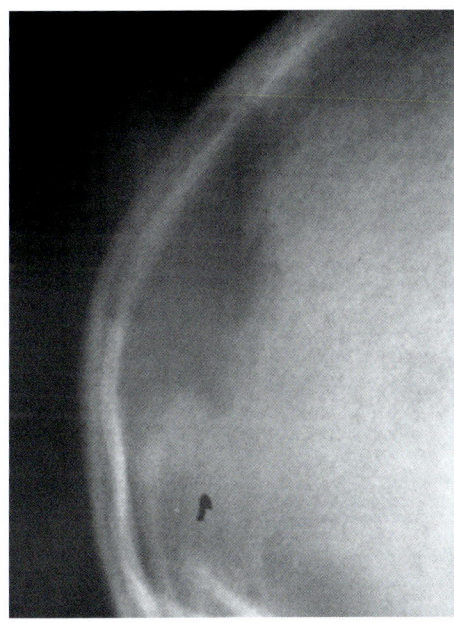

Fig. 34-2. Radiografia simples AP da região frontal do crânio (ampliada).

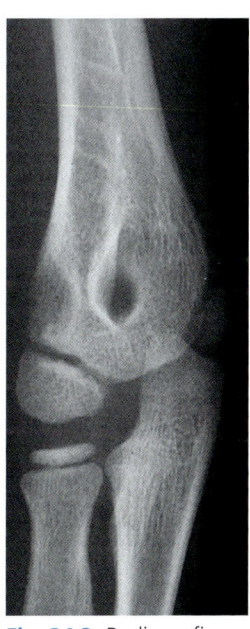

Fig. 34-3. Radiografia simples AP do cotovelo direito.

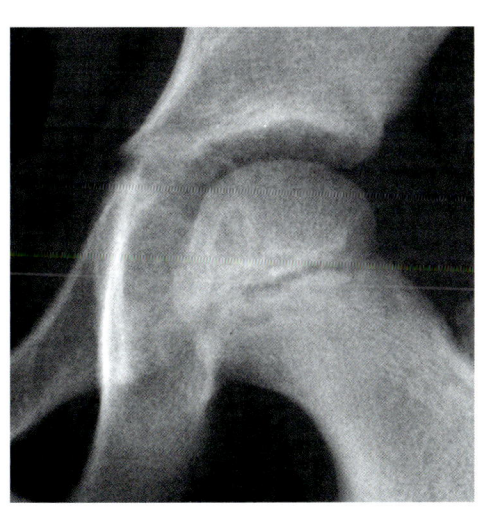

Fig. 34-4. Radiografia simples AP do quadril esquerdo (ampliada).

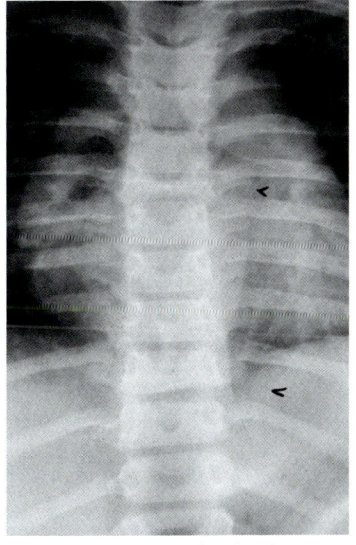

Fig. 34-5. Radiografia simples AP da coluna torácica.

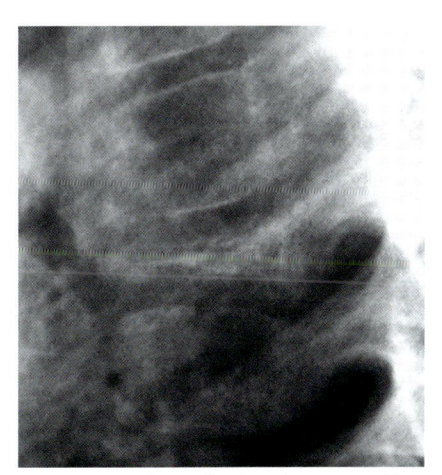

Fig. 34-6. Radiografia simples em perfil da coluna torácica (ampliada).

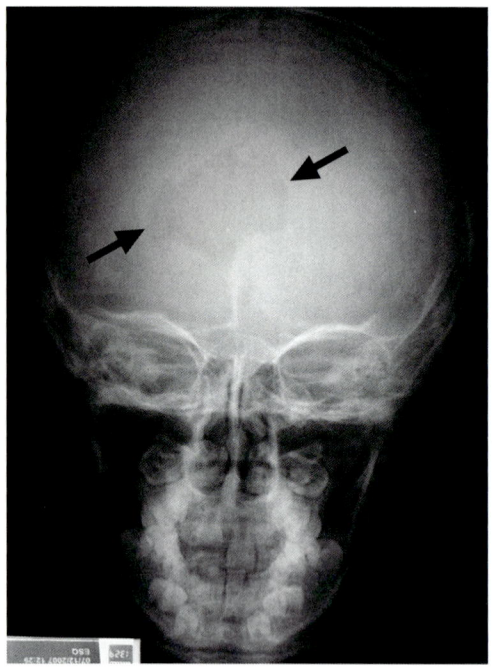

Fig. 34-1. Lesão osteolítica com margens bem delimitadas, não escleróticas na calota craniana, com forma similar a um mapa (padrão geográfico) (setas).

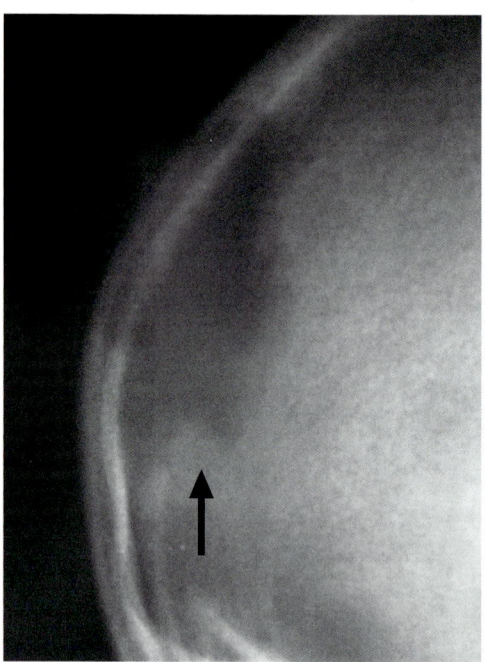

Fig. 34-2. Lesão osteolítica acometendo as tábuas externa e interna na região anterior (seta).

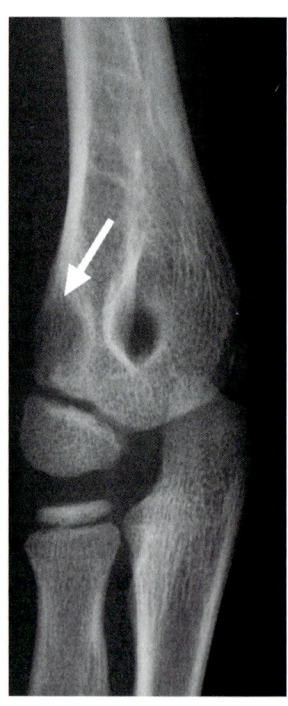

Fig. 34-3. Lesão osteolítica, bem delimitada na diáfise na face medial distal do úmero direito (seta).

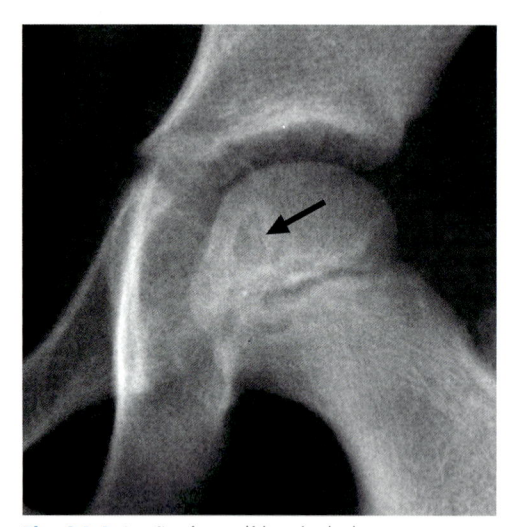

Fig. 34-4. Lesão óssea lítica, isolada, com margens bem delimitadas na epífise da cabeça femoral esquerda (seta).

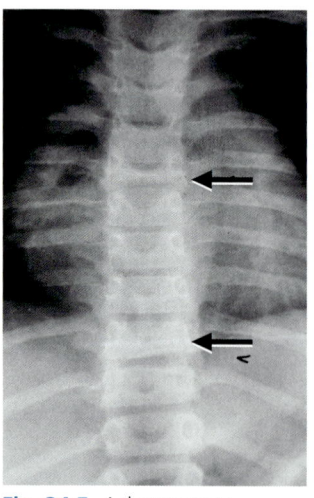

Fig. 34-5. Achatamento simétrico dos corpos vertebrais T6 e T10 (setas).

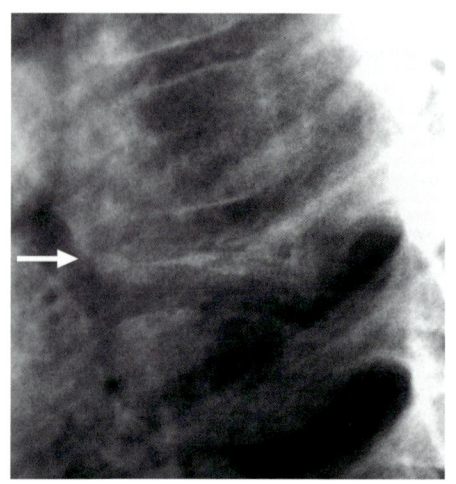

Fig. 34-6. Achatamento do corpo vertebral (seta), com preservação do espaço discal.

DIAGNÓSTICO

Histiocitose de células de Langerhans. Granuloma eosinofílico.

DEFINIÇÃO DA DOENÇA

A histiocitose de células de Langerhans (HCL) consiste na proliferação idiopática de histiócitos, produzindo manifestações locais ou sistêmicas.

O granuloma eosinofílico (GE) corresponde à forma localizada da HCL, geralmente quando a doença está limitada ao acometimento pulmonar ou ósseo.

ASPECTOS ANATOMOPATOLÓGICOS

Habitualmente, a biópsia é necessária para o diagnóstico.

As características histopatológicas da HCL variam com o estágio da doença; entretanto, incluem, na maioria das vezes, proliferação atípica de células mononucleares de linhagem dendrítica e formação de granulomas juntamente com linfócitos, células polimorfonucleares e eosinófilos. Na microscopia eletrônica, observa-se que as células de Langerhans apresentam o típico pentalaminar grânulo de Birbeck. O estudo imuno-histoquímico demonstra positividade para os marcadores S-100 e CD1a.

ASPECTOS CLÍNICOS E LABORATORIAIS

A incidência da HCL é estimada em 0,5-0,05 casos por 100.000 crianças por ano, nos Estados Unidos, com discreta predominância masculina.

O GE é o tipo de apresentação clínica em cerca de 70% dos casos de HCL, apresenta comportamento menos agressivo e possui melhor prognóstico. O envolvimento ósseo é o prevalente, e geralmente ocorre entre os 5 e 15 anos de idade; comumente o paciente encontra-se assintomático, contudo, as manifestações clínicas, como dor local, fraturas, deformidade e, por vezes, massas com componente de partes moles possam advir. O comprometimento da coluna vertebral pode se manifestar com dor intensa, escoliose, ou até déficits neurológicos.

Lesões monostóticas da HCL geralmente confundem-se, clinicamente, com osteomielite, pois os pacientes podem apresentar febre, moderada leucocitose, anemia normocítica e elevação da taxa de sedimentação eritrocitária.

ACHADOS DE IMAGEM

Na avaliação inicial das lesões ósseas do GE, é recomendada a utilização da radiologia convencional e cintilografia óssea.

O acometimento ósseo do GE demonstra-se em mais de 50% das vezes como lesão lítica e permeativa no crânio, mandíbula, arcos costais e pelve.

No crânio, são tipicamente redondas ou ovais, com margens bem definidas não escleróticas, frequentemente com destruição das tábuas interna e externa e, por vezes, estas podem aumentar em número e coalescer, adquirindo aparência similar a um mapa, descrito como padrão geográfico.

Na caixa torácica (arcos costais, escápula e clavículas), podem adquirir caráter insuflativo.

Nos ossos longos, a diáfise do fêmur, tíbia e úmero são os locais mais acometidos, contudo, pode haver extensão para a fise de crescimento e a epífise. Lesões monostóticas na epífise são raras. Observa-se, neste tipo de lesão, afilamento e destruição da cortical, tunelização intracortical e expansão da medula. A reação periosteal dependerá do estágio da doença.

Na coluna vertebral, a HCL envolve o corpo e tem uma predileção pela coluna torácica, com presença de encunhamento anterior ou o colapso simétrico, assumindo o típico padrão da vértebra plana. Os elementos do arco posterior geralmente estão poupados.

Na evolução do GE, a tomografia computadorizada pode confirmar a destruição cortical e o acometimento de partes moles, além de guiar biópsias. A ressonância magnética possui maior sensibilidade para detectar envolvimento da medula óssea para partes moles adjacentes.

DIAGNÓSTICO DIFERENCIAL

O diagnóstico diferencial das lesões osteolíticas permeativas na faixa pediátrica são sarcoma de Ewing, linfoma, leucemia, metástases e osteomielite.

Para a vértebra plana, os diagnósticos diferenciais incluem metástases, linfoma, leucemia e trauma (causando colapso do corpo vertebral). O espaço discal preservado auxilia na separação da HCL de outras causas inespecíficas ou tuberculose.

LEITURAS RECOMENDADAS

Azouz EM, Saigal G, Rodriguez MM *et al.* Langerhans' cell histiocytosis: pathology, imaging and treatment of skeletal involvement. *Pediatr Radiol* 2005;35:103-15.

Caballes RL, Caballes Junior RA, McKeon JJ. Langerhans cell histiocytosis involving epiphysis of a long bone. *Ann Diagn Pathol* 2004;8:91-95.

Hoover KB, Rosenthal DI, Mankin H. Langerhans cell histiocytosis. *Skeletal Radiol* 2007;36:95-104.

Stull MA, Kransdorf MJ, Devaney KO. Langerhans cell histiocytosis of bone. *RadioGraphics* 1992;12:801-23.

QUADRO CLÍNICO

Paciente masculino, 39 anos. Início dos sintomas há 7 anos, com dor intermitente leve/moderada no tornozelo direito, associada a edema local e discreta dificuldade para deambular.

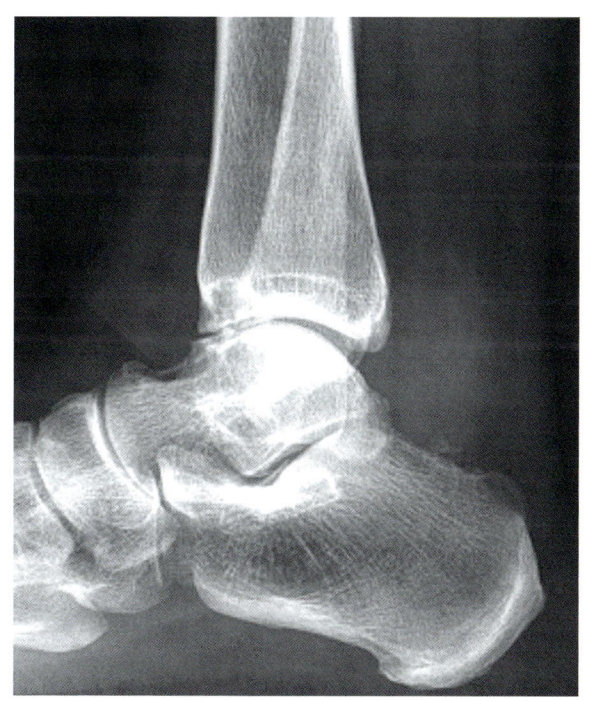

Fig. 35-1. Radiografia simples do tornozelo (perfil).

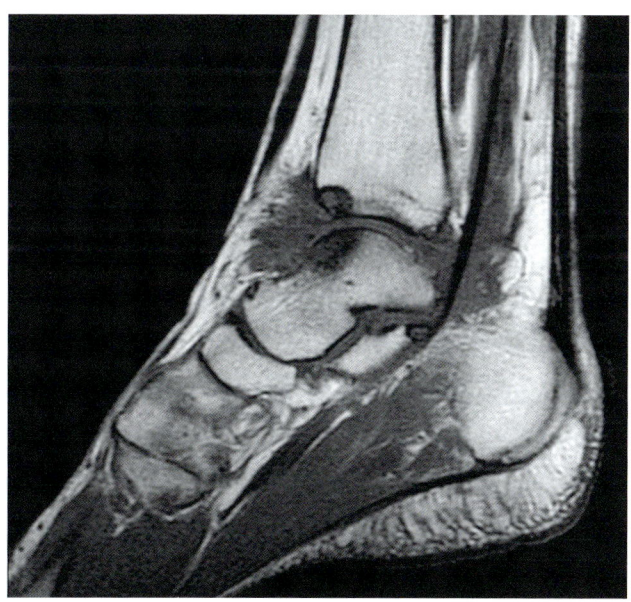

Fig. 35-2. RM – imagem sagital ponderada em T1.

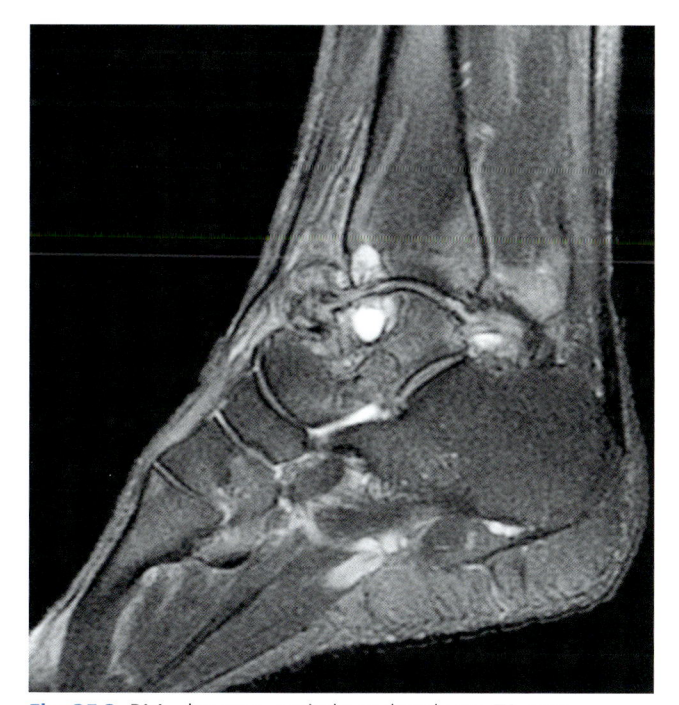

Fig. 35-3. RM – imagem sagital ponderada em T2 com saturação do sinal da gordura.

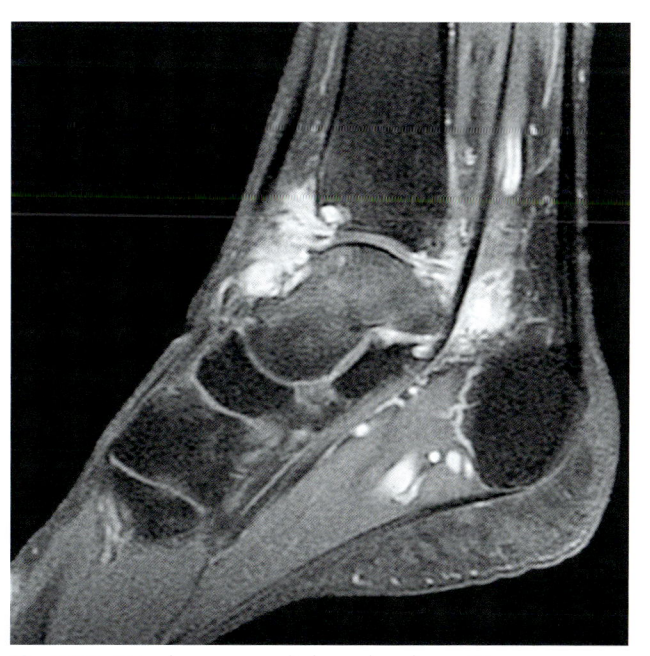

Fig. 35-4. RM – imagem sagital ponderada em T1 com saturação do sinal da gordura, obtida após a injeção endovenosa do meio de contraste paramagnético (gadolínio).

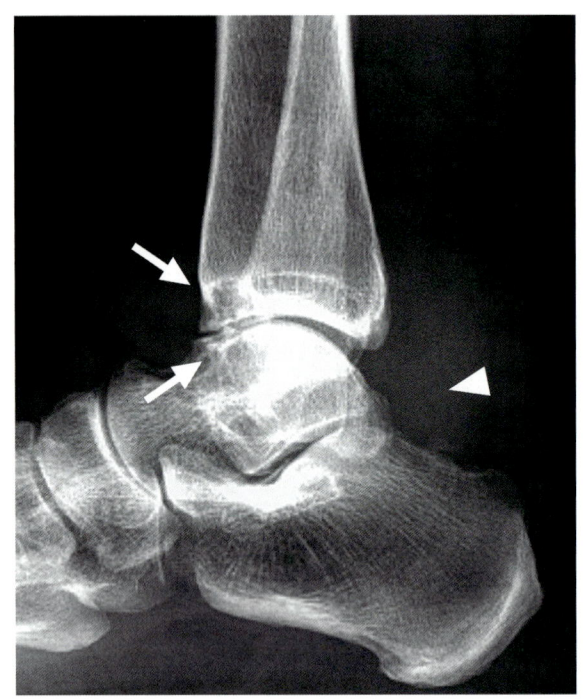

Fig. 35-1. Aumento de partes moles pré e retrotibial (cabeça de seta) associado a erosões ósseas na porção anterior da tíbia e do tálus (setas).

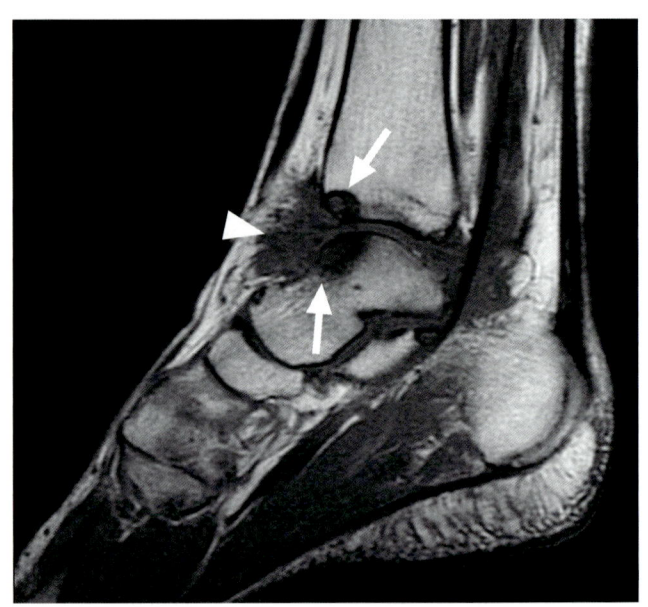

Fig. 35-2. Erosões ósseas na tíbia e no tálus (setas) acompanhado de tecido de baixo sinal preenchendo a articulação tibiotalar (cabeça de seta).

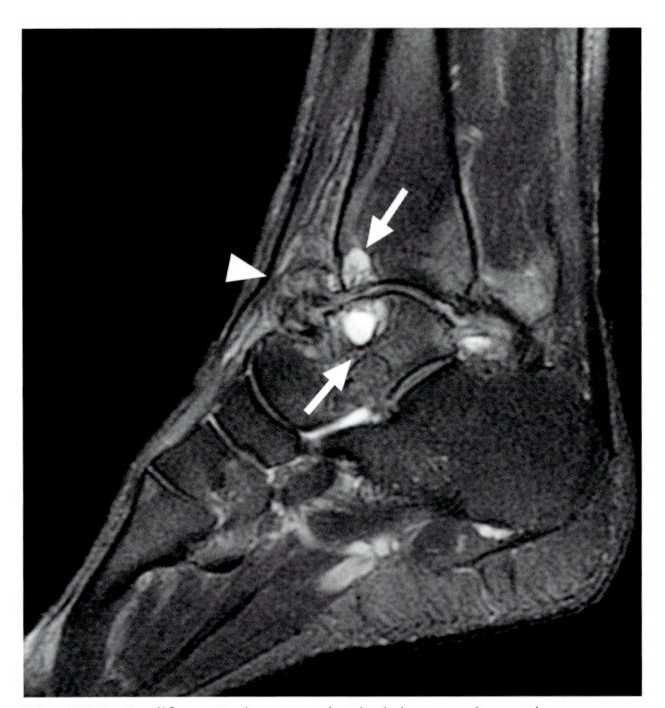

Fig. 35-3. Proliferação intensa da sinóvia com áreas de hipossinal (cabeça de seta). Acompanham-se erosões ósseas (setas).

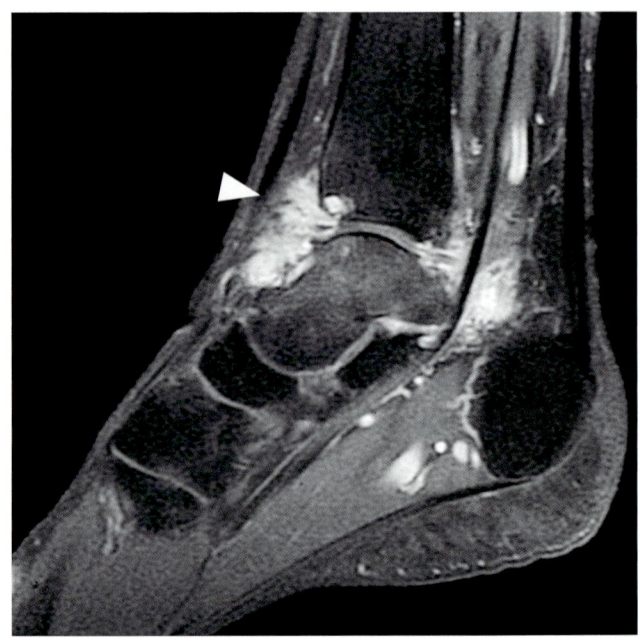

Fig. 35-4. Realce pós-contraste da sinóvia, persistindo as áreas de baixo sinal (cabeça de seta).

DIAGNÓSTICO
Sinovite vilonodular pigmentada.

DEFINIÇÃO DA DOENÇA
Lesão proliferativa benigna que pode afetar qualquer articulação, bursa ou bainha tendínea (neste caso recebe o nome de tumor de células gigantes da bainha tendínea). A sinovite vilonodular pigmentada resulta na hipertrofia sinovial com depósitos de hemossiderina na articulação.

ASPECTOS ANATOMOPATOLÓGICOS
Observa-se hiperplasia das vilosidades sinoviais articulares e bainhas tendíneas; proliferação acentuada de células do estroma e hipervascularização; células gigantes multinucleadas e histiócitos; pigmentos de hemossiderina intra e extracelular dando a cor marrom característica; ausência de atipias.

ASPECTOS CLÍNICOS E LABORATORIAIS
A sinovite vilonodular pigmentada é mais frequente em indivíduos do sexo masculino na faixa de 20-50 anos. Trata-se de uma patologia rara e benigna, podendo ser localizada ou difusa. Os sítios de acometimento mais comum são: joelho (70-80%), quadril, tornozelo, ombro e cotovelo.

O quadro clínico costuma se manifestar com dor de início gradual e intermitente, edema progressivo, diminuição da amplitude articular e, posteriormente, bloqueio da articulação.

ACHADOS DE IMAGEM
Dentre os aspectos radiológicos da sinovite vilonodular pigmentada (SVP), incluem-se aumento de partes moles periarticulares, derrame articular, edema ósseo, erosão da cartilagem articular e erosão cística dos ossos de ambos os lados da articulação. A RM é o melhor método para detecção desta patologia, podendo fazer o diagnóstico precoce ao evidenciar focos de baixo sinal nas sequências ponderadas em T1 e T2 (depósitos de hemossiderina) e na sinóvia, achado muito característico.

O aspecto nodular localizado da SVP também é típico na RM, com realce pós-contraste, podendo delimitar sua extensão e auxiliar na abordagem cirúrgica (sinovectomia). A avaliação da extensão e envolvimento ósseo são importantes para planejamento e tratamento cirúrgicos.

DIAGNÓSTICO DIFERENCIAL
Os principais diagnósticos diferenciais são: sarcoma sinovial, osteocondromatose sinovial, artrite reumatoide e hemofilia. A caracterização dos focos de hemossiderina, a ausência de calcificações, a preservação do espaço articular e o caráter monoarticular são fatores que favorecem o diagnóstico de uma sinovite vilonodular pigmentada.

LEITURAS RECOMENDADAS
Garner HW, Ortiguera CJ, Nakhleh RE. Best cases from the AFIP: pigmented villonodular synovitis. *RadioGraphics* 2008;28:1519-23.

Helms CA, Webb WR, Brant WE. *Musculoskeletal MRI.* 2nd ed. Philadelphia: Saunders (Elsevier), 2009.

Murphey MD, Rhee JH. From the archives of the AFIP: pigmented villonodular synovitis: radiologic-pathologic correlation. *RadioGraphics* 2008;28:1493-518.

QUADRO CLÍNICO

Paciente de 12 anos, sexo feminino, natural de São Paulo. Apresentava dor na região suprapatelar há cerca de 2 anos. Havia realizado exame ultrassonográfico há cerca de 7 meses, em que se evidenciou imagem nodular hipoecogênica com aparente comunicação com estruturas sinoviais.

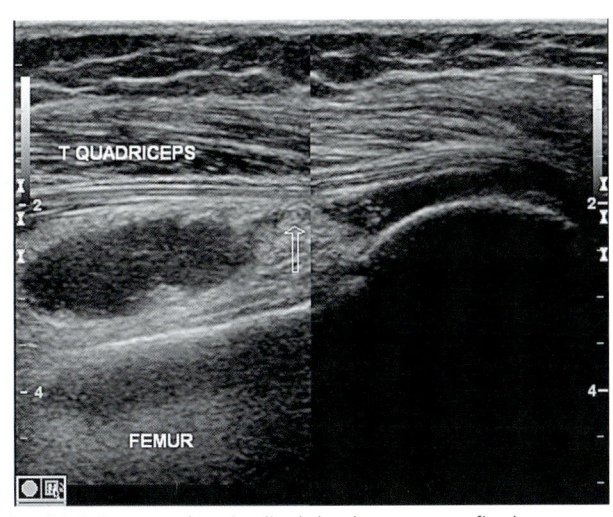

Fig. 36-1. Imagem longitudinal de ultrassonografia do recesso suprapatelar.

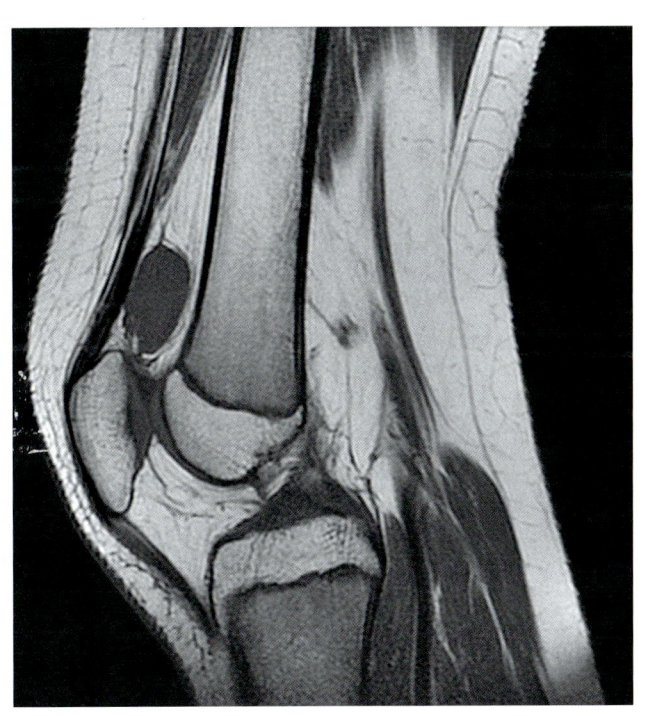

Fig. 36-2. RM – imagem sagital ponderada em T1.

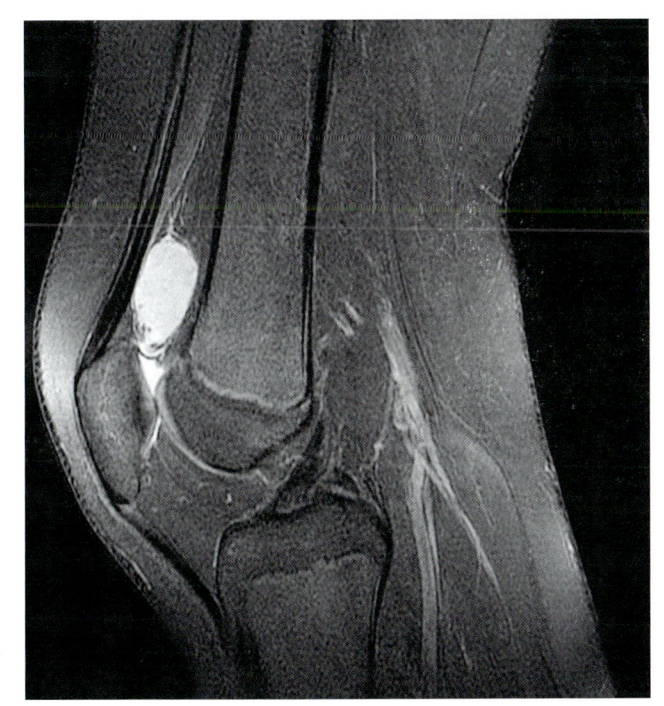

Fig. 36-3. RM – imagem sagital ponderada em T2 com saturação de gordura.

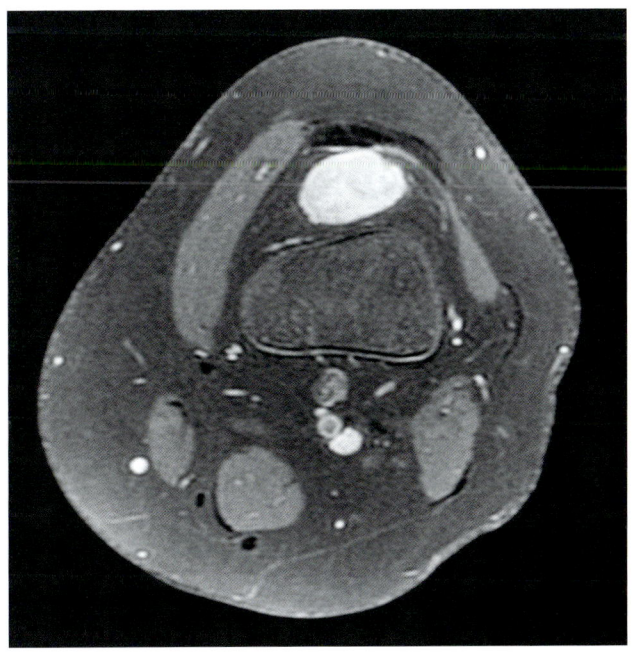

Fig. 36-4. RM imagem axial ponderada em T1 com saturação de gordura pós-contraste.

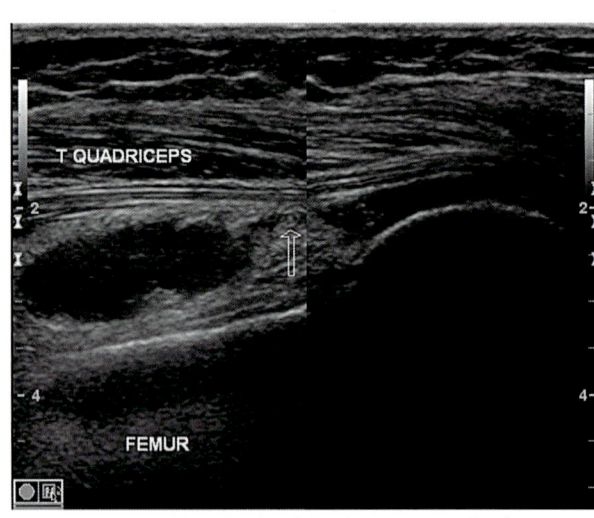

Fig. 36-1. Imagem longitudinal de ultrassonografia do recesso suprapatelar demonstra imagem nodular hipoecogênica de contornos irregulares e com contato com o recesso sinovial suprapatelar, de dimensões inalteradas em relação à ultrassonografia de 7 meses atrás.

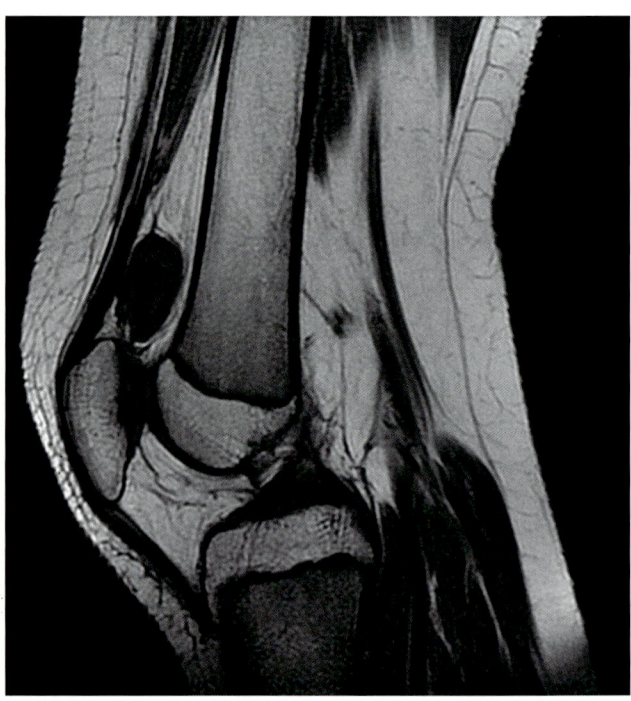

Fig. 36-2. RM – imagem sagital ponderada em T1 demonstra nódulo de sinal intermediário bem delimitado, localizado no tecido gorduroso perissinovial.

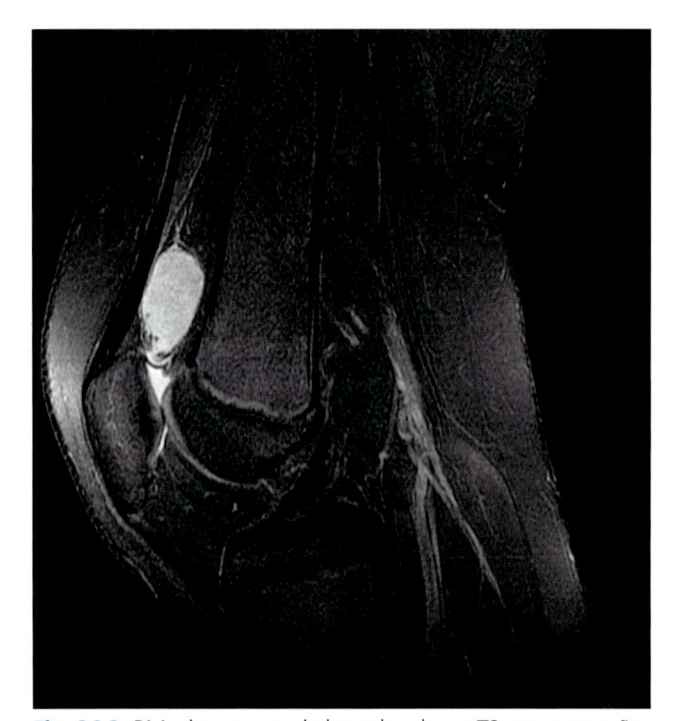

Fig. 36-3. RM – imagem sagital ponderada em T2 com saturação de gordura demonstra que a lesão apresenta hipersinal.

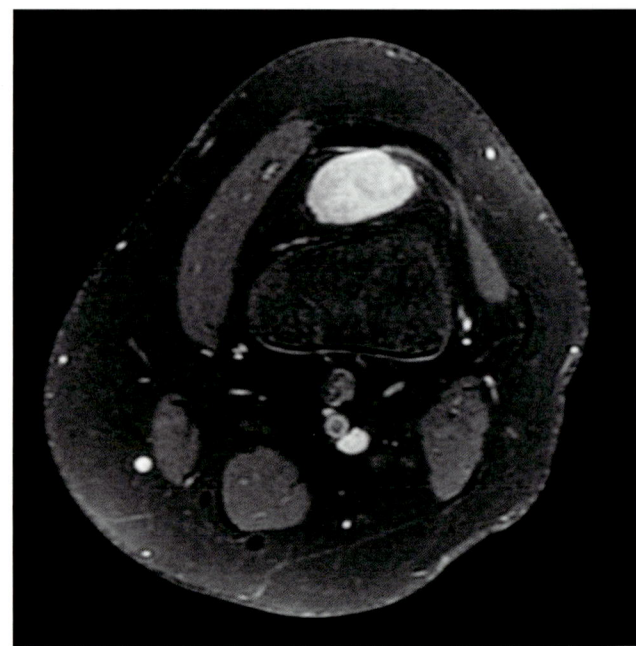

Fig. 36-4. RM – imagem axial ponderada em T1 com saturação de gordura pós-contraste, demonstrando realce intenso e homogêneo da lesão, denotando sua natureza sólida.

DIAGNÓSTICO
Sarcoma sinovial.

DEFINIÇÃO DA DOENÇA
Os sarcomas sinoviais são neoplasias de crescimento lento, que se originam em células mesenquimais multipotenciais, geralmente em localização justa-articular e em estreita relação com os tendões e estruturas sinoviais.

ASPECTOS ANATOMOPATOLÓGICOS
É uma doença que, apesar do nome, não se origina diretamente das estruturas sinoviais, apresentando elementos celulares sinoviais e epiteliais. Na macroscopia apresenta um típico aspecto de "carne de peixe". Podem apresentar limites nítidos ou ser mal delimitadas. Frequentemente são multilobulados, com áreas de necrose, hemorragia e degenerações císticas. Há três padrões histológicos principais: monofásico, bifásico e pouco diferenciado. Dentre os marcadores imuno-histoquímicos positivos, destaca-se a queratina, presente em cerca de 90% dos casos.

ASPECTOS CLÍNICOS E LABORATORIAIS
Trata-se do 4º sarcoma de partes moles mais comum. Predomina em adolescentes e adultos jovens, com a maioria dos pacientes apresentando entre 10-50 anos de idade. Em razão de seu crescimento lento, pode simular um comportamento benigno. Ocorre, mais frequentemente, nas extremidades, sendo incomum ter origem intra-articular.

ACHADOS DE IMAGEM
Trata se de uma lesão pleomórfica. A radiografia é normal em cerca de 50% dos casos, principalmente nas lesões pequenas. Podem se apresentar como lesões de partes moles, detectando-se calcificações em até 30% das lesões. À ultrassografia a maioria das lesões caracteriza-se como uma lesão bem delimitada, hipoecogênica e homogênea. Menos frequentemente se apresentam como lesões heterogêneas ou mal delimitadas. A tomografia demonstra lesão de partes moles discretamente hiperatenuante. As menores lesões tendem a ser homogêneas, podendo, as maiores, apresentar áreas heterogêneas. Casos menos frequentes apresentam aspecto predominantemente cístico. A ressonância magnética é o método de escolha. É descrita na ressonância a ocorrência do triplo sinal nas imagens ponderadas em T2, correspondendo a áreas de alto sinal (hemorragia ou necrose), áreas de sinal intermediário (elementos celulares), e áreas de baixo sinal (calcificação ou fibrose).

DIAGNÓSTICO DIFERENCIAL
No diagnóstico diferencial deve-se incluir todos os sarcomas de partes moles, sendo muito difícil fazer a distinção entre os outros subtipos nos exames por imagem. O principal papel da imagem é caracterizar a natureza agressiva da lesão e fazer seu estadiamento local.

LEITURAS RECOMENDADAS
Frazier AA, Franks TJ, Pugatch RD *et al.* From the archives of the AFIP: pleuropulmonary synovial sarcoma. *RadioGraphics* 2006;26:923-40.

Kransdorf MJ, Murphey MD. *Imaging of soft tissue tumors*. 2nd ed. Philadelphia, Pa: Lippincott William & Wilkins, 2006.

Murphey MD, Gibson MS, Jennings BT. From the archives of the AFIP: imaging of synovial sarcoma with radiologic-pathologic correlation. *RadioGraphics* 2006;26:1543-65.

Raney RB. Synovial sarcoma in young people: background, prognostic factors, and therapeutic questions. *J Pediatr Hematol Oncol* 2005;27:207-11.

MINHAS ANOTAÇÕES

MINHAS ANOTAÇÕES

QUADRO CLÍNICO 37-1

Paciente de 21 anos, sexo feminino. Queixa-se de dispneia e relata aparecimento de "caroço" na região cervical há 2 meses.

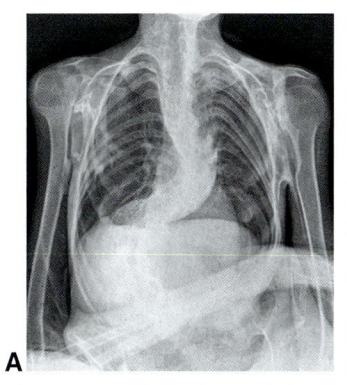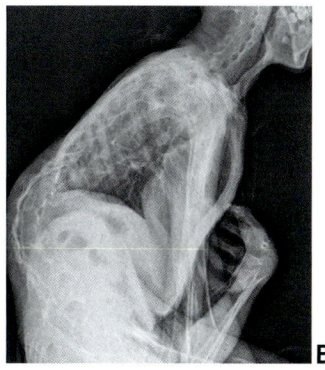

Fig. 37-1. Radiografias PA (**A**) e perfil (**B**) toracoabdominais.

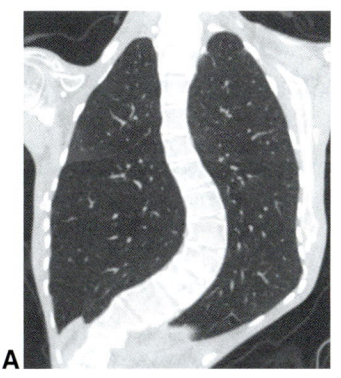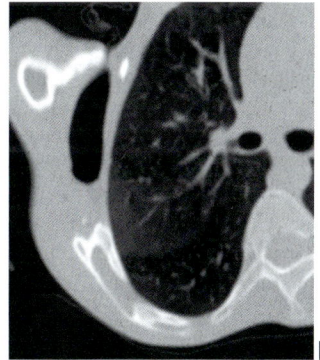

Fig. 37-2. (**A**) Reformatação tomográfica no plano coronal. (**B**) Reformatação tomográfica no plano axial.

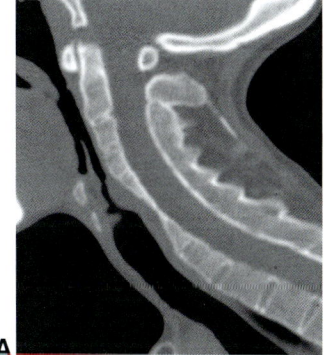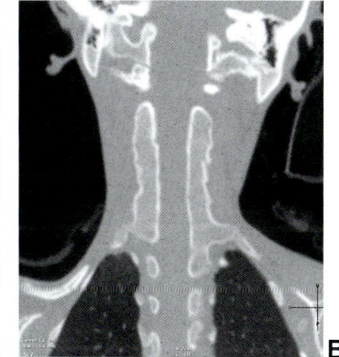

Fig. 37-3. (**A**) Reformatação tomográfica sagital, janela óssea. (**B**) Reformatação tomográfica coronal, janela óssea.

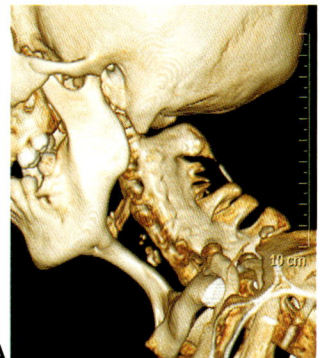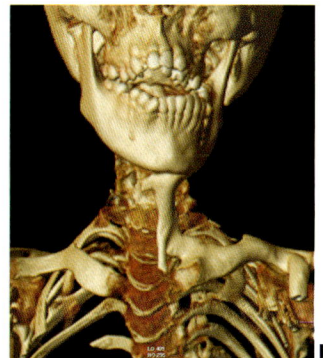

Fig. 37-4. Reconstruções tomográficas 3D, visão em perfil esquerdo (**A**) e visão anterior (**B**).

Fig. 37-1. Radiografias PA (**A**) e perfil (**B**) toracoabdominais evidenciam múltiplas deformidades ósseas da caixa torácica, com calcificações em partes moles, inclusive entre a escápula e as costelas (cabeças de seta). Há acentuada cifose na transição dorso-lombar. A imagem em perfil identifica uma ossificação anômala entre a mandíbula e a clavícula (seta branca).

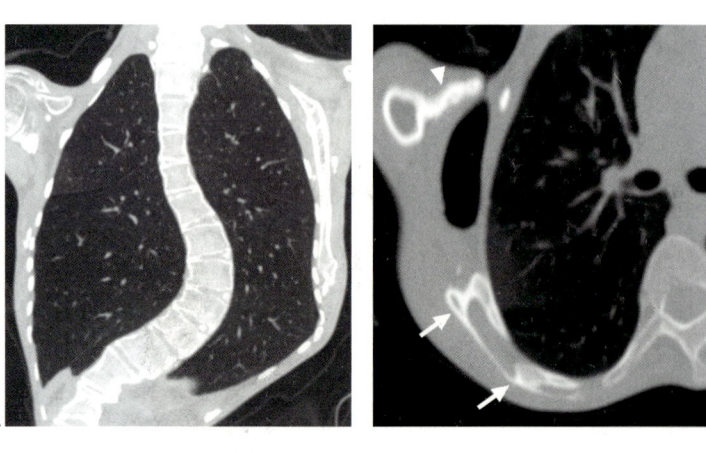

Fig. 37-2. (**A**) Reformatação tomográfica no plano coronal, janela pulmonar, evidencia deformidade da caixa torácica e uma acentuada cifose, sem alterações significativas do parênquima pulmonar. (**B**) Reformatação tomográfica no plano axial, janela óssea, evidencia duas pontes ósseas entre a escápula direita e os arcos costais (setas) e ossificação grosseira entre a diáfise umeral direita e as costelas (cabeça de seta).

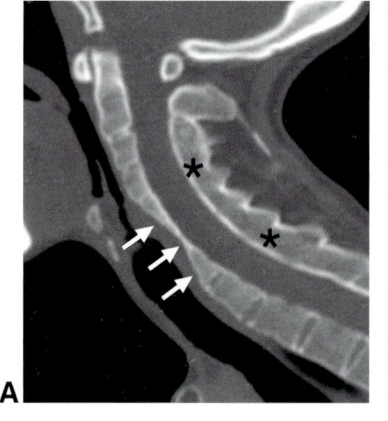
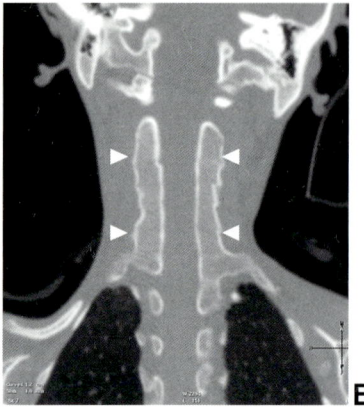

Fig. 37-3. (**A**) Reformatação tomográfica sagital, janela óssea, demonstrando deformidade dos corpos vertebrais cervicais, com acentuada redução do diâmetro anteroposterior dos corpos vertebrais de C4 a C7, principalmente em C5 e C6 (setas). Nota-se também fusão dos processos espinhosos (asteriscos pretos). (**B**) Reformatação tomográfica coronal, janela óssea, evidenciando fusão das articulações interapofisárias cervicais (cabeças de seta).

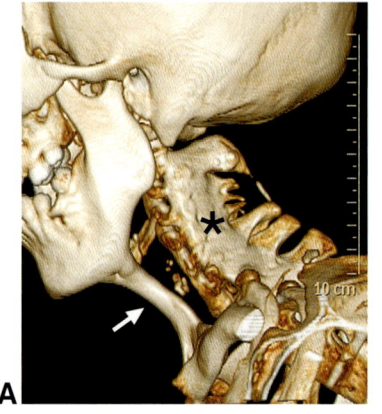
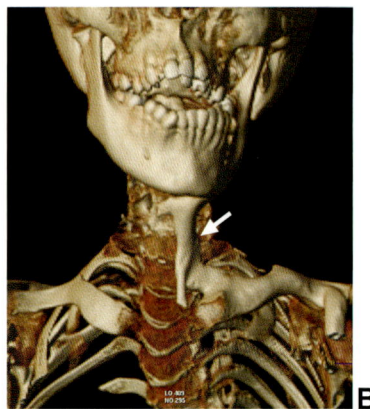

Fig. 37-4. Reconstruções tomográficas 3D, visão em perfil esquerdo (**A**) e visão anterior (**B**), demonstrando a fusão dos elementos dos arcos posteriores cervicais (asterisco) e a ponte óssea entre a mandíbula e a clavícula esquerda (seta).

QUADRO CLÍNICO 37-2

Paciente de 37 anos, sexo feminino. Queixa-se de dificuldade mastigatória há 2 meses.

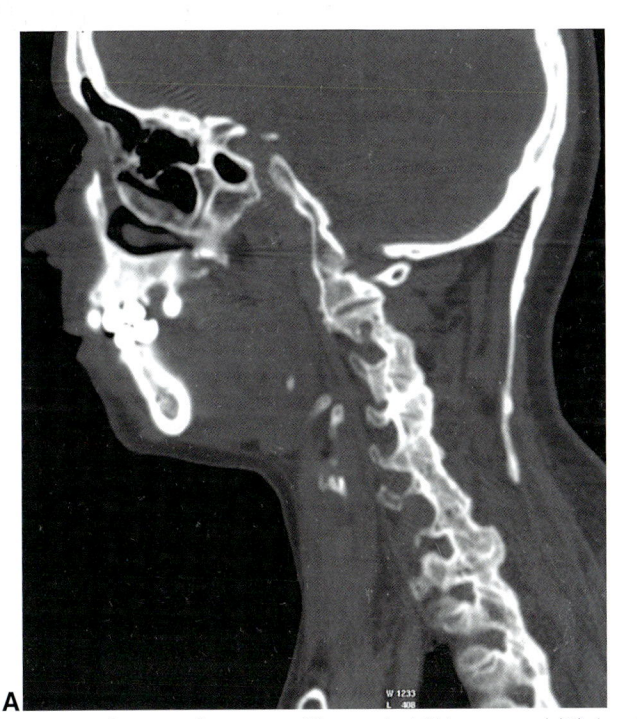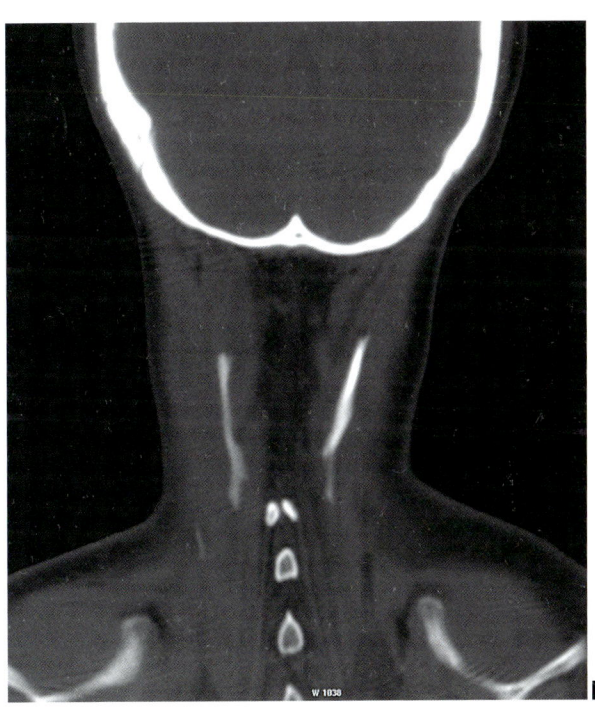

A   B

Fig. 37-5. Reformatação tomográfica sagital (**A**) e coronal (**B**), janela óssea.

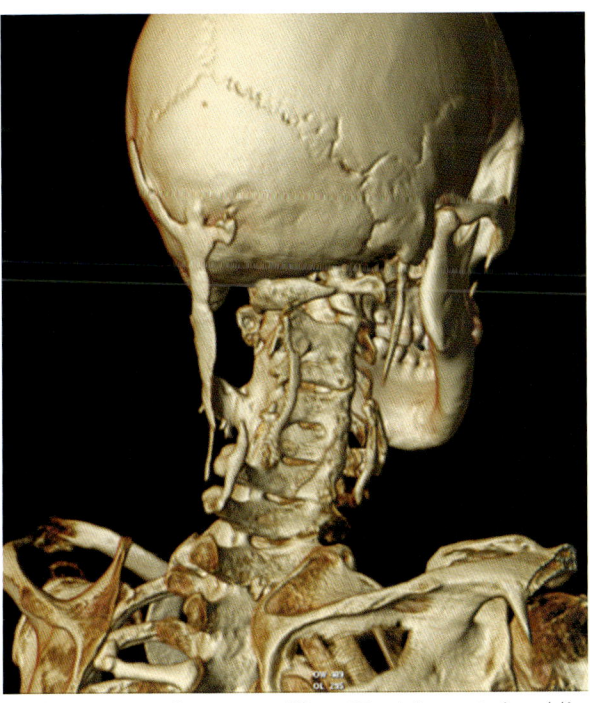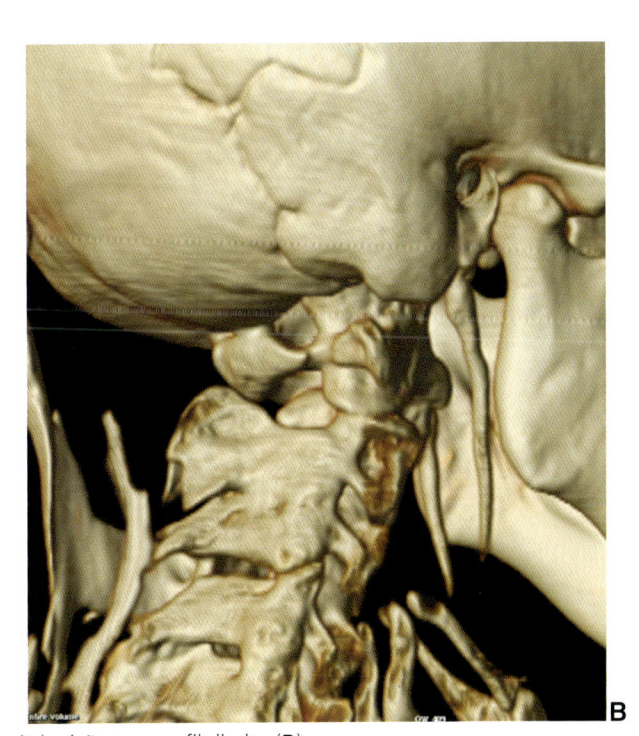

A   B

Fig. 37-6. Reconstruções tomográficas 3D, visão posterior oblíqua (**A**), visão em perfil direito (**B**).

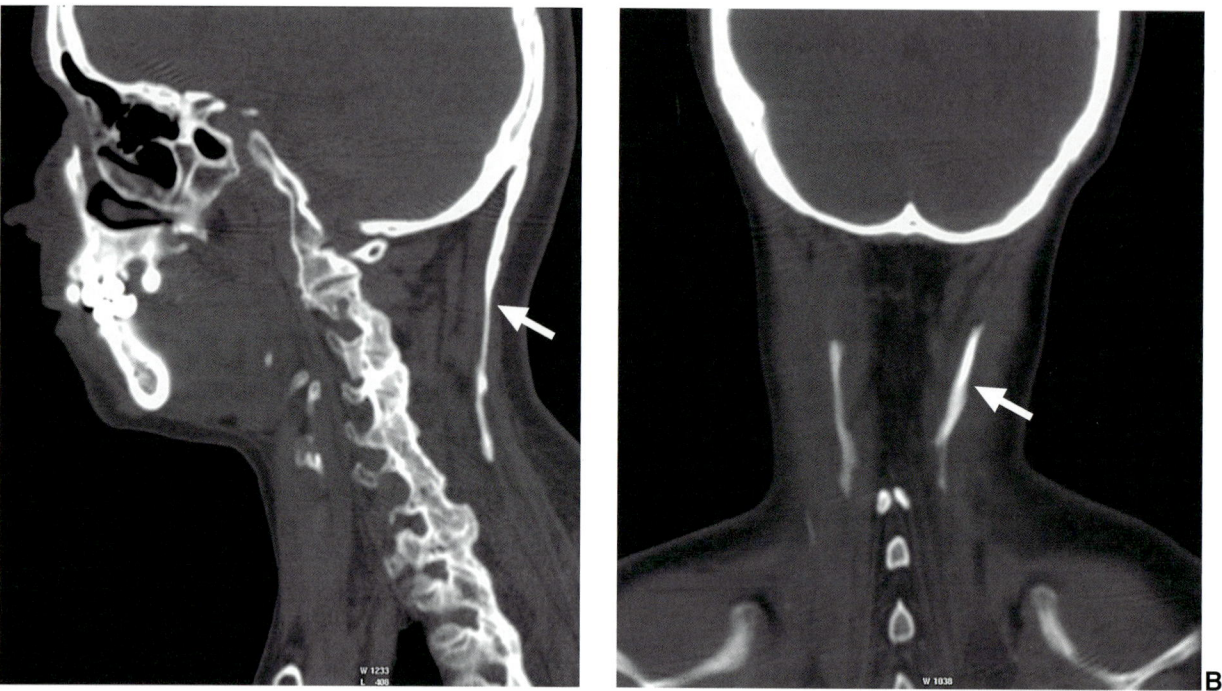

Fig. 37-5. Reformatação tomográfica sagital (**A**) e coronal (**B**), janela óssea, demonstrando extensa ossificação de partes moles craniocervical, posterolateral, em ambos os lados, maior à esquerda (seta), onde se identifica sua origem occipital.

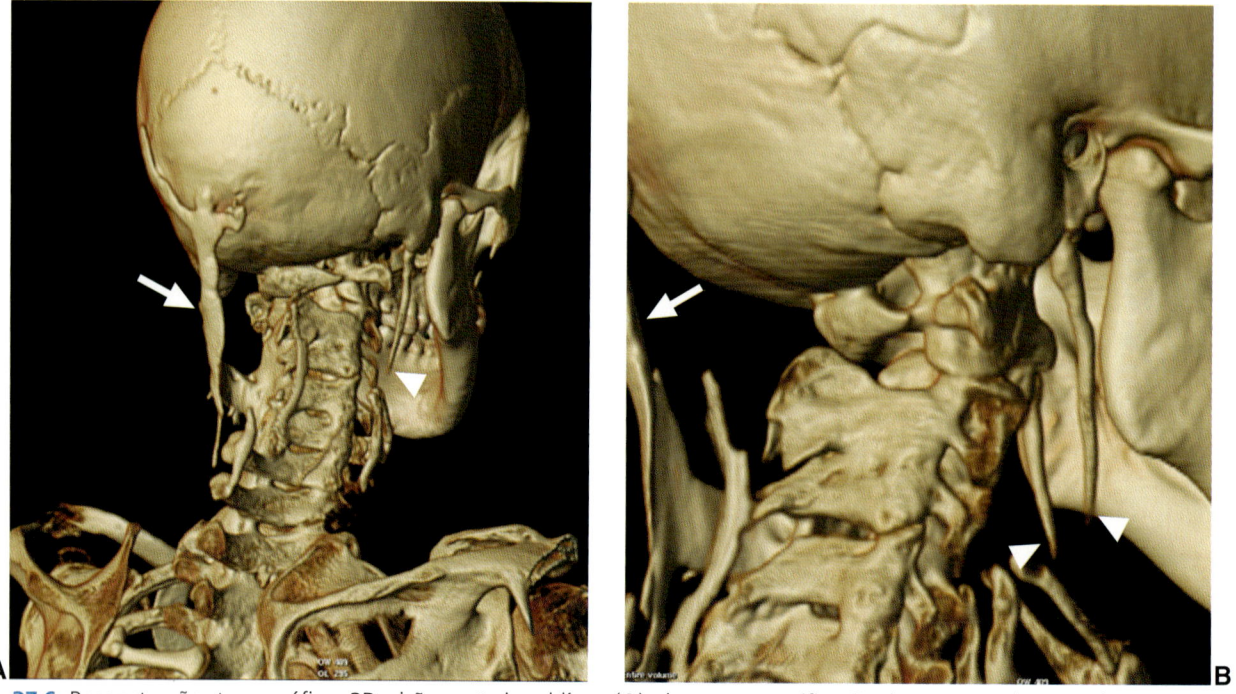

Fig. 37-6. Reconstruções tomográficas 3D, visão posterior oblíqua (**A**), demonstra ossificação de partes moles com destaque para grande ponte óssea occipitocervical à esquerda (setas). (**B**) Visão em perfil direito evidencia hipertrofia dos processos estilóides (cabeças de seta) e as ossificações occipitocervicais.

DIAGNÓSTICO

Fibrodisplasia ossificante progressiva.

DEFINIÇÃO DA DOENÇA

A fibrodisplasia ossificante progressiva (FOP) é uma doença extremamente rara, caracterizada, clinicamente, por formar osso nos músculos, tendões, ligamentos e nos outros tecidos conectivos.

ASPECTOS ANATOMOPATOLÓGICOS

Ossificação progressiva do tecido conectivo que acomete, principalmente, a coluna vertebral, ombros, quadril e articulações periféricas. Tem relação com o cromossomo 2, onde modifica o gene envolvido na proteína formadora de osso (*bone morphogenic protein*). Forma-se em esqueleto adicional e pontes ósseas nas articulações que vão, progressivamente, restringindo os movimentos.

ASPECTOS CLÍNICOS E LABORATORIAIS

Sinais inflamatórios acompanhados de expansões dolorosas, endurecimento dos tecidos periarticulares e perda progressiva da capacidade funcional da área afetada. A progressão ocorre no sentido axial–caudal e proximal-distal, o início dos sintomas costuma ocorrer antes dos 10 anos de idade.

Ao exame físico é descrita a presença de encurtamento bilateral com valgismo dos primeiros pododáctilos em 79 a 100% dos pacientes.

É importante ressaltar que não deve ser realizado procedimento invasivo para determinação diagnóstica, pois tal fato é, invariavelmente, seguido de ossificações na região da biópsia.

ACHADOS DE IMAGEM

- *Cintilografia:* detecta o acúmulo de radiofármaco nos sítios de ossificação, determinando a extensão do envolvimento, e identifica áreas de novas ossificações antes das manifestações radiológicas.

- *Tomografia computadorizada:* detecta alterações de partes moles e a ossificação em estágios iniciais.

EVOLUÇÃO DA DOENÇA

O paciente assume uma postura única e limitada, não podendo sequer sentar (síndrome do *Stone man*), podem ocorrer problemas respiratórios de origem restritiva e os pacientes podem apresentar desnutrição pela dificuldade de mobilização da mandíbula.

LEITURAS RECOMENDADAS

Reinig JW, Hill SC, Fang M *et al.* Fibrodysplasia ossificans progressiva: CT appearance. *Radiology* 1986;159:153.

Kransdorf MJ, Meis JM. From the archives of the AFIP extraskeletal osseous and cartilaginous tumors of the extremities. *RadioGraphics* 1993;13:853-84.

www.ifopa.org

INRAD

Mama

C ADRO CLÍNICO

Paciente de 73 anos, sexo feminino. Procura serviço de diagnóstico por imagem da mama para exame de rotina. Nega antecedentes familiares de neoplasia mamária.

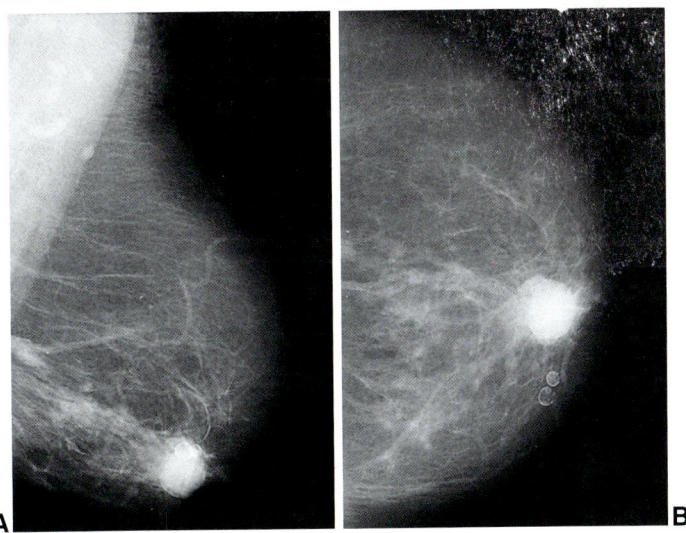

Fig. 38-1. (**A**) Mamografia da mama esquerda em incidência mediolateral oblíqua. (**B**) Mamografia da mama esquerda em incidência craniocaudal.

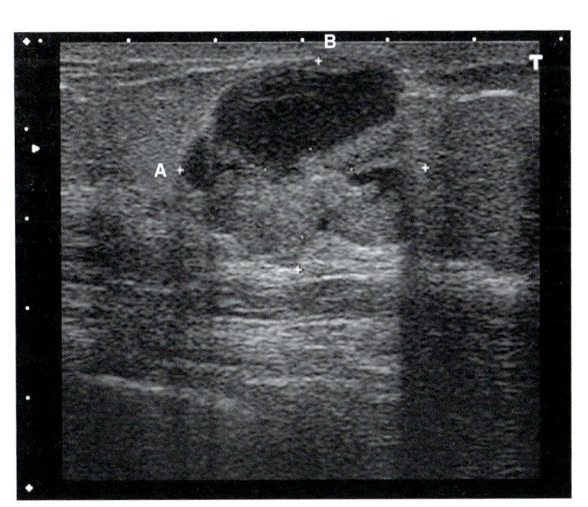

Fig. 38-2. Ultrassonografia da mama esquerda.

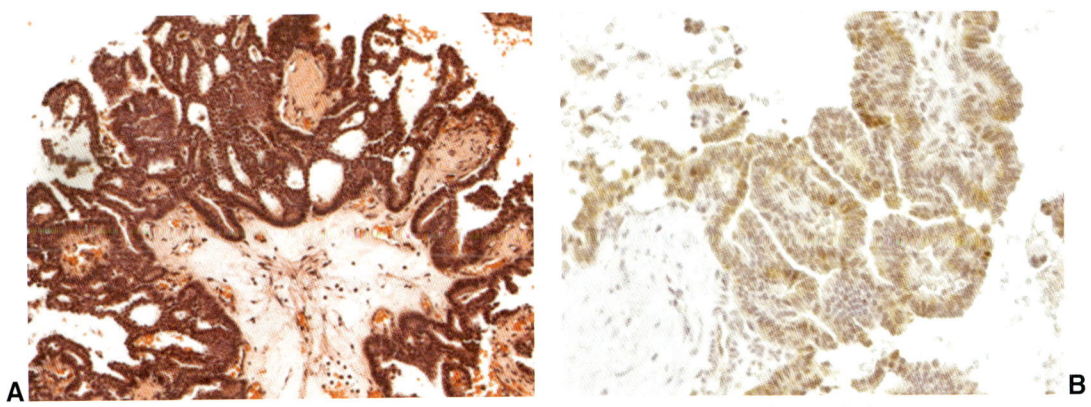

Fig. 38-3. (**A**) Anatomia patológica produto de biópsia percutânea. (**B**) Imuno-histoquímica.

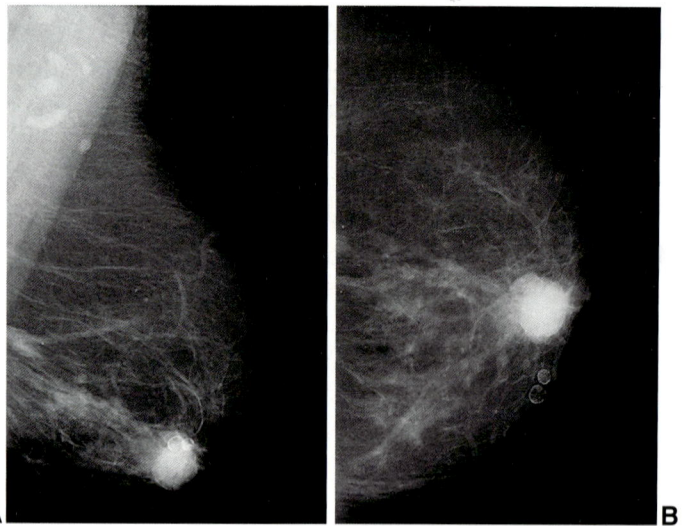

Fig. 38-1. Mamografia. Nódulo oval, circunscrito, isodenso na região retroareolar esquerda, com 2,5 cm no seu maior eixo, associado à distensão ductal posterior. Observa-se também cistos com calcificações em suas paredes na mama esquerda.

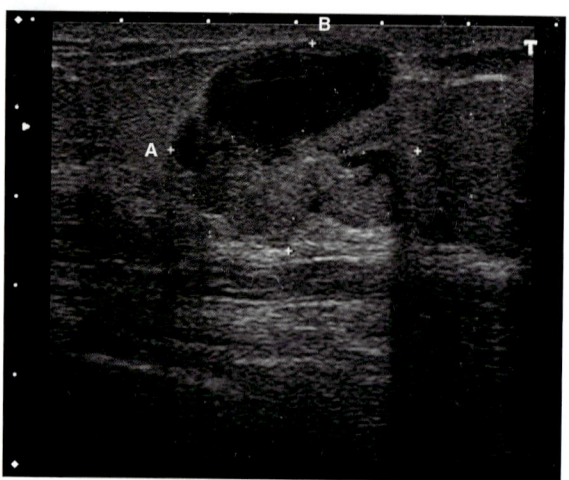

Fig. 38-2. Ultrassonografia. Nódulo lobulado e circunscrito com reforço acústico posterior e ecogenicidade complexa, com áreas sólidas e císticas, na região retroareolar da mama esquerda, medindo 2,8 × 2,3 × 1,9 cm.

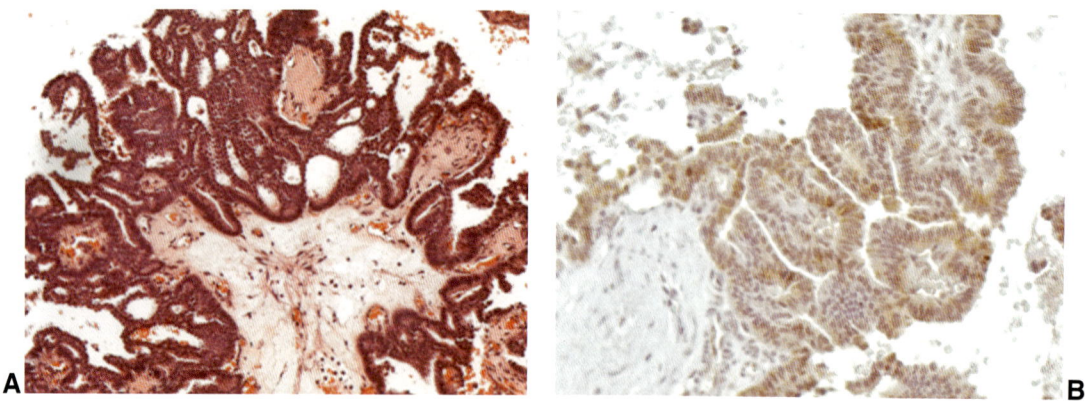

Fig. 38-3. Anatomia patológica da lesão após biópsia percutânea. Na coloração por hematoxilina eosina (**A**) observa-se lesão com padrão arquitetural papilífero que se caracteriza pela presença de estruturas com eixo fibrovascular e células epiteliais dispostas ao seu redor. A imuno-histoquímica com marcador p63 (**B**) não evidenciou a presença das células mioepiteliais. Para alguns autores a ausência de células mioepiteliais em lesões papilomatosas sugere carcinoma.

DIAGNÓSTICO
Carcinoma papilífero intracístico de baixo grau.

DEFINIÇÃO DA DOENÇA
Lesão neoplásica de padrão papilífero dentro de um ducto dilatado.

ASPECTOS ANATOMOPATOLÓGICOS
Na avaliação histológica a identificação do padrão papilar é simples, porém, o diferencial dentre as lesões do espectro papilífero é difícil. Além disso, estas lesões apresentam focos em diferentes graus de atipia, podendo, uma lesão papilífera benigna, apresentar um foco de atipia isolado. Tais características dificultam a avaliação por biópsia percutânea.

A ausência da camada de células mioepiteliais indica a presença de carcinoma na amostra. Já a sua presença não exclui câncer intraductal. O componente de invasão geralmente ocorre na periferia da lesão e, na maior parte dos casos, tem um padrão de carcinoma intraductal.

Como a estrutura papilar é frágil, apresenta uma tendência maior a sangramentos. Assim, tanto a porção cística da lesão como o fluxo papilar tendem a ser hemorrágicos.

ASPECTOS CLÍNICOS E LABORATORIAIS
O carcinoma papilar é, na maior parte dos casos, assintomático, podendo se apresentar como massa sólida, fibroelástica e móvel, com fluxo papilar em um terço dos casos, usualmente sanguinolento. Mais comum em mulheres não caucasianas, com uma idade média de apresentação de 65 anos.

A lesão apresenta bom prognóstico. Metástases axilares são infrequentes no momento do diagnóstico.

ACHADOS DE IMAGEM
Na mamografia apresenta-se como nódulo redondo, oval ou lobulado, geralmente circunscrito, podendo ter margens indistintas. Calcificações, se presentes, são amorfas ou pleomórficas. Espículas são raras, pois a lesão apresenta mínima reação fibrótica. São achados da galactografia: obstrução ductal, irregularidade da parede e defeitos de preenchimento.

À ultrassonografia apresenta-se como cisto complexo ou nódulo sólido, com projeções papilares e septos. Ao mapeamento Doppler, o padrão de vascularização pode ser abundante.

DIAGNÓSTICO DIFERENCIAL
- Lesões papilíferas:
  - Papiloma.
  - Papiloma atípico.
  - Carcinoma papilífero *in situ*.
- Cisto complicado.
- Lesões fibroepiteliais.
- Hematoma, infecção ou abscesso.
- Galactocele.
- Carcinoma ductal invasivo.

LEITURAS RECOMENDADAS
Collins LC, Schnitt SJ. Papillary lesions selected diagnostic and management issues. *Hystopathology* 2009;52:20-29.
Lam WW, Chu WC, Tang AP et al. Role of radiologic features in the management of papillary lesions of the breast. *AJR* 2006;186:1322-27.
Liberman L, Tornos C, Huzjan R et al. Is surgical excision warranted after benign, concordant diagnosis of papilloma at percutaneous breast biopsy? *AJR* 2006;186:1328-34.

QUADRO CLÍNICO

Paciente de 34 anos, sexo feminino, com história de nódulo palpável na mama direita há 2 anos. Refere biópsia prévia da lesão nesse período, orientada pelo exame físico, com resultado anatomopatológico de fibroesclerose. Desde então não realizou exames de controle. Retorna referindo sensação de endurecimento da mama, mas nega crescimento significativo do nódulo à palpação.

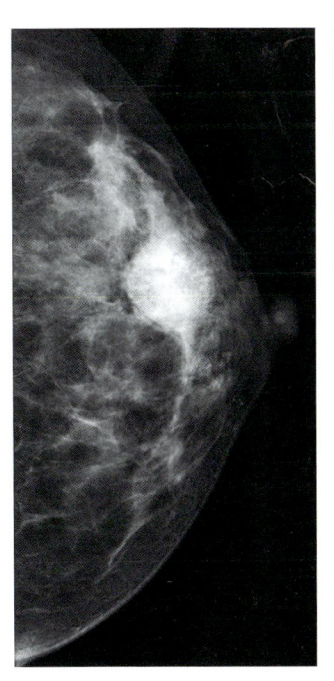
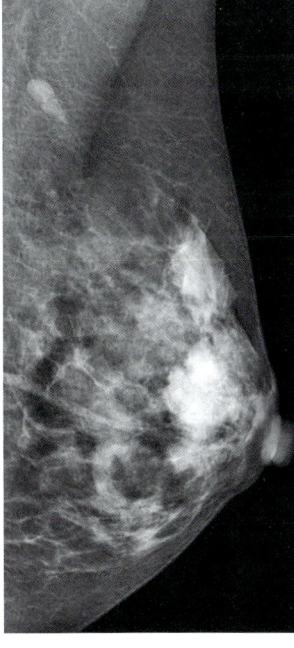

Fig. 39-1. Incidências mamográficas craniocaudal e mediolateral oblíqua da mama direita mostram nódulo lobulado, isodenso e obscurecido no quadrante superolateral com microcalcificações amorfas em seu interior.

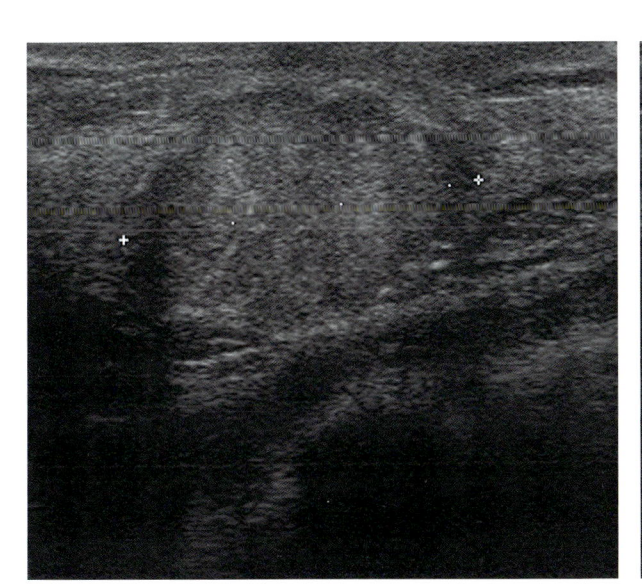
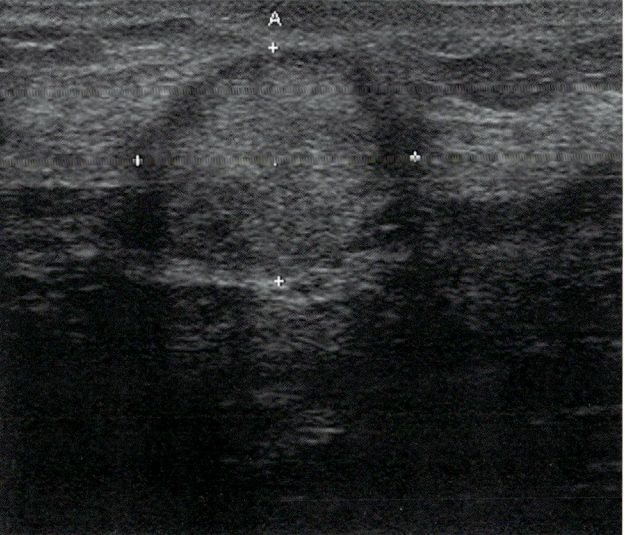

Fig. 39-2. A ultrassonografia mostra nódulo lobulado, circunscrito, paralelo, discretamente hiperecogênico, com reforço acústico posterior.

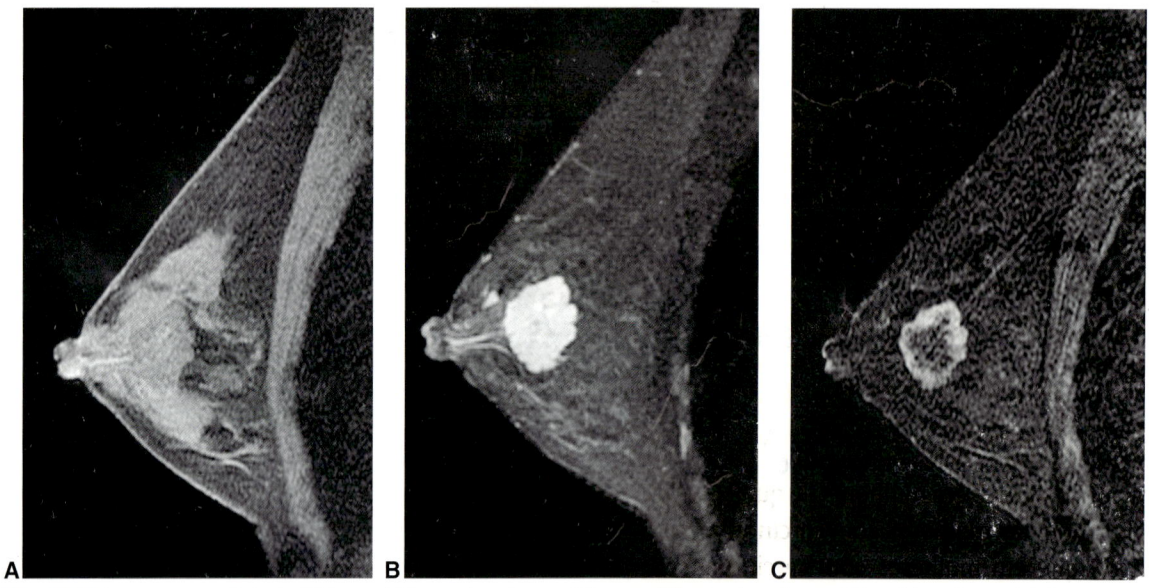

Fig. 39-3. Imagens sagitais da RM, em (**A**) ponderada em T1 e em (**B**) ponderada em T2, evidenciam nódulo lobulado, com margens irregulares, com acentuado e característico hipersinal heterogêneo em T2. Em (**C**) observa-se imagem de subtração pós-contraste, evidenciando realce heterogêneo periférico.

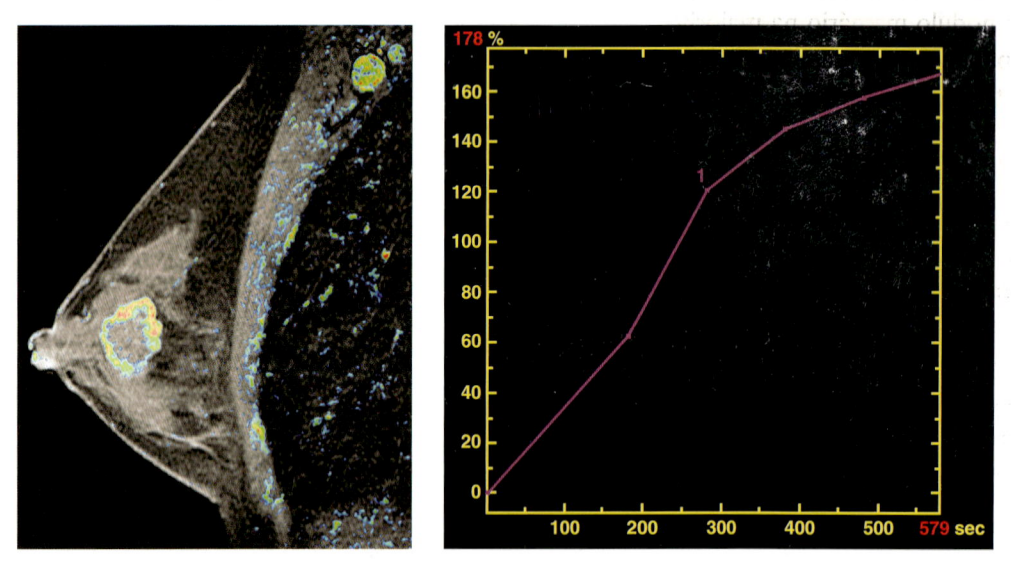

Fig. 39-4. Curva cinética do nódulo: padrão lento e persistente.

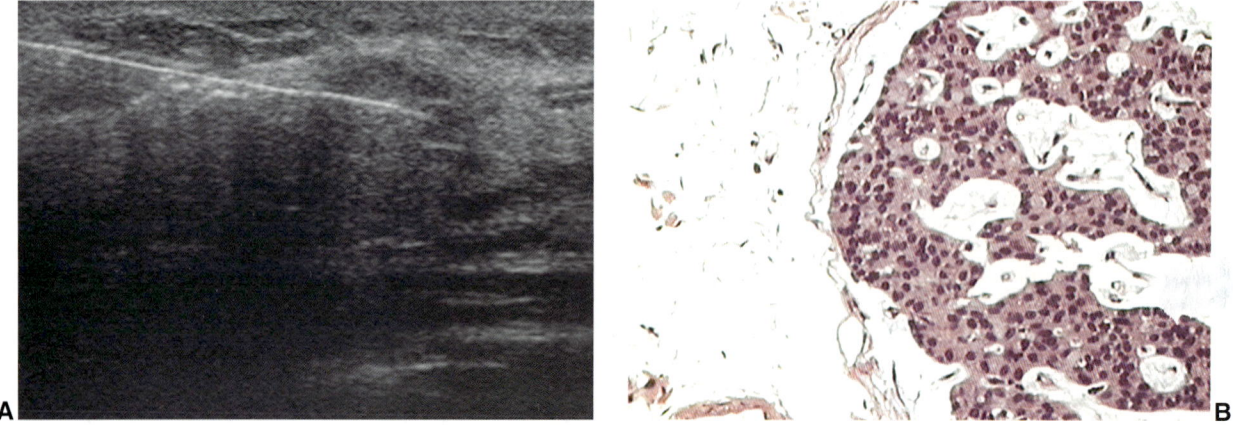

Fig. 39-5. (**A**) Biópsia de fragmentos guiada por ultrassonografia. (**B**) A histologia demonstra grupamentos de células tumorais cercadas por abundante quantidade de mucina extracelular.

DIAGNÓSTICO

Carcinoma mucinoso da mama.

DEFINIÇÃO

O carcinoma mucinoso da mama é um tipo bem diferenciado de adenocarcinoma invasivo, caracterizado por um acúmulo abundante de muco epitelial extracelular excretado pelas células tumorais. Trata-se de um tipo histológico relativamente raro, constituindo entre 1 e 6% dos carcinomas mamários.

ASPECTOS CLÍNICOS

Embora possa ocorrer em mulheres de qualquer idade, a média de idade das mulheres com carcinoma mucinoso ʼor do que em mulheres com carcinomas ductais ʼorrespondendo a cerca de 7% dos carcinomas ʼntes com idade superior a 75 anos, e apenas 1% ʼs com menos de 35 anos de idade.

ʼ inicial é de nódulo mamário na maioria s. Descarga papilar e dor são incomuns. ʼ à pele e à parede torácica podem ocorrer com ʼ andes lesões.

ASPECTOS ANATOMOPATOLÓGICOS

Histopatologicamente, o carcinoma mucinoso pode ser classificado em dois tipos: puro e misto. Os tumores puros são constituídos por massas homogêneas de células tumorais cercadas por muco extracelular em excesso. Já os tumores mistos apresentam componentes não mucinosos, principalmente de carcinoma ductal invasivo, podendo, também, ser designados de carcinomas ductais invasivos com componente ou diferenciação mucinosa.

A distinção entre essas duas formas é de grande importância, principalmente para a definição do prognóstico, já que os tumores puros geralmente apresentam crescimento mais lento, com menores taxas de metástases para linfonodos axilares, podendo ser tratados com cirurgias menos invasivas, apresentando maiores taxas de sobrevida em comparação com os tumores mistos.

No caso apresentado, o diagnóstico final após mastectomia foi de um carcinoma mucinoso puro da mama.

ACHADOS DE IMAGEM

À mamografia, a maioria dos carcinomas mucinosos manifesta-se, como nódulos relativamente bem definidos e, usualmente, com formato lobulado, redondo ou oval. Menos comumente, os nódulos são mal definidos ou se manifestam como áreas de distorção arquitetural. Microcalcificações são raras.

À ultrassonografia esses tumores frequentemente são heterogêneos, podendo apresentar componentes mistos sólidos e císticos. Reforço acústico posterior é comum, enquanto sombra acústica posterior é rara.

Na ressonância magnética, a maior característica desses tumores é o alto sinal nas imagens ponderadas em T2, em razão do acúmulo abundante de mucina, rica em água livre. Outra característica é o padrão de realce persistente desses tumores.

LEITURAS RECOMENDADAS

Harvey JA. Unusual breast cancers: useful clues to expanding the differential diagnosis. *Radiology* 2007;3:683-94.

Monzawa S, Yokokawa M, Sakuma T *et al.* Mucinous carcinoma of the breast: MRI features of pure and mixed forms with histopathologic correlation. *AJR* 2009;192:125-31.

Rosen PP. *Rosen's breast pathology.* 2nd ed. Philadelphia. Open University Press, 2001. p. 464-81.

Wilson DA, Kalisher L, Port JE *et al.* Breast imaging case of the day. *RadloGraphics* 1997;17:800-4.